新冠肺炎综合防控诊治丛书
SERIES IN COMPREHENSIVE PREVENTION, CONTROL, DIAGNOSIS, AND TREATMENT OF COVID-19

护理案例解析及管理

分册

河南省卫生健康委员会
河[illegible]医院
编写

河南科学技术出版社
· 郑州 ·

图书在版编目（CIP）数据

新冠肺炎综合防控诊治丛书. 护理案例解析及管理分册 / 河南省卫生健康委员会，河南省人民医院编写. —郑州：河南科学技术出版社，2020.6

ISBN 978-7-5349-9969-7

Ⅰ. ①新… Ⅱ. ①河… ②河… Ⅲ. ①日冕形病毒—病毒病—肺炎—护理 Ⅳ. ①R563.1②R473.56

中国版本图书馆CIP数据核字（2020）第074472号

出版发行：河南科学技术出版社

地址：郑州市郑东新区祥盛街27号　邮编：450016

电话：（0371）65788613　65788625

网址：www.hnstp.cn

策划编辑：马艳茹

责任编辑：胡　静

责任校对：崔春娟

封面设计：张　伟

责任印制：张艳芳

印　　刷：河南新华印刷集团有限公司

经　　销：全国新华书店

开　　本：787 mm × 1 092 mm　1/16　印张：12.5　字数：227千字

版　　次：2020年6月第1版　2020年6月第1次印刷

定　　价：40.00元

丛书编委会

本书编委会

主　审　宋葆云

主　编　孙培春　张红梅

副主编　李黎明　张俊梅　寇　洁　刘纬华

编　委　（按姓氏笔画排序）

卫晓静	王　丹	王庆祥	王茹真	王海播	王梦莹
王淑粉	王雯媛	孔　莎	石志宜	卢　颖	卢喜玲
白文辉	冯长乐	邢丽媛	朱世超	朱怡芳	任文强
刘玉荣	刘东苗	刘纬华	孙培春	苏丽丽	李　沛
李　珂	李　珍	李　柳	李　静	李　鑫	李伟玲
李建民	李晓茜	李黎明	何清丽	何绪琦	邹辉煌
辛　想	宋静卉	张　恒	张　娟	张　琳	张　博
张红梅	张俊梅	陈　东	陈　迪	陈云霞	尚　茜
周立民	孟金霞	孟晓静	郝永辉	荆　婵	贺春艳
夏　明	高　飞	郭　丹	郭现平	席　芳	陶　琳
职志威	黄　静	黄文贞	常淑莹	商伟娜	寇　洁
蒋秋焕	韩　旭	程秋泓	雷丽红	路俊英	臧舒婷
裴永菊	翟萌龙	潘寒寒	魏亚楠		

主编简介

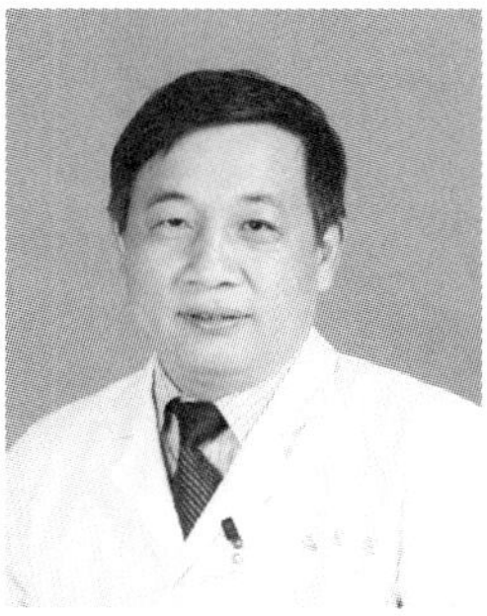

孙培春 主任医师，硕士研究生导师。现任河南省人民医院副院长，兼任中国医师协会结直肠肿瘤专业委员会亚微外科专业委员会第一届委员会副主任委员、中国医药教育协会消化道疾病专业委员会主任委员、中国医师协会肛肠医师分会委员、中国医师协会外科分会肛肠专业委员会委员、中国研究型医院协会减重外科与代谢外科委员会委员、河南省医师协会加速康复外科专业委员会主任委员、河南省医学会普外科专业委员会副主任委员兼胃肠外科学组组长、河南省医师协会结直肠与肛门外科委员会副会长、河南省抗癌协会结直肠专业副主任委员、河南省抗癌协会营养专业委员会副主任委员、河南省医师协会肿瘤分会常务委员、河南省医学会微创专业委员会常务委员、河南省医师协会首届肿瘤医师分会委员会常务委员，同时担任《河南外科学杂志》副主编和《中华实用诊断与治疗杂志》编委。

主要研究领域：胃肠道肿瘤，特别是食管胃结合部肿瘤的发病机制、表观遗传学改变、肿瘤小分子靶向抑制剂研究、靶向药物治疗围术期辅助化疗、新辅助放化疗等多个重要前沿方向。近5年发表学术论文近20篇，其中SCI收录10篇，主持省级课题4项，先后荣获2项新技术新业务二等奖、1项新技术新业务三等奖，并荣获河南省医德先进个人荣誉称号。

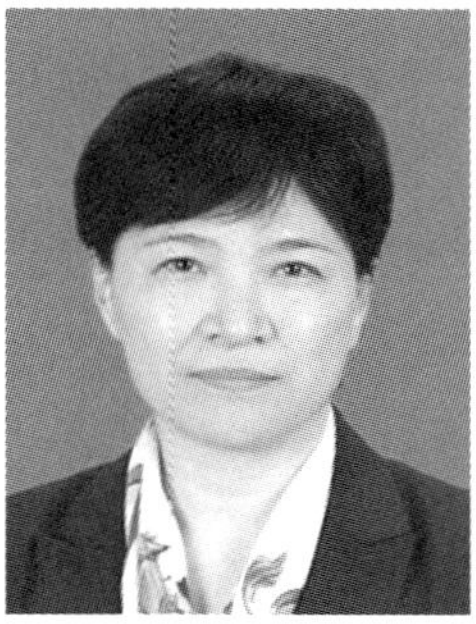

张红梅 主任护师，硕士研究生导师。现任河南省人民医院护理部主任，临床护理教研室主任，兼任中华护理学会第二十七届理事会理事、决策咨询智库专家、内科护理专业委员会副主任委员、信息工作委员会委员、科普团队专家，中国生命关怀协会人文护理专业委员会常务委员，河南省护理学会副秘书长、第十届护理管理专科分会主任委员、介入护理专科分会名誉主任委员及青委主任委员，同时担任《中国护理管理》杂志副主编、《中华护理杂志》《护士进修杂志》《中华现代护理杂志》《齐鲁护理杂志》等杂志编委、《中华护理杂志》《中华现代护理杂志》等杂志审稿专家。

主要研究领域：护理管理、介入护理、人文护理。发表学术论文百余篇，其中SCI收录2篇，主编、副主编护理专著7部，参编护理专著3部；主持省级、厅级科研课题4项；先后荣获中华护理学会全国杰出护理工作者、全国省级综合医院优秀护士、河南省五一巾帼标兵、河南省优秀护理工作者等荣誉称号。

序

整合：构建新冠肺炎健康服务生态系统。

Integration: Building COVID-19 Health Services Eco-system.

人类发展史是一部人类与传染病的斗争史。在历史上，危害过人类的传染病有鼠疫、天花、霍乱、麻风、白喉、流行性感冒、梅毒、斑疹伤寒、疟疾、狂犬病、肺结核等数十种之多，其中以鼠疫、天花、流行性感冒影响最大。进入21世纪以来，SARS（严重急性呼吸综合征）、禽流感、埃博拉出血热、中东呼吸综合征等疫情频发，近期新型冠状病毒肺炎（简称新冠肺炎，COVID-19）肆虐，人类与传染病斗争的形势依然严峻。

医院作为重大传染病预警研判、医疗救治、临床研究、宣教培训的综合载体，在疫情防控中的地位举足轻重。但在新冠肺炎疫情暴发初期，也暴露了一些共性短板，如信息传递和反馈滞后、形势误判、决策不当、措施不力、反应迟缓、协调不畅、物资储备不足等。这说明，传统经验式的医院医疗健康服务供给模式，已经无法胜任传播速度快、感染范围广、防控难度大的疫情防控重任。

河南省人民医院是河南省省级新冠肺炎定点救治医院，疫情暴发初期就坚持以生态论、系统论、协同论、制度论、信息论、资源论等方法论为指导，积极整合院内、院外优质资源，构建医院主导、社区支持、社会参与的“三位一体”的新冠肺炎防控健康服务生态系统，取得了“确诊病例全部治愈、医务人员零感染”的成效。

作为奋战在新冠肺炎疫情防控一线的医务工作者，我们不仅有义务提供优质高效的医疗健康服务，更有责任从学术角度寻求在新冠肺炎大流行背景下实施有效干预和优化服务供给的一般规律，以期从临床、护理、社区干预、应急管理、线上服务等多维视角，提供新冠肺炎综合防治示范方案，为巩固我国新冠肺炎疫情防控成果、降低社会经济健康总体代价做出贡献。

基于这种思考，我们着手编写了“新冠肺炎综合防控诊治丛书”。本丛书采用理论分析结合案例报道的形式展开写作，全面总结了新冠肺炎防控健康服务生态系统所涵盖的八个学科在疫情防控中的做法和经验，编著形成九个分册：《应急管理分册》《互联智慧分级诊疗分册》《河南省人民医院公共卫生医学中心分册》《全科与社区分册》《临床诊治分册》《重症救治分册》《护理案例解析及管理分册》和《影像学诊断分册》及其英文版*Image Atlas of COVID-19*。

《应急管理分册》旨在全面总结河南省人民医院构建新冠肺炎疫情期间应急管理体系的做法和经验，涵盖应急管理概述、灾害脆弱性分析、应急管理系统设计、线下服务应急管理、线上服务应急管理、质量安全应急管理、人力资源应急管理、科技创新应急管理、支持保障系统应急管理、信息传播宣传应急管理和境外输入性病例应急管理十一个方面的内容。

《河南省人民医院公共卫生医学中心分册》旨在呈现河南省人民医院公共卫生医学中心尤其是新冠楼的建设成果，真实反映其在疫情防控救治中发挥的重要作用。全书从医防融合、新冠时刻两方面介绍了其建设理念，从区域相对独立、流向合理顺畅、设计标准规范、配套智能高端、防护安全可靠、人性关怀服务六个方面介绍了其特色亮点，从科学规划方面介绍了其支撑保障。

《互联智慧分级诊疗分册》旨在介绍河南省人民医院新冠肺炎线上服务供给，涵盖线上服务系统总论、互联网诊疗、远程医疗服务、96195综合服务及相关制度五个方面的内容。

《全科与社区分册》以医院–社区联防联控为出发点，涵盖疫情下全科与社区的功能定位、新冠肺炎认识、医务人员个人防护、全科及社区工作、信息管理、社区护理、慢性病管理七个方面的内容。

《临床诊治分册》旨在解决新冠肺炎临床诊疗面临的困惑，涵盖新冠肺炎的概述，新冠肺炎临床病例解析，新冠肺炎诊疗热点、难点问题解析，规范化新型冠状病毒临床实验室检测四个方面的内容。

《重症救治分册》重点关注新冠肺炎合并基础性疾病的危重型患者的救治和围术期管理，涵盖新冠肺炎重型及危重型患者在重症监护病房的诊疗及救治，新冠肺炎合并心血管疾病急重症手术及围术期管理四个方面的内容。

《护理案例解析及管理分册》旨在为各级医疗机构新冠肺炎疫情防控护理组织管理提供策略，为护理人员临床护理工作提供切实可行的指导，涵盖新冠肺炎护理案例解析与护理应急管理两方面内容。

《影像学诊断分册》收集了61例典型病例的CT、DR、PET/CT、PET/MR检查，每一张图片都有解释，部分病例还有出院后影像学检查，旨在通过汇编成功救治病例的影像资料，支持临床治疗方案完善。此外，编写委员会还编写了英文版的影像学诊断分册（*Image Atlas of COVID-19*）。

本丛书理论与案例深度融合，图文并茂，可为新冠肺炎临床诊治、社区防控，以及应急管理的日常工作和专项研究提供有益参考，同时也可为政策制定者、高等院校师生及其他有兴趣的社会大众提供借鉴。

本丛书在内容编写上引用了大量文献，皆附书末，在此对原文作者表示感谢。本丛书是在河南科学技术出版社的大力支持下，由河南省卫生健康委员会和河南省人民医院科研与学科建设部、互联智慧健康服务院、全科医学科、公共卫生医学中心、重症医学中心、护理部、影像科共同努力编撰完成，在此一并致谢。

新冠肺炎是新发疾病，研究进展不断更新，加之该病资料有限、编写时间紧迫，本丛书可能存在疏漏和不足之处，恳请各位同仁批评指正。

生命至上，谨以本丛书缅怀每一位因新冠肺炎逝去者，致敬奋战在新冠肺炎疫情防控一线的广大医务工作者！

丛书编写委员会

2020年5月27日

前 言

新型冠状病毒肺炎（简称新冠肺炎）疫情发生后，全球确诊数量不断攀升，疫情防控形势十分严峻。我国多个省份和各级医疗机构启动重大突发公共卫生事件一级响应。疫情防控事关人民群众生命健康安全，责任重大。在以习近平同志为核心的党中央正确领导下，各级医疗机构全面动员、全面部署，把人民群众生命安全和身体健康放在首位。河南省人民医院作为省级定点救治医院之一，高度重视疫情防控，迅速响应，第一时间成立领导组织，制订方案，举全院之力，做好疫情防控，切实保障和维护人民群众生命安全和身体健康。

在河南省卫生健康委员会及医院党委的指示下，我院护理部快速反应，迅速行动，周密部署，全面启动应急预案，构建了相对科学、合理、有效的护理组织管理体系，及时有效开展疫情防控工作，同时保障普通患者的生命安全与健康。我们护理团队始终秉承我院护理人优良传统，时刻牢记白衣天使的责任担当，不忘初心，牢记使命，不畏艰险，奋勇向前，以实际行动坚决打赢疫情防控阻击战。

截至2020年3月11日，我院已收治多例新冠肺炎患者，累计50余名患者治愈出院。护理部组织新冠肺炎疫情防控护理专家组分析我院所收治病例，梳理新冠肺炎患者临床护理实践经验，同时总结疫情防控护理管理方法，归纳成书。全书生动形象、深入浅出地针对新冠肺炎各种类型病例进行了详细的分析和讲解，梳理了新冠肺炎救治专项护理组织管理框架，对应急人力资源调配、防护物资应急管理、质量安全管理、人文关怀与心理调适进行了总结。本书的编写旨在为各级医疗机构新冠肺炎疫情防控护理组织管理提供策略，为护理人员临床护理工作提供切实可行的指导。

新冠肺炎疫情发生以来，全国各地众多护理人员义无反顾、冲锋在前，成为最美的逆行者，感谢他们用责任和担当筑起抗击疫情的层层防线，用实际行动诠释不忘初心的真谛，用血肉之躯扛起救死扶伤的使命职责。更感谢身边的英雄们，感谢参与本书撰写的河南省人民医院的护理部兄弟姐妹们，他们在临床一线与死神和病魔战斗的同时，抽出时间查找资料，整理数据，共同撰写和修改书稿，最终形成本书。最后感谢出版社各位编辑的辛苦付出！

由于本书编写时间仓促，如有疏漏和不当之处，敬请专家批评指正。

本书编委会

2020 年 3 月 11 日

目 录

第一章

急诊预检分诊护理案例解析

第一节　急诊科发热患者的接诊

案例导入

2020 年 1 月 28 日 13：10，急诊入口体温监测点，导诊护士正在有序指引急诊就诊患者进行体温监测。一男性患者刚走进检温区，红外线体温检测仪立即发出“嘀嘀嘀……”的警报声，同时电脑显示屏自动弹出“37.5 ℃”红色数值。导诊护士立即指引患者至急诊预检分诊处。急诊预检分诊护士详细询问患者的流行病学史和病史，复测体温，指导患者正确佩戴医用外科口罩，详细记录患者信息，安排专人按照指定路线引领患者至发热门诊就诊。

护理问题解析

1. 急诊护士如何快速准确地对发热患者进行预检分诊?

护士通过分区预检和快速问诊实现快速准确预检分诊。具体方法如下。

（1）分区预检：急诊预检分诊处设立有流行病学史患者、普通发热患者、非发热患者三个预检分诊区域，标识醒目，就诊患者可自行快速到相应区域接受分诊。

（2）固定“三问”：①一问症状：您哪里不舒服？是否有发热、咳嗽、乏力、感冒、头痛、全身酸痛、恶心、呕吐、腹泻等症状？②二问流行病学史：近 14 天内您有没有去过疫区及其周边地区？有没有接触过从疫区及其周边地区回来发热或咳嗽的人？您所在的小区有没有新型冠状病毒肺炎（简称新冠肺炎）确诊患者？有没有接触过确诊患者？有没有接触过小区内发热或咳嗽的人？您家里或身边有没有 2 ~ 3 人同时出现发热或咳嗽的情况？③三问检查：是否检查过血常规？如有血常规结果，查看化验单中白细胞、淋巴细胞有无下降。

（3）快速分诊：

1）体温≥ 37.3 ℃和 / 或出现呼吸道症状、有流行病学史的患者，由专人按照指定路线引领至发热门诊就诊。

2）体温≥ 37.3 ℃和 / 或出现呼吸道症状、有流行病学史、需要急救的危重型患者，安置至急诊抢救室单间或相对独立的区域救治。

3）需要急救的新冠肺炎疑似患者，安置至急诊抢救隔离室救治。

2. 引导患者至发热门诊过程中，应注意什么？

（1）依据《国家卫生健康委办公厅关于加强重点地区重点医院发热门诊管理及医疗机构内感染防控工作的通知》（国卫办医函〔2020〕102 号）的要求，预检分诊筛查出的需转移到发热门诊进一步诊疗的患者，应当由专人陪同，并按照指定路线前往发热门诊。指定路线应当符合室外距离最短、接触人员最少的原则。

（2）与发热门诊人员做好交接登记。

3. 护理人员如何指导排除新冠肺炎后的发热患者进行居家隔离？

（1）居住在单独的房间或房间相对独立，不与家人共用任何可能导致间接接触感染的物品，包括牙具、香烟、餐具、食物、饮料、毛巾、衣物及床上用品等。做好家具、餐具的清洁与消毒工作，勤晒衣被。

（2）家庭成员应佩戴口罩，保持距离，避免近距离接触。观察期间不外出、不串门，必须外出时戴医用外科口罩，避免去人群密集场所。

（3）每日至少测量 2 次体温，谢绝探访。

（4）保持良好卫生和健康习惯，规律作息。

（5）如病情加重或出现可疑症状，及时到定点医院就诊。

（6）宣教个人防护知识：洗手指征、正确洗手方法、正确佩戴口罩的方法、咳嗽礼仪等。

（7）做好家庭成员健康监测，每日测体温，关注有无咳嗽等相关症状。

（8）给予心理疏导，缓解患者紧张、焦虑情绪，使其保持良好的心态，正确认识新冠肺炎。

4. 医务人员如何对重症患者进行预检分诊？

（1）安排急诊医生为重症患者进行预检分诊。根据《国家卫生健康委办公厅关于加强重点地区重点医院发热门诊管理及医疗机构内感染防控工作的通知》（国卫办医函〔2020〕102 号），医疗机构应指派有专业能力和诊疗经验的感染性疾病科或相关专业的医生，充实预检分诊力量，承担预检分诊任务，提高预检分诊能力。

（2）预检分诊医生二级防护，为患者及陪同人员测量体温，同时详细询问患者流行病学史、呼吸道症状和病史。

（3）根据患者体温、呼吸道症状、流行病学史和病史进行预检分诊。

1）无发热和 / 或呼吸道症状、无流行病学史的重症患者，送至急诊抢救室普通区域救治。

2）体温≥ 37.3 ℃和 / 或出现呼吸道症状、有流行病学史的重症患者，送至急诊抢救室单间或相对独立的区域救治。

3）符合新冠肺炎疑似病例诊断标准的重症患者，送至急诊抢救隔离室救治。

第二节　急诊科新冠肺炎疑似患者的救治

案例导入

2020 年 2 月 4 日 18：20，由外地医院救护车转入一名新冠肺炎疑似患者。在接诊医生接诊的过程中，患者突发神志不清、烦躁，心率快速下降至 45 次 / 分，呼吸 35 次 / 分，血压 90/58 mmHg，经皮动脉血氧饱和度（SpO_2，简称指氧饱和度）85%，快速转至急诊隔离室进行抢救。

护理问题解析

1. 抢救新冠肺炎疑似患者时应注意什么?

（1）急诊隔离室医护人员三级防护，按照急救技术操作规范对患者实施抢救。

（2）专人负责抢救、诊疗与护理，进行高风险感染操作时，医护人员应限制在患者所需护理和支持的最低数量。

（3）清除患者气道内异物、开放气道时，操作人员应尽量避免长时间正面直视患者气道，降低暴露风险。

（4）严格探视制度，原则上不设陪护，若患者病情危重等特殊情况下家属必须探视时，探视者必须严格按照规定做好个人防护。

2. 进行气管插管及吸痰时，医护人员应采取哪些防控措施?

（1）依据《医疗机构内新型冠状病毒感染预防与控制技术指南（第一版）》的要求，实施急诊气管插管等感染性职业暴露风险较高的诊疗措施时，医护人员应三级防护。

（2）气管插管时，推荐使用可视喉镜或可视支气管镜。

（3）使用镇静剂联合肌肉松弛剂的快速诱导麻醉方案，以降低患者咳嗽力度。

（4）经鼻气管插管时，建议选择可视支气管镜引导下经鼻气管插管，使操作者与患者保持相对更远的距离，降低操作者感染的风险。

（5）经鼻气管插管时为患者佩戴医用外科口罩，减少气溶胶播散。

（6）对有创通气患者使用密闭式吸痰装置，使用前应确保装置连接紧密无破损。按需吸痰，及时评价吸痰指征。

3. 急诊科如何设置隔离区域?

（1）为满足疑似或确诊患者就地隔离和救治的需要，合理设置隔离室或隔离区域，有条件的医院可设立负压隔离室。隔离室建筑布局和工作流程应符合《医院隔离技术规范》等有关要求。

（2）隔离室抢救用物专人专用，不得与其他房间物品交叉使用。

（3）备齐防护用品，包括一次性工作帽、医用外科口罩、医用防护口罩、防护服、一次性隔离衣、鞋套、护目镜、防护面屏等。根据病情严重程度，针对性使用防护用品。

（4）隔离区域生活垃圾按照医疗废物处置。医疗废物处置应符合《医疗废物管理条例》和《医疗卫生机构医疗废物管理办法》的规定。

（5）患者转出后，房间和物品应按照《新型冠状病毒感染的肺炎防控方案（第三版）》特定场所消毒技术方案进行终末消毒处理。

4. 新冠肺炎疑似危重症患者入抢救室后，随行家属如何管理?

（1）为随行家属发放医用外科口罩，测量体温，并询问流行病学史，初步判断家属是否为密切接触者。

（2）如为密切接触者，上报医院疾病预防控制科，通知家属采取居家隔离医学观察，无法居家隔离医学观察者，可安排集中隔离医学观察。医学观察期限为自最后一次与疑似病例、感染者发生无有效防护的接触后 14 天。疑似病例在排除后，家属可解除医学观察。

（3）告知密切接触者居家或集中隔离医学观察的缘由、期限、法律依据、疾病相关知识及注意事项。

1）应相对独立居住，尽可能减少与共同居住人员的接触，做好医学观察场所的清洁与消毒工作，避免交叉感染。

2）观察期间不得外出，如果必须外出，须经医学观察管理人员批准，并要佩戴医用外科口罩，避免去人群密集场所。

3）每日至少进行 2 次体温测量，谢绝探访。尽量减少与家人的密切接触，不得与家属共用任何可能导致间接接触感染的物品。

4）他人进入居家隔离人员居住空间时，应规范佩戴医用外科口罩，其间不要触碰和调整口罩。尽量避免与居家隔离人员直接接触，如发生任何直接接触，应及时做好清洁消毒。

5）告知密切接触者，医学观察期间一旦出现发热、咳嗽等呼吸道感染症状，以及腹泻、结膜充血等症状时，应立即向当地的卫生健康部门报告，并按规定送定点医疗机构诊治，主动告知近期活动史。

5. 新冠肺炎疑似患者，抢救后如何转运？

（1）参与转运人员三级防护。

（2）转运医生评估患者病情，根据病情备好转运仪器设备、物品、药品。

（3）检查转运所需仪器设备性能是否完好，电量是否充足，确保各仪器设备处于备用状态。

（4）转运前，电话通知接收科室做好接诊准备。转运医护人员再次核查转运清单、评估患者病情，做好转运前准备。

（5）将患者病历资料单独存放于密封袋中，将患者物品置于黄色医疗废物收集袋中并扎紧。

（6）按照指定路线转运至隔离病房或感染 ICU（重症监护病房），途中注意观察患者病情变化。对呼吸机支持患者可适当给予镇静以减少人机对抗，避免刺激性咳嗽。

（7）转运后与接诊科室进行交接并签字，交接内容包括：患者信息及病情、治疗用药及护理情况、病历资料、患者物品等。

（8）转运结束，医护人员在指定地点摘脱防护用品。

6. 转科后如何进行终末消毒？

（1）使用紫外线灯照射 1 小时进行空气消毒（按不少于 1.5 W/m^3 安装）。

（2）对血压计袖带、氧气瓶、转运床用含有效氯 1 000 mg/L 的消毒液擦拭消毒，30 分钟后，用清水擦洗干净。

（3）对听诊器、心电监护仪、除颤仪电极板等用 75% 乙醇擦拭消毒。

（4）体温计、护目镜在流动水下清洗去除表面污渍，使用含有效氯 1 000 mg/L 的消毒液浸泡 30 分钟后，用清水冲洗，晾干备用。

（5）对呼吸机进行全面消毒，呼吸机屏幕使用 75% 乙醇擦拭消毒，传感器、呼气阀等使用 75% 乙醇浸泡 30 分钟，晾干备用，呼吸机表面使用含有效氯 1 000 mg/L 的消毒液擦拭，30 分钟后，用清水擦洗干净。

（6）使用后的床上用品在患者床边密闭收集，装放量不应超过容量的 2/3，使用橘红色印有“感染性织物”标识的水溶性收集袋，与洗涤服务机构交接，采用封闭方式运送，专用运输工具应一用一清洗消毒。

第三节　新冠肺炎疑似患者的“120”急诊出诊

案例导入

2020 年 2 月 6 日 22：52，急诊科 “120” 调度处接到出诊指令。呼车原因：自感畏寒，体温 37.8 ℃，28 岁。现场地点：某快捷酒店。患者 2020 年 1 月 24 日前有疫区居住史，家族内有两例新冠肺炎确诊患者（1 月 28 日确诊），曾与其密切接触，故于指定酒店隔离。约 3 小时前出现畏寒，自测体温 37.8 ℃，无咳嗽、咳痰、胸闷、胸痛、呼吸困难等症状，为进一步诊治，呼叫“120”。

护理问题解析

1. 当接诊疑似病例时，出诊人员应注意什么?

（1）接到“120”出诊指令时，出诊医生应立即电话联系患者，询问流行病学史和病情，初步判断患者情况，再次确认患者是否为疑似病例。

（2）安排负压救护车出诊。出诊人员按照疑似病例转运要求三级防护。

（3）到达现场后出诊人员指导患者正确佩戴医用外科口罩，测量体温，确认流行病学史和病史。指导酒店或居住处相关人员划定转运患者专用路线、专用电梯等，并告知所有人员回避，不得靠近，防止交叉感染。离开后指导酒店或居住处相关人员做好终末消毒。

（4）出诊人员安置患者进入医疗舱，开启负压开关。司机通知医院发热门诊做好接诊准备，联系交警协调沿途车辆避让。

（5）出诊人员途中为患者做心理疏导，缓解其恐惧、焦虑情绪。

2. 接诊新冠肺炎疑似患者需要使用负压救护车吗?

依据《新型冠状病毒感染的肺炎病例转运工作方案（试行）》的要求，转运新冠肺炎疑似或确诊患者时，尽可能使用负压救护车进行转运。所谓负压，是利用技术手段，使救护车内气压低于外界大气压，空气只能由车外流向车内，车内空气进行无害化处理后排出，以最大限度地防止病原体传播，减少医务人员交叉感染的概率。救护车内每小时换气 20 次，负压值为 –10 ～ –30 Pa，过滤分离率达 99.9%。如无负压救护车，转运救护车辆车载医疗设备（包括担架）应专车专用，驾驶室与车厢严格密封隔离，转运时应保持密闭状态。

3. 转运新冠肺炎疑似患者行走途中，医护人员与患者之间的位置有何要求?

转运新冠肺炎疑似患者行走途中，医护人员应动态评估患者病情，根据患者病情选择转运工具。患者病情轻、行走自如情况下，患者处于下风向；室内、无风或逆风情况下，医护人员应走在患者前方；顺风情况下，医护人员应走在患者后方，并保持 1 m 以上距离。

4. 出诊结束后对救护车如何终末消毒?

出诊结束后，救护车停放在指定地点，由专业人员进行终末消毒处理。

（1）专业人员三级防护。

（2）使用含有效氯 1 000 mg/L 的消毒液喷洒消毒，先表面后空间，先车内后车外，均匀喷湿，密闭 30 分钟后，开门开窗通风。

（3）用清水毛巾清洁车内仪器设备、内壁、门窗、门把手、扶手、安全带等物体表面，用清水地巾清洁拖地。

（4）用流动水冲洗车身、轮胎、车底，用清水毛巾清洁车身。

（5）使用后毛巾集中清洗干净，浸泡于含有效氯 1 000 mg/L 的消毒液中 30 分钟，清洗干净，干燥保存。使用后地巾保洁回收消毒。

（6）摘脱防护用品，实施手卫生。

流程如图 1–1 所示。

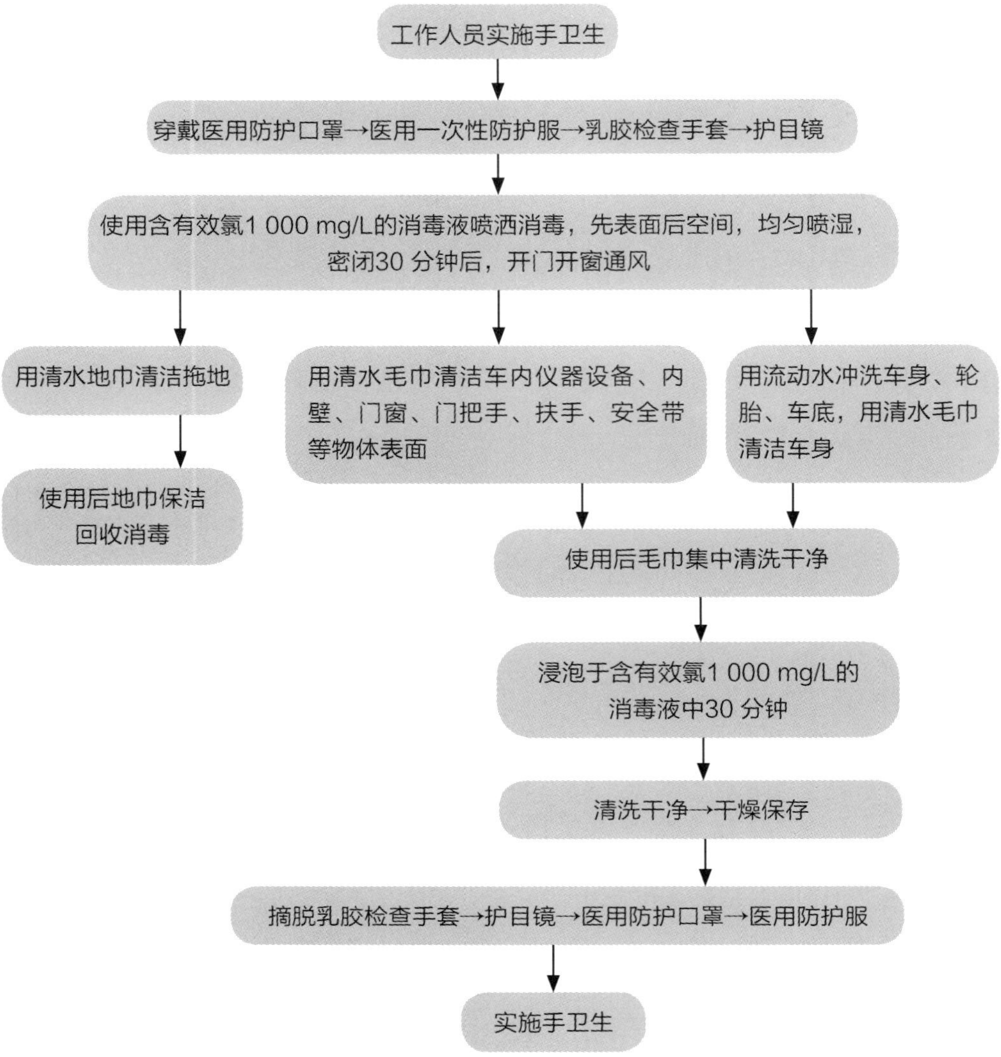

图 1–1　救护车终末消毒流程

第二章

发热门诊护理案例解析

第一节　发热门诊护士接诊要点

案例导入

患者，男，39岁。2020年1月20日—2020年1月21日至疫区出差，2020年1月29日因发热来我院发热门诊就诊。血常规检查示：白细胞计数 $9.9 \times 10^9/L$，淋巴细胞计数 $0.72 \times 10^9/L$。C反应蛋白34.1 mg/L。甲型、乙型流行性感冒（简称流感）病毒抗原检测为阴性。肺部CT（计算机断层扫描）检查示：多发磨玻璃影。医生告知患者其符合新冠肺炎的疑似诊断标准，需住院隔离治疗。

护理问题解析

1. 在发热患者就诊过程中，如何避免交叉感染?

发热预检分诊关口前移，门诊入口处增设全自动红外体温检测仪，筛查发热患者。设置区域相对独立的新冠肺炎发热门诊和普通发热门诊，设立新冠肺炎诊疗、检查专用通道，将普通发热患者与新冠肺炎疑似发热患者分开诊疗。若患者体温≥37.3 ℃和/或出现呼吸道症状，并有流行病学史，引导患者至新冠肺炎发热门诊就诊；若患者体温≥37.3 ℃和/或出现呼吸道症状，但无流行病学史，引导患者至普通发热门诊就诊。所有候诊患者均须佩戴医用外科口罩，人与人之间保持1 m以上距离。患者候诊、就诊、检查、住院所有进出路线实施专线专用，陪检人员二级防护全程陪同。

2. 门诊预检分诊流程是什么?

（1）接诊护士测量患者体温，为患者及其陪同人员发放医用外科口罩。

（2）询问流行病学史及病史：①有没有发热？②近 14 天内您有没有去过疫区及其周边地区？③近 14 天内您有没有接触过新冠肺炎确诊患者？④近 14 天内您有没有接触过小区内发热或咳嗽的人？⑤您家里或单位有没有 2 ~ 3 人同时出现发热或咳嗽的情况？

（3）根据体温、流行病学史及病史进行分诊。

1）出现①和出现②③④⑤中的任何一条的情况，由分诊护士引导患者至新冠肺炎发热门诊就诊。

2）无②③④⑤情况，由分诊护士引导患者至普通发热门诊。

3）无①②③④⑤情况，有其他疾病相关症状，引导患者至相应科室就诊。

4）出现②③④⑤中任何一条的情况，无发热症状，根据患者情况，建议患者居家隔离观察 14 天，观察期出现不适随时就诊。

3. 发热门诊患者就诊流程是什么?

（1）患者前来就诊，接诊护士为患者及其陪同人员发放医用外科口罩，测量患者体温、脉搏、血氧饱和度，详细登记患者信息，指导就诊。

（2）门诊医生开立新冠肺炎相关检查，依据患者的症状及体征，结合影像学和实验室检测结果，诊断患者是否为疑似病例，决定是否需要住院隔离治疗。

（3）如符合疑似病例诊断标准，由医生开具住院证，接诊护士联系收费处专线工作人员办理线上住院手续，通知病房接诊，由陪检人员带领患者到达相应楼层，与隔离病房护士做好交接工作。

（4）如不符合疑似病例，接诊护士指导其手卫生规范等居家隔离措施及注意事项，健康宣教后经院区专用通道，回到普通门诊就诊。

4. 患者如何行CT检查?

（1）门诊医生开立 CT 检查医嘱。

（2）陪检人员二级防护。根据患者病情选择转运工具，必要时备指夹式脉搏血氧仪、氧气袋（瓶）等转运设备。

（3）患者佩戴医用外科口罩，注意保暖，避免受凉。

（4）人与人间隔 1 m 以上距离，沿指定的新冠肺炎患者专用检查路线，乘专用电梯，到达专用 CT 检查室，排队依次进行检查，途中避免与其他人员同乘电梯，避免与其他人员近距离接触。

（5）检查完毕，陪检人员陪同患者返回发热门诊继续诊查。

5. 疑似患者如须收治隔离病房，如何转运？

（1）发热门诊医生开具住院证，发热门诊护士联系收费室专线人员办理线上住院手续，通知陪检人员做好转运准备，通知病房做好接诊准备。

（2）陪检人员根据患者病情准备用物。

（3）陪检人员携带转运患者交接登记本、住院证，陪同患者经新冠肺炎专用路线转运至相应病房，每次转运 1 位患者。

（4）到达病房后，陪检人员与病房护士核对患者信息，并在转运患者交接登记本上签字。

（5）陪检人员返回，与发热门诊护士交接患者住院情况，发热门诊护士登记患者去向。

（6）陪检人员完成交接后更换防护用品。

第二节　外院转入新冠肺炎重症患者的接诊

案例导入

患者，男，81 岁。2020 年 2 月 14 日通过救护车由某市新冠肺炎救治定点医院转入。患者神志清楚、精神较差，生命体征平稳，带有气管插管，呼吸机辅助呼吸。我院专家组评估患者目前病情，建议患者行肺部 CT 检查后入住感染 ICU 治疗。

护理问题解析

1. 医院接到患者拟转入指示后，如何协调相关部门做好接诊工作？

（1）医务部驻地人员（简称医务部）接到新冠肺炎疑似 / 确诊重症患者拟转入通知。

（2）医务部与对方医院确认患者姓名、性别、年龄、身份证号和基本病情。

（3）医务部通知医生和护理部驻地人员（简称护理部），告知转入患者信息（身份证号、家庭住址、联系电话等）并做好接诊准备。

（4）发热门诊值班医生开具相关检查单，发热门诊护士联系收费室专线人员办理线上住院手续，由二线值班医生、监护室护士和 / 或呼吸治疗师、发热门诊护士共同组成接诊团队，根据患者病情备急救装备和急救药品等。

（5）告知对方转运救护车司机具体停车地点，接诊团队穿好防护装备，携带急救装备和急救药品前往接诊。

2. 患者行肺部CT检查时，各部门如何配合？

（1）发热门诊值班医生依据患者信息提前开具住院证和 CT 检查单。

（2）接诊团队三级防护，携带急救装备和急救药品等。

（3）通知保卫处专职人员提前疏散医院指定的新冠肺炎检查专用路线周围的人员。

（4）接诊团队沿专用检查路线陪同患者前往专用 CT 室检查，转运期间密切观察患者生命体征和病情变化。

（5）CT 检查完毕护送患者至感染 ICU，通知后勤部门做好检查路线的消杀工作。

3. 患者使用过的专用转运车该如何处置？

使用过的专用转运车用布巾蘸取含有效氯 1 000 mg/L 的消毒液进行擦拭消毒，作用 30 分钟后用清水擦净，放在通风处晾干备用。使用后的擦拭布巾，浸泡于含有效氯 1 000 mg/L 的消毒液中 30 分钟后清洗干净，干燥保存。

第三节　特殊患者心理护理案例解析

案例导入

患者，女，29 岁。因对门邻居确诊为新冠肺炎，怀疑自己被感染新冠肺炎来我院发热门诊就诊。患者多语，紧张面容，自诉入睡困难，自感体温忽高忽低、胸闷心慌，无咳嗽、咳痰等症状。门诊测：体温 37 ℃，脉搏 90 次 / 分，呼吸 22 次 / 分，流行性感冒及新冠肺炎等相关检查结果均为阴性。来院就诊时的穿着：泳镜、雨衣、一次性鞋套、三层口罩、手套、带有帽子的羽绒服。

护理问题解析

1. 密切接触者的判断标准是什么？

密切接触者指与疑似病例、确诊病例和阳性检测者有如下接触情形之一，但未采取有效防护者。

（1）共同居住、学习、工作，或其他有密切接触的人员，如近距离工作或共用同一教室或在同一所房屋中生活。

（2）诊疗、护理、探视病例的医护人员、家属或其他有类似近距离接触的人员，如到密闭环境中探视或停留者，同病室的其他患者及其陪护人员。

（3）乘坐同一交通工具并有近距离接触的人员，包括在交通工具上的照料护理人员（家人、同事、朋友等），经调查评估后发现有可能近距离接触疑似病例、确诊病例和阳性检测者的其他乘客和乘务人员。

（4）现场调查人员调查后经评估认为符合其他与密切接触者接触的人员。

在判定密切接触者，分析其感染发病的可能性时，要综合考虑与病例接触时，病例的临床表现、与病例的接触方式、接触时所采取的防护措施，以及暴露于病例污染的环境和物体的程度因素，进行综合判断。

2. 患者的邻居已确诊新冠肺炎，该患者应该怎么防护?

患者须回忆自己或家人是否与该邻居有过近距离接触。如果有，须单人单间居家隔离观察。隔离期间，患者及其家属佩戴医用外科口罩或医用防护口罩，保持 1 m 以上距离。观察期间不外出、不串门。咳嗽、打喷嚏时，应用纸巾或弯曲上臂用衣袖捂住口鼻，咳嗽或打喷嚏后立即处理掉纸巾并洗手，避免用不清洁的手接触口鼻。主动做好个人与家庭成员的健康监测，出现可疑症状及时到发热门诊就诊。

如果没有接触过，但小区内的人可能接触过该邻居，可以善意提醒他们进行居家隔离，但态度要保持尊重，避免发生冲突与摩擦。通知社区或单位，进行环境消毒和防疫措施。

3. 护理人员如何帮助该患者进行情绪调节，以减轻疫情带来的心理恐慌?

新冠肺炎疫情是一个对公众影响较大的公共卫生事件，出现担心、怀疑是正常反应，此患者就诊时有情绪紧张、防护过度等表现，需要护理人员进行心理指导。心理指导的原则应以支持、安慰为主。理解患者出现的情绪反应属于正常的应激反应，通过沟通、鼓励与关心患者，了解患者出现负性情绪的原因并给予疏导，达到缓解症状的目的。

（1）指导患者学会表达和倾诉自己的感受，比如“我间接接触过患者，这样的经历让我感觉到害怕”，平静地表达出自己的感受。当情绪被家人或朋友接纳并理解的时候，更容易获得支持，情绪压力也能得到很好的释放。当出现焦虑、抑郁等情绪时，可寻求专业支持。

（2）掌握放松技巧：指导患者学习一些简单易行的放松技巧，当受到情绪困扰的时候，可以借助深呼吸的方法帮助自己恢复平静。首先，尝试3 ~ 5次深呼吸，感受身体的变化；再次深呼吸，把注意力集中在自己的双肩上，吸气和呼气都变得缓慢而绵长。吸气到顶的时候请保持几秒，感受双肩的感觉。再慢慢把气呼出来，感受双肩的变化。在吸气的时候冥想感觉双肩变得紧张，呼气的时候双肩放松，能够感觉到平静与和谐。反复练习，会获得很好的效果。教会患者自我情绪调节、自我解压。指导患者接纳自己的情绪，理解焦虑、恐惧、愤怒是大多数人在面对危险时的正常反应，但如果这些负面情绪超过一定水平，则会影响到正常的日常生活。告知患者可以通过倾诉、哭泣、运动、听音乐等合理渠道表达，同时给患者一些积极、正面的心理暗示，以更好地调节情绪。

第三章
新冠肺炎疑似患者护理案例解析

第一节　中青年新冠肺炎疑似患者护理案例解析

案例导入

患者，女，41 岁。患者母亲于 2020 年 1 月 24 日在当地被确诊为新冠肺炎。患者与其母亲共同居住。1 月 27 日，患者以“发热 3 天、咽干、咽痛伴轻度乏力”为主诉来我院发热门诊就诊。血常规检查示：白细胞计数 3.6×10^9/L，中性粒细胞百分比 38.5%，淋巴细胞百分比 29.2%。C 反应蛋白 27 mg/L。胸部 CT 检查示：左肺下叶炎症。以肺部感染、新冠肺炎疑似病例为诊断，收入隔离病房。

入院后，给予抗病毒和雾化吸入治疗。患者 2 次新型冠状病毒核酸检测阴性，体温正常，咽干、咽痛症状缓解。患者住院期间，因其家人确诊为新冠肺炎，自己为疑似患者，子女学习、照护等问题导致焦虑；表现为经常在电话中与家人争吵、哭泣；频繁主诉胸闷，但呼吸相关检查结果正常，血气分析结果正常；对医务人员常有抱怨、不满情绪，医护人员及时给予解释、疏导、指导减压等心理干预。患者体温正常 3 天，呼吸道症状缓解，2 次新型冠状病毒核酸检测阴性，于 2 月 3 日解除隔离出院。

护理问题解析

1. 该患者被诊断为新冠肺炎疑似病例的依据是什么？

（1）流行病学史：

患者发病前 14 天内与确诊患者有密切接触史。依据《新型冠状病毒感染的肺炎诊疗方案（试行第四版）》，该患者被诊断为新冠肺炎疑似病例。

（2）临床表现：

1）患者体温 37.5 ℃，有咽干、咽痛呼吸道症状。

2）CT 影像学提示肺部炎症。

3）白细胞总数正常或降低，淋巴细胞计数减少。

2. 该疑似病例需要完善哪些检查以明确诊断?

完善鼻咽拭子、痰液、粪、血清标本病原学或血清学检测：荧光 RT–PCR（逆转录 – 聚合酶链反应）新型冠状病毒核酸检测、病毒基因测序或血清新型冠状病毒特异性 IgM（免疫球蛋白 M）抗体和 IgG（免疫球蛋白 G）抗体检测。

知识链接

新型冠状病毒感染的肺炎诊断标准

（依据《新型冠状病毒肺炎诊疗方案（试行第七版）》）

1. 疑似病例　结合下述流行病学史和临床表现综合分析。

（1）流行病学史：

1）发病前 14 天内有疫区及其周边地区，或其他有病例报告社区的旅行史或居住史。

2）发病前 14 天内与新型冠状病毒感染者（核酸检测阳性者）有接触史。

3）发病前 14 天内曾接触过来自疫区及其周边地区，或来自有病例报告社区的发热或有呼吸道症状的患者。

4）聚集性发病（2 周内在小范围如家庭、办公室、学校班级等场所，出现 2 例及以上发热和 / 或呼吸道症状的病例）。

（2）临床表现：

1）发热和 / 或呼吸道症状。

2）具有新冠肺炎影像学特征。

3）发病早期白细胞总数正常或降低，淋巴细胞计数正常或减少。

有流行病学史中的任何一条，且符合临床表现中任意 2 条。无明确流行病学史的，符合临床表现中的 3 条。

2. 确诊病例　疑似病例同时具备以下病原学或血清学证据之一者。

（1）实时荧光 RT–PCR 检测新型冠状病毒核酸阳性。

（2）病毒基因测序，与已知的新型冠状病毒高度同源。

（3）血清新型冠状病毒特异性 IgM 抗体和 IgG 抗体阳性；血清新型冠状病毒特异性 IgG 抗体由阴性转为阳性或恢复期较急性期 4 倍及以上升高。

3. 新冠肺炎疑似患者进入隔离病房后，责任护士如何指导患者进行个人防护？

（1）患者进入病区前需更换患者服，个人物品及换下的衣服集中交由病区消毒处理后，存放于指定地点，由医疗机构统一消毒保管。

（2）严格执行单间隔离，非特殊情况不出病房。如确须离开病房，应当采取相应措施，如佩戴医用外科口罩以防交叉感染。

（3）病房内配置感应式速干手消毒剂，指导患者正确实施七步洗手法。

（4）每日为患者发放医用外科口罩，并指导患者正确佩戴，指导患者正确实施咳嗽礼仪和手卫生，在咳嗽、咳痰、打喷嚏时用纸巾遮挡口鼻并包裹分泌物，用后弃入黄色垃圾袋内，喷洒含氯消毒液后洗手。

（5）每日开窗通风 2 ~ 3 次，每次通风 30 分钟，通风时做好保暖，避免受凉。

4. 对疑似患者进行标本采集和治疗时应采取哪些防护措施？

疑似隔离病房的医务人员在开展诊疗工作时应当按照《医院空气净化管理规范》规定进行空气净化，在严格落实标准预防的基础上，强化接触传播、飞沫传播和空气传播的感染防控，严格执行三级防护预防措施，做好个人防护和诊疗环境的管理，规范消毒、隔离和防护工作。根据不同情形，做到以下防护。

（1）接触患者的血液、体液、分泌物、排泄物、呕吐物及污染物品时：戴乳胶检查手套，脱手套后洗手。

（2）可能受到患者血液、体液、分泌物等喷溅时：戴医用防护口罩、护目镜，穿防渗透隔离衣。配备喷溅物处理箱，用吸水毛巾覆盖喷溅物后喷上含有效氯 5 000 mg/L 的消毒液，作用 30 分钟以上，清除干净。备专用容器收集排泄物，用含有效氯 20 000 mg/L 的消毒液，按痰粪、药配比 1 ∶ 2 浸泡消毒 2 小时。

（3）为疑似患者实施可能产生气溶胶的操作（如雾化吸入，鼻咽拭子、痰拭子、粪标本采集）时：

1）三级防护，戴一次性防护面屏。

2）防护服外加穿防体液渗透的一次性隔离衣。

3）操作应当在通风良好的房间内进行。

4）房间中人数限制在患者所需护理和支持的最低数量。

5）尽可能在保证治疗的基础上集中安排治疗护理，减少接触频次。

6）标本采集后置入专用双层密封袋，粘贴标识注明科室及标本检测项目，交由专人转运，尽快送检。

5. 该患者病情观察要点有哪些?

（1）生命体征：尤其是体温变化。

（2）呼吸道症状：是否有呼吸困难、咳嗽、咳痰，痰液的颜色、性质及量，咽喉部疼痛、红肿情况等。

（3）消化道症状：食欲、大小便情况。

（4）其他：是否有乏力、头痛等。

6. 新冠肺炎疑似患者发热如何处理?

（1）每 4 小时监测体温 1 次（体温计专人专用），观察体温数值、发热持续时间、退热药物使用情况，以及其他并发症，如皮疹、惊厥、高热、恶心等。

（2）体温＜ 38.5 ℃时，建议物理降温，可多饮水、冰敷（冰袋一次性使用，用后按新冠肺炎医疗垃圾处置）或 32 ～ 34 ℃温水擦浴等，擦拭前关闭门窗，擦拭后用干毛巾擦干全身，避免受凉。擦浴过程中注意观察患者的全身反应及皮肤情况，若出现寒战、发抖等应立即停止操作。

（3）当体温≥ 38.5 ℃或出现其他不适症状时，应遵医嘱及时用药。用药后观察药物反应，对老人及身体虚弱的患者应密切观察病情，防止大汗后虚脱。

（4）保持室内环境安静，调节室温为 18 ～ 22 ℃，相对湿度为 50% ～ 60%，嘱患者卧床休息，减少活动，适当补充水分，及时为患者更换床单位及衣物，保持干燥、舒适。

7. 新冠肺炎疑似患者进行雾化吸入时有哪些注意事项?

（1）护理人员给予现场操作指导，并嘱患者线上观看雾化吸入视频、雾化吸入流程图。

（2）为减少交叉感染，选择床头固定的中心供氧装置氧气驱动（6 ～ 8 L/ 分），不加湿化液。

（3）雾化应选在餐前或进食 1 小时后进行。

（4）雾化前，观察患者口腔黏膜有无真菌感染症状，如疼痛、破溃、白斑等。嘱患者雾化吸入前清洁口腔及鼻面部，不涂抹油性面霜。

（5）协助患者取舒适坐位，指导患者进行深慢呼吸以提高治疗效果。

（6）雾化吸入后开窗通风，减少气溶胶传播风险。

（7）雾化后，协助患者漱口，彻底清洁口腔及咽后壁，雾化吸入器用清水冲洗后晾干备用。

8. 疑似患者在等待确诊结果前，主要的身心改变有哪些?

新冠肺炎疑似患者在等待确诊的时间段，不仅要承受着身体的不适，还要承受着不确定感和恐惧感所带来的巨大压力，可能出现一系列身心表现的改变，主要包括认知、情绪、生理、行为四方面。

（1）认知：不确定感是疑似患者最大的心理特征，患者会想自己是否已经被感染、能不能康复。灾难化的想法也会不由自主地闯入，使其变得偏执和绝对化。患者容易将其他人的正常行为看作是针对自己，变得多疑、敏感，甚至产生羞耻感；注意力不集中，反复回忆自己过去的一些细节；也会过度地自责，认为是自己的错误行为，才导致了自己被隔离。

（2）情绪：强烈的不确定感会让患者感受到巨大的焦虑和恐惧，对生命安全担忧，对死亡恐惧，对健康、家庭、财产和工作过分担忧；对突如其来的被隔离和对人身自由的限制，感到慌张、不知所措；对可能被感染、被隔离而感到愤怒、沮丧、孤独和被抛弃。

（3）生理：焦虑和恐惧易使患者将注意力更多地放在自己的躯体感受上，激活患者的交感神经系统，使其原有疾病的症状加重，甚至出现心慌、胸闷气短、体温升高、便秘、尿频、失眠等症状。

（4）行为：对身体感受过分关注，如每天多次测量体温；担心或坚信自己已被感染，反复要求医学检查或拒绝检查和治疗，不愿配合医务人员的工作；对家人、医务工作者过分苛责，容易发脾气或出现冲动行为，表现为谩骂、攻击他人。

9. 根据上述心理问题，可以采取哪些干预措施？

（1）患者进入隔离病区进行初步处置后，积极带领患者熟悉病房环境，主动进行自我介绍，并介绍主管医生及隔离治疗期间大致的诊疗过程。指导患者正确佩戴口罩、执行手卫生、遵从医嘱、配合检查与隔离，并尽量保持正常饮食和睡眠，适当运动和娱乐。

（2）心理支持的原则应以及时宣教、支持、安慰为主。通过多次言语沟通、鼓励与关心患者，了解患者出现负性情绪的原因并给予疏导，达到缓解症状的目的。理解患者出现的情绪反应属于正常的应激反应，不被患者的攻击和悲伤行为所激怒而失去理智与患者争吵。积极向患者解释隔离治疗的重要性和必要性，鼓励患者树立积极恢复的信心。客观告知外界疫情相关信息，有助于提高患者的掌控感，使患者保持心理稳定。鼓励患者积极配合治疗，解释目前治疗的要点和干预措施的有效性，消除不确定感和焦虑，增强患者康复的信心，以促进其早日康复。

（3）教会患者自我情绪调节、自我解压的方法。指导患者接纳自己的情绪，焦虑、恐惧、愤怒是大多数人在面对危险时的正常反应，但如果这些负面情绪超过一定水平，则会影响到正常的日常生活。告知患者可以通过倾诉、哭泣、运动、听音乐等合理渠道表达，同时给患者一些积极、正面的心理暗示，以更好地调节情绪。

（4）帮助患者保持友善互助的社会支持系统。指导患者充分利用人际资源，通过微信、电话、视频等方式与外界保持交流，谈谈自己的感受，并获得外界的心理支持与鼓励。

10. 疑似患者解除隔离的依据是什么？

疑似患者体温恢复正常超过 3 天，呼吸道症状明显好转，肺部影像学显示炎症明显吸收，连续 2 次呼吸道病原核酸检测阴性（2 次采样间隔 24 小时以上），经疾病预防控制机构确认后，应当立即解除隔离出院或转为居家医学观察，或转至相关科室治疗其他疾病。

11. 疑似患者出院指导应包括哪些内容？

指导患者做好自我健康管理，引导患者主动、及时向居住地居委会、基层医疗机构报告个人信息和健康状况。指导患者继续进行自我健康状况监测，佩戴口罩，尽量居住在通风良好的单人房间继续隔离 14 天，并减少与家人的密切接触，分餐饮食，做好手卫生，避免外出活动。做好出院患者的复诊安排，告知患者一旦发现发热、咽痛、胸闷等不适症状，尽快到发热门诊就医。

第二节　老年新冠肺炎疑似患者护理案例解析

案例导入

患者，男，76 岁。家中有 2 人于 2020 年 2 月 1 日确诊为新型冠状病毒肺炎。患者 2 月 2 日无明显诱因发热，体温最高 37.4 ℃，伴咳嗽、咳痰、胸闷气喘，以“发热 2 天、纳差、乏力”为主诉来我院就诊。门诊以“肺炎：新冠肺炎疑似病例”为第一诊断收住隔离病房。入院查体：神志清，精神萎靡；体型偏瘦，营养不良，四肢无力；臀、背部散在片状红疹伴瘙痒。患者既往有慢性阻塞性肺疾病 24 年，脑梗死 10 年，长期卧床，生活不能自理。相关检查结果示：白细胞计数 3.8×10^9/L，淋巴细胞百分比 19.2%；C 反应蛋白 31 mg/L；甲型、乙型流感病毒抗原检测阴性。胸部 CT 检查示：双肺多发斑片影、磨玻璃影。入院后给予抗病毒、抗感染治疗，肺康复锻炼改善肺功能。患者于 2020 年 2 月 7 日出院，院外继续隔离 14 天，定期复查血常规、C 反应蛋白、肺部 CT。

护理问题解析

1. 该患者存在哪些护理问题？可采取哪些相应的护理措施？

患者神志清，精神萎靡；体温高；消瘦，营养不良；皮肤潮湿，全身散在片状红疹伴瘙痒。既往有慢性阻塞性肺疾病 24 年，胸闷气喘，双肺呼吸音粗；因脑梗死后遗症长期卧床，生活不能自理。

可能存在的护理问题及护理措施如下。

（1）有皮肤完整性受损的风险：与长期卧床、生活不能自理、腹泻有关。便后用温水清洗肛周，保持床单元整洁干燥，制订翻身卡，每 2 小时为患者翻身 1 次，在骨隆突处给予泡沫型敷料预防性使用；遵医嘱给予外用药物尤卓尔（丁酸氢化可的松软膏）局部涂抹治疗皮肤红疹和瘙痒。

（2）体温过高：与肺部感染有关。密切监测体温变化，给予物理降温或遵医嘱进行药物降温，并观察降温效果。

（3）有误吸的风险：与吞咽功能障碍有关。在充分评估吞咽功能的基础上给予软食、半流质饮食，进餐时及餐后抬高床头，辅助进餐速度要慢，少量多餐，避免过饱，餐后至少半小时后可平躺，减少反流，注意观察有无呕吐。

（4）潜在并发症：有发生坠积性肺炎的风险。与长期卧床、吞咽障碍、肺部感染有关。协助患者翻身，给予叩背、机械排痰等促进痰液引流。

（5）营养失调（低于机体需要量）：与牙齿脱落、吞咽功能障碍、咀嚼功能减退有关。 应注意结合全身营养状况及检验结果进行分析。协同医疗团队营养师的营养学评估，调整膳食方案。了解患者饮食喜好，给予高蛋白、易消化饮食等。

2. 该患者隔离期间可以进行哪些肺康复锻炼？

肺康复锻炼有助于改善患者呼吸功能，促进痰液排出，增强呼吸系统免疫力，促进疾病恢复。该患者患慢性阻塞性肺疾病多年，胸闷气喘，可指导该患者在隔离期间进行肺康复锻炼。具体方法如下。

（1）体位管理：

1）协助患者采取舒适坐位，有助于膈肌活动，降低呼吸做功和增加肺容量。

2）为减轻平卧体位对肺通气和灌注的不利影响，非睡眠时间内可多采取靠坐位休息，如床头抬高 60°。如有痰液潴留的问题，针对受累肺叶行体位引流（如疾病累及单侧肺时，健侧肺在下）。

（2）气道清洁：指导患者清洁气道时采用主动循环呼吸技术（active cycle of breathing technique，ACBT）帮助排痰，咳痰时应用密闭的塑料袋遮挡，避免造成病毒传播。利用呵气技巧代替咳嗽进行排痰，降低呼吸肌做功。注意在呵气过程中用口罩遮挡。

（3）指导患者进行呼吸控制训练：指导该卧床患者在床上采取 60° 靠坐位，膝关节下垫一个枕头，保证膝关节屈曲，并略微高于髋关节。然后指导患者放松肩、颈部辅助吸气肌，上肢支撑，进行经鼻缓慢吸气、经口缓慢呼气的下胸部扩张呼吸训练。

知识链接

ACBT

ACBT 是一种简单易行而又灵活的呼吸技术，通过打开气道小通路，使肺泡充分扩张，并增加气道内空气震动以帮助痰液排出。任何患者，只要存在支气管分泌物过量的问题都可以单独应用 ACBT 或辅以其他技术。ACBT 主要由三个部分组成一个周期：呼吸控制（breathing control，BC）、胸廓扩张运动（thoracic expansion exercises，TEE）和用力呼气技术（forced expiration technique，FET）。注意，在整个过程中，均采取用鼻吸气、用嘴呼气的方式，如果觉得张口呼气比较困难，可以采取缩唇吐气的方式，即嘴唇如吹口哨或吹蜡烛的方式吐气。

（1）呼吸控制：采取一个可以让身体放松，同时又可以帮助痰液顺利排出的体位，通常采取前倾的坐位，并放松肩颈部。将手放在腹部，感受吸气→腹部鼓起→吐气→腹部缩小→重复 3~5 次。

（2）胸廓扩张运动：即着重于吸气的深呼吸运动。胸廓扩张运动有助于改变相邻肺泡之间的扩张力使肺组织重新扩张，并协助移除和清理过量的支气管分泌物。将手放在胸廓两侧，用力深吸气，感觉整个胸腔扩张→吸气末通常屏气 3 秒→缓慢呼气→重复 3~5 次。

（3）用力呼气技术：用力呼气技术如同对着镜子用力哈出白气的过程，哈气可以使气道受到挤压，同时产生震动，使高肺容积位的分泌物清除。短暂吸气→长而深地哈气→重复 3~5 次。

以上三个步骤就是构成 ACBT 的基本步骤，在实际运用时，可以根据实际情况进行灵活组合，达到最适合自己的方式。也可以与体位引流、叩击排痰、振动排痰等结合以达到更好的效果。

3. 该疑似患者出院康复指导应包括哪些内容？

该患者出院后的康复目标主要以恢复体能和心理调整为主，为患者制订个性化康复处方；向患者发放肺康复教育视频和小册子，指导其进行握拳、举臂、踝泵、足跟后滑、抬腿、坐起等活动，每个动作每次5组，每天30 ~ 60分钟，避免疲劳；以循序渐进的有氧运动为主，促使患者逐步恢复至发病前的活动能力水平，早日回归社会。

第三节 新冠肺炎疑似患儿护理案例解析

案例导入

患儿，男，5岁。2020年2月13日—2月14日与父母同行至疫区，2月29日患儿无明显诱因出现发热，体温37.7 ℃，伴咳嗽、咳少量白色黏痰，自服蒲地蓝口服液、阿莫西林、布洛芬混悬液，未见好转。3月2日就诊于发热门诊，咽后壁充血红肿，扁桃体Ⅰ度肿大。血常规检查示：白细胞计数 6.3×10^9/L，中性粒细胞百分比56.5%，淋巴细胞百分比29.2%。C反应蛋白41 mg/L。胸部CT检查示：①右肺下叶炎症；②纵隔淋巴结轻度肿大。诊断为肺部感染：新冠肺炎疑似病例，收入隔离病房。入院后体温波动在37 ~ 38.9 ℃，给予抗病毒、抗感染、雾化吸入、退热药物对症支持治疗。2次咽拭子及1次粪标本新型冠状病毒核酸检测结果均为阴性，体温恢复正常，呼吸道症状逐渐缓解，炎性指标恢复正常。胸部CT检查示：高密度影较前好转，于3月8日解除隔离出院。

护理问题解析

1. 儿童感染新型冠状病毒有哪些临床特点?

依据广东省《儿童新型冠状病毒感染诊疗专家共识（第一版）》：儿童感染新型冠状病毒的潜伏期为1 ~ 14天，多为3 ~ 7天，以发热、干咳、咽部不适、乏力和精神反应差为主要表现；部分病例伴有鼻塞、流涕、腹泻等症状，相对成人，多数儿童感染新型冠状病毒后症状较轻，但应警惕重症病例的出现，尤其是患有基础疾病的儿童；儿童感染新型冠状病毒分为无症状感染、轻型、普通型、重型和危重型，多为轻型、普通型甚至无症状感染的病例，多为家庭聚集性发病，其中轻型和普通型的诊断标准与成人相同。无症状感染是指鼻咽（咽）拭子、肛拭子或血液等标本实时荧光 RT-PCR 检测新型冠状病毒核酸阳性，但无肺炎等其他临床症状及体征。

2. 新冠肺炎疑似患儿进入隔离病房后如何处置?

患儿生活不能完全独立，可允许一名固定陪护人员，尽可能选择已经与患儿亲密接触、身体状况良好、有照顾能力和决策权的监护人作为陪护人员。

3. 该患儿进入隔离病房容易出现哪些问题?

患儿年龄小、心智尚未成熟，适应及配合能力较差，疼痛耐受性较低，对隔离病房环境、穿戴防护服的医护人员、各项诊疗操作存在陌生感和恐惧感，易出现哭闹不止、乱摸乱跑、拒绝戴口罩等抗拒治疗的现象。可在室内进行一些简单活动分散患儿注意力，如趣味游戏、智力游戏、体育锻炼等。

4. 护理人员应如何指导患儿正确佩戴口罩?

患儿新陈代谢率高，呼吸频率较快，佩戴口罩易引起呼吸不畅、闷气等现象；此外，长期佩戴口罩易对鼻面部及耳根部造成压痛，患儿常常不能耐受。因此患儿常拒绝戴口罩或不能正确佩戴口罩，从而导致口罩脱落或边缘漏气，降低防护效果。护理人员可借助多媒体加强宣教，通过视频、图片向患儿介绍疾病及防护知识；嘱患儿避免用手触摸口罩外面，通过语言和行为指导患儿正确佩戴口罩。

5. 该患儿与陪护人员同病室隔离，需要注意哪些事项?

（1）患儿及陪护人员在病房内均需佩戴医用外科口罩。

（2）病房内需配备速干手消毒剂，以便进行手卫生。

（3）嘱患儿避免用手揉眼，尤其是患儿哭闹后；指导患儿饭前便后、接触唾液或痰液等分泌物后及时洗手。

（4）陪护人员与患儿玩耍前、后要洗手，勤擦洗消毒玩具；避免与患儿共用餐具、毛巾、水杯，鼓励患儿自主进食，不吃对方吃剩的食物，不亲吻患儿，尽量减少亲密接触。

（5）隔离期间对陪护人员进行医学观察，监测体温变化，当出现发热、干咳、胸闷、乏力、腹泻等新型冠状病毒感染的可疑症状时应及时办理入院手续，正式进行隔离观察，并完善相关检查。

6. 在隔离病房，如何提高患儿穿刺成功率?

护理人员在进行儿科静脉输液前应对自身、患儿、患儿家属及周围环境进行评估，提前与患儿及其家属做好沟通，从而提高患儿及其家属对护理人员的信任度，取得良好的配合，提高穿刺成功率，降低护患纠纷的发生率，提高护理质量。

可通过以下几个方面提高穿刺成功率。

（1）护理人员：选择穿刺技术经验丰富的护士进行操作，护目镜可做防雾处理。选择合适的手套，正确佩戴，保持指端充盈、平整。

（2）环境：选择安静、宽敞的操作空间，调整合适的光线，充分暴露、固定穿刺部位。

（3）尽可能在患儿平静、配合的状态下操作。操作前与患儿及其家属沟通，教会家属正确的配合方法来协助完成；对患儿可加用昵称、采用儿童化语言，使用抚慰动作和安慰鼓励的语言或措施，给患儿增加爱和善意，与患儿建立良好关系，增加患儿的亲近感、安全感和信任感，使患儿积极配合。

（4）为减少反复穿刺，需留置静脉针，儿童建议选用24G型号的留置针。

（5）尽可能选择粗直的血管，避开关节屈曲处，可选择手部、前臂、上臂静脉，除必要时避免选择下肢血管。

（6）穿刺困难时，避免盲目穿刺；避免长时间使用止血带增加患儿疼痛及恐惧；穿刺时可与患儿聊感兴趣的话题，用玩具或其他感兴趣的物品吸引患儿，分散患儿对静脉穿刺的注意力。

（7）操作结束，对患儿的勇敢、配合给予语言或物质的奖励。

（8）儿童静脉输液滴速20～40滴/分，固定牢靠，避免牵拉，可用弹力绷带固定穿刺部位。告知家属及患儿注意事项，适当约束穿刺侧肢体。输液过程中加强巡视，注意询问患儿有无不适，观察穿刺局部有无红肿等异常、敷贴有无潮湿，发现问题及时处理。留置针使用前后使用0.9%氯化钠冲、封管，延长使用寿命。

第四章

新冠肺炎确诊患者护理案例解析

第一节 新冠肺炎（普通型）患者护理案例解析

一、新冠肺炎患者的标本采集

案例导入

患者，男，56 岁。2020 年 1 月 22 日自驾车由疫区回郑州。1 月 28 日外出运动后出汗，回家沐浴后出现发热，体温 37.7 ℃，自行降至正常，未予治疗，1 月 30 日以“发热、纳差、乏力 1 天”为主诉收入我院隔离病房，入院后完善相关检查。2 月 1 日，患者新型冠状病毒核酸检测结果阳性，符合《新型冠状病毒感染的肺炎诊疗方案（试行第四版）》诊断标准，确诊为新冠肺炎（普通型）。入院后给予抗病毒、改善内毒素血症等药物应用。住院期间共进行 5 次新型冠状病毒核酸检测：2 月 1 日咽拭子新型冠状病毒核酸检测阳性；2 月 4 日咽拭子、肛拭子、痰液同时进行新型冠状病毒核酸检测，结果示阳性；2 月 5 日、2 月 6 日、2 月 7 日连续 3 天咽拭子新型冠状病毒核酸检测，其中 2 月 6 日、2 月 7 日连续 2 次（2 次采样间隔 24 小时以上）咽拭子新型冠状病毒核酸检测阴性。患者体温正常 3 天，胸部 CT 表现较前好转，经院专家组会诊后符合《新型冠状病毒感染的肺炎诊疗方案（试行第五版）》出院标准，2 月 8 日治愈出院。

护理问题解析

1. 新冠肺炎患者及疑似患者标本采集有哪些要求？

（1）从事新型冠状病毒检测标本采集的技术人员应经过生物安全培训（培训

合格）和具备相应的实验技能。采样人员严格按照三级防护标准要求进行标本采样；如果接触了患者血液、体液、分泌物或排泄物，应及时更换外层乳胶手套。

（2）住院病例的标本由所在医院的医护人员采集。

（3）密切接触者标本由当地指定的疾控机构、医疗机构负责采集。

（4）根据实验室检测工作的需要，可结合病程多次采样。

2. 新型冠状病毒核酸检测采集标本的种类有哪些?

每个病例必须采集急性期呼吸道标本（上呼吸道标本或下呼吸道标本），重症病例优先采集下呼吸道标本；根据临床需要可留取便标本、全血标本、血清标本。

（1）上呼吸道标本：包括鼻咽拭子、咽拭子等。

（2）下呼吸道标本：深咳痰液、肺泡灌洗液、支气管灌洗液、呼吸道吸取物等。

（3）便标本：留取粪便标本约 10 g（花生大小），如果不便于留取粪便标本，可采集肛拭子。

（4）血液标本：尽量采集发病后 7 天内的急性期抗凝血，采集量 5 mL，建议使用含有 EDTA（乙二胺四乙酸）抗凝剂的真空采血管采集血液。

（5）血清标本：尽量采集急性期、恢复期双份血清。第一份血清应尽早（最好在发病后 7 天内）采集，第二份血清应在发病后第 3 ～ 4 周采集。采集量 5 mL，建议使用无抗凝剂的真空采血管。血清标本主要用于抗体的测定，不进行核酸检测。

3. 该患者为何要同时采集肛拭子、痰液进行新型冠状病毒核酸检测?

在进行新型冠状病毒核酸检测时，肺泡灌洗液中最容易检测出病毒核酸，其次是深咳痰液，再次是鼻咽部与口咽部分泌物。目前临床最常用的标本是口咽部拭子，其次是鼻咽部拭子，尽管肺泡灌洗液更容易检测出核酸，但因其操作的复杂性和患者的接受程度差，难以作为常规采样方法。因此，该患者在不同的病期、不同的身体部位出现病毒与否及出现的浓度会有差异，如咽部没有，痰或粪便中可能有，如能同时或在疾病过程中的不同时间采集上述多种标本进行检测，有助于避免检测结果的“假阴性”。

4. 如病情需要采集鼻咽拭子，责任护士在采集鼻咽拭子时的要点有哪些?

（1）采样人员一手轻扶患者的头部，一手执拭子，拭子贴鼻孔进入，沿下鼻道的底部向后缓缓深入，鼻道呈弧形，不可用力过猛，以免发生外伤出血。

（2）待拭子顶端到达鼻咽腔后壁时，轻轻旋转一周（如遇反射性咳嗽，应停留片刻），然后缓缓取出拭子，将拭子头浸入含 2 ～ 3 mL 病毒保存液（也可使用等渗盐溶液、组织培养液或磷酸盐缓冲液）的管中，尾部弃去，旋紧管盖。

（3）采集后将密闭后的标本装入密封袋，每袋限 1 份标本，立即送检。

5. 医务人员采集上呼吸道标本感染防控流程是什么?

医务人员采集上呼吸道标本感染防控流程（河南省卫生健康委员会下发）见图 4–1。

6. 对该患者采集深咳痰液的要点有哪些?

本案例患者能够自行留取痰液，指导患者深呼吸后用力咳出气管深处痰液。对于无法咳痰或不合作的患者，协助其取舒适卧位，叩击患者背部，必要时使用集痰器按吸痰法集取痰液，将咳出的痰液收集于含 3 mL 采样液的 50 mL 螺口塑料管中。如果痰液未收集于采样液中，可在检测前，加入 2 ～ 3 mL 采样液或加入痰液等体积的痰消化液。采集后将密闭后的标本装入密封袋，每袋限 1 份标本，立即送检。

7. 医务人员采集下呼吸道标本感染防控流程是什么?

医务人员采集下呼吸道标本感染防控流程（河南省卫生健康委员会下发）见图 4–2。

8. 该患者采集肛拭子的要点有哪些?

用消毒棉拭子轻轻插入肛门 3 ～ 5 cm，再轻轻旋转拔出，立即放入含有 3 ～ 5 mL 病毒保存液的 15 mL 外螺旋盖采样管中，弃去尾部，旋紧管盖。采集后将密闭后的标本装入密封袋，每袋限 1 份标本，立即送检。

9. 新冠肺炎患者如病情需要抽取血培养时，有哪些注意要点?

（1）采集前选定静脉穿刺点，去除血培养瓶的塑料瓶帽，切勿打开金属封口环和胶塞，使用 75% 乙醇或 70% 异丙醇消毒，自然干燥 60 秒。注意采血前检查血培养瓶是否完好无损、是否过期。

（2）在穿刺前或穿刺期间，为防止静脉滑动，应戴无菌乳胶手套固定静脉。

（3）穿刺点皮肤消毒：

1）三步法：①第一步：用 75% 乙醇擦拭静脉穿刺部位，待干 30 秒以上。②第二步：1% ～ 2% 碘酊作用 30 秒或 1% 碘伏作用 60 秒，从穿刺点向外画圈消毒，消毒区域直径达 3 cm 以上。③第三步：用 75% 乙醇擦拭碘酊或碘伏消毒过的区域进行脱碘。对碘过敏的患者，在第一步基础上再用 75% 乙醇消毒 60 秒，待酒精挥发完全、皮肤干燥后采血。

2）一步法：0.5% 葡萄糖酸洗必泰作用 30 秒（不适用于 2 个月以内的新生儿），或用 70% 异丙醇消毒后自然干燥（适用于 2 个月以内的新生儿）。注意

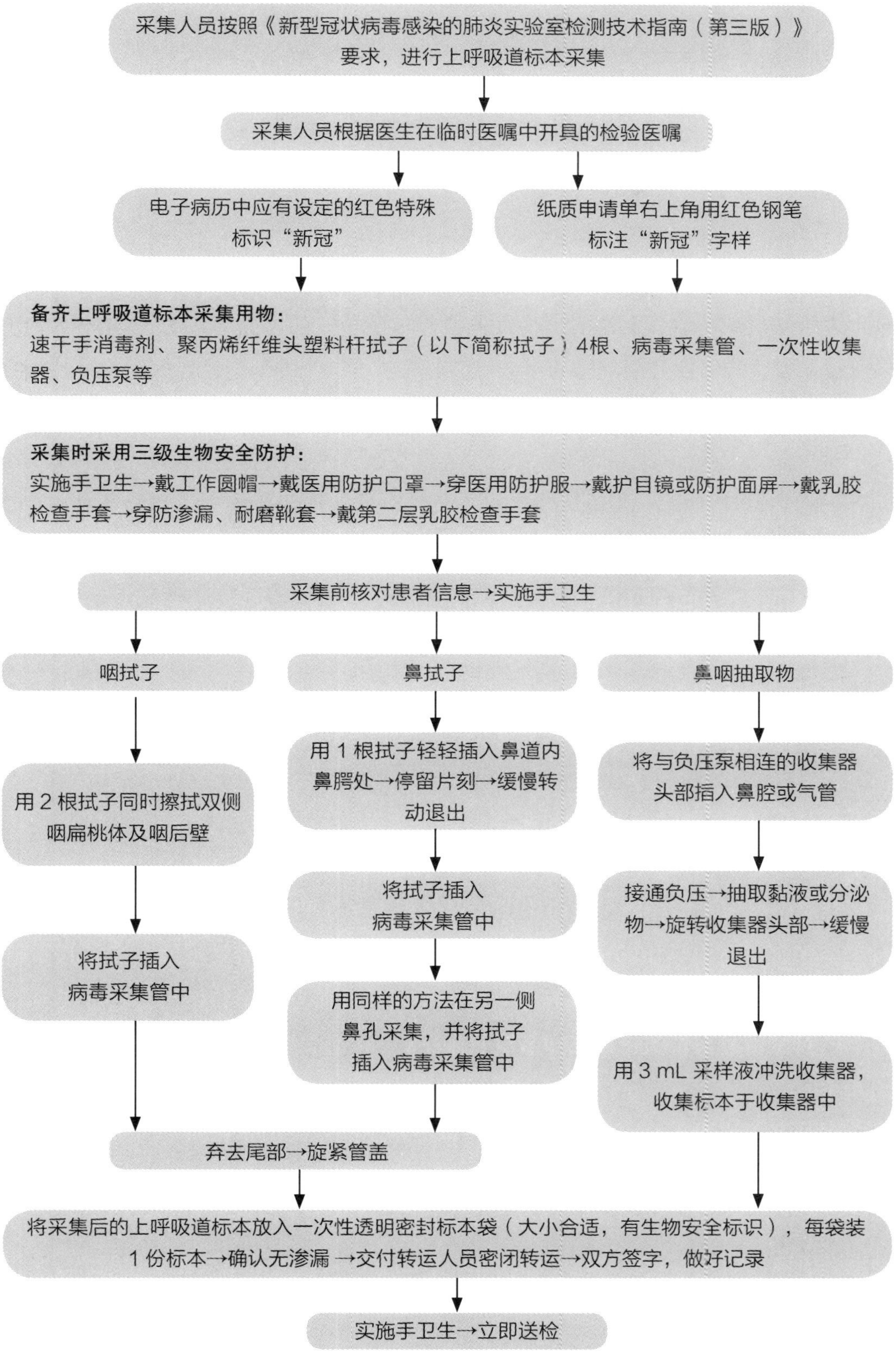

图 4-1　医务人员采集上呼吸道标本感染防控流程

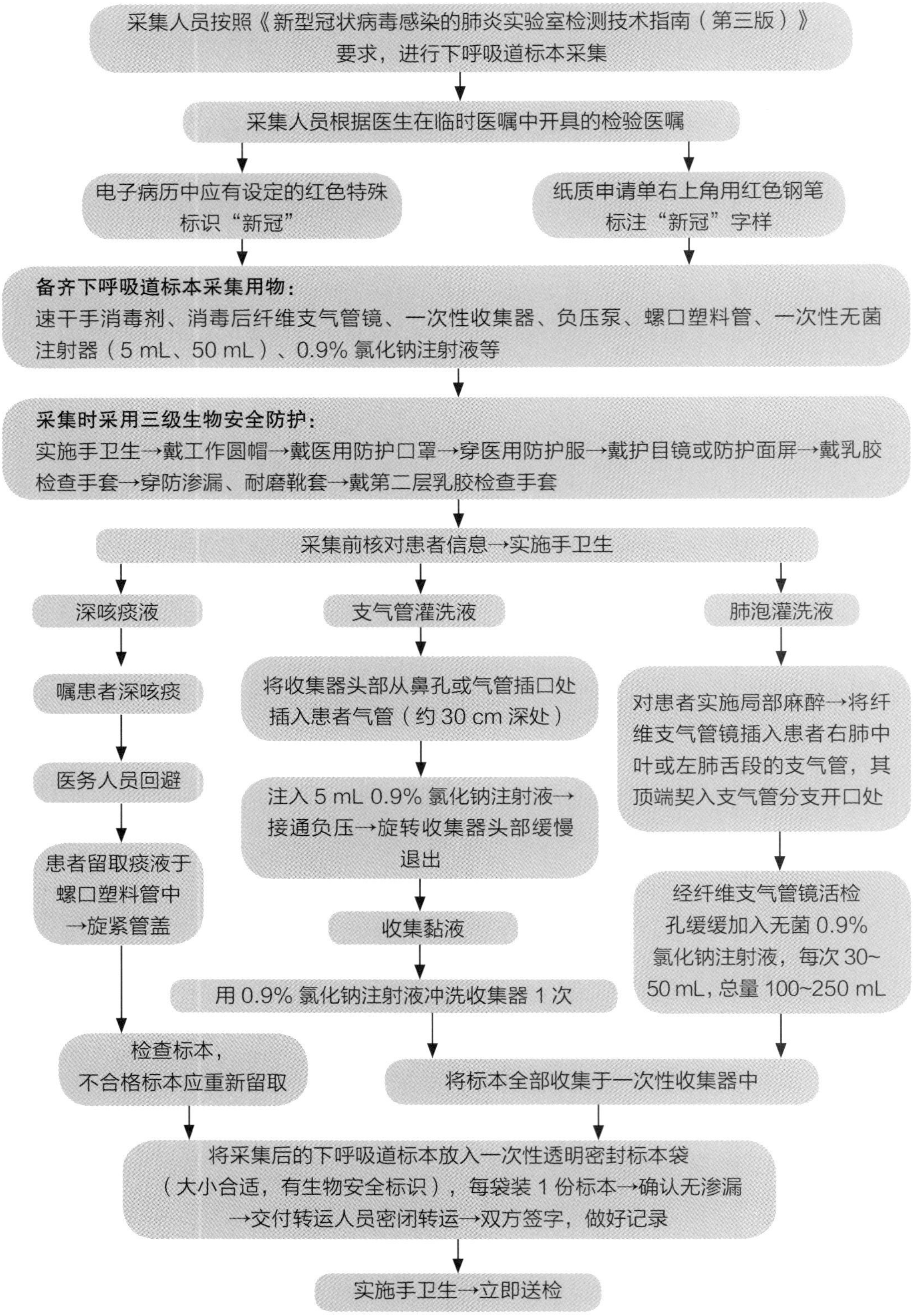

图 4–2　医务人员采集下呼吸道标本感染防控流程

穿刺点消毒后不可再碰触。

（4）用注射器无菌穿刺取血后，勿换针头（如行第二次穿刺，换针头），直接注入血培养瓶，不应将抗凝血注入血培养瓶。

（5）血液接种到培养瓶后，轻轻颠倒混匀以防血液凝固。

（6）血培养宜单独采血，若与其他检测项目同时采血，应先接种血培养瓶，以避免污染。

（7）采血时间为寒战或发热初起时，以抗菌药物应用之前采集最佳。

（8）采集套数：成人每次应采集 2 ~ 3 套，每套从不同穿刺点进行采集，2 ~ 5 天内无须重复采集。如怀疑感染性心内膜炎，应重复采集多套。儿童通常仅采集需氧瓶。考虑肺炎链球菌菌血症时，宜同时做脑脊液培养。

（9）采血量：成人每瓶采血量 8 ~ 10 mL，或按照说明书采集；婴幼儿及儿童采血量不应超过患者总血量的 1%，具体采血量参考说明书。若采血量充足，注射器采集的血液先注入厌氧瓶，后注入需氧瓶，碟形针采集的血液反之。若采血量不足，优先注入需氧瓶。

（10）血培养瓶应在 2 小时之内送至实验室孵育或上机；如不能及时送检，应将血培养瓶置于室温下，切勿冷藏或冷冻。采集后将密闭后的标本装入密封袋，每袋限 1 份标本，立即送检。

10. 新冠肺炎患者留取标本后标本包装及运送有哪些要求？

（1）标本采集后在生物安全二级实验室生物安全柜内分装。所有标本应放在大小适合的带螺旋盖内有垫圈、耐冷冻的样本采集管里，拧紧。容器外注明样本编号、种类、姓名及采样日期。

（2）将密闭后的标本装入密封袋，每袋限 1 份标本。标本包装要符合《危险品航空安全运输技术细则》相应的标准。

（3）标本采集后应尽快送往实验室，如果需要长途运输，建议采用干冰等制冷方式进行保藏。

二、新冠肺炎患者的用药护理

案例一

案例导入

患者，男，34 岁，于 2020 年 1 月 23 日从疫区返郑。1 月 27 日以“发热，伴全身乏力、肌肉酸痛 1 天”为主诉收入我院隔离病房。1 月 28 日咽拭子新型冠状病毒核酸检测结果阳性，诊断为新冠肺炎（普通型）。入院后采用抗病毒类药物、调节肠道菌群类药物、改善内毒素血症等药物治疗。1 月 30 日复查血结果淋巴细胞计数 0.86×10^9/L，C 反应蛋白 21.1 mg/L，血清 G 试验 191.8 pg/mL。胸部平扫 CT 结果较前加重，氧合指数下降，加用糖皮质激素（甲泼尼龙琥珀酸钠）治疗肺部炎症。经过治疗，患者体温正常 3 天，胸部 CT 表现较前好转，复查 2 次新型冠状病毒核酸阴性（2 次采样间隔 24 小时以上），院专家组会诊认为其符合《新型冠状病毒肺炎诊疗方案（试行第五版修正版）》出院标准，2 月 9 日治愈出院。

护理问题解析

1. 该患者为什么在2020年1月30日加用糖皮质激素（甲泼尼龙琥珀酸钠）治疗新冠肺炎?

虽然该患者自觉症状改善，体温较前下降。但 2020 年 1 月 30 日复查血及 CT 结果回示：患者血炎症指标、血清 G 试验仍高，氧合指数下降。复查 CT 提示：双肺病毒性肺炎治疗后复查，较 2020 年 1 月 27 日门诊 CT 片加重。《新型冠状病毒感染的肺炎诊疗方案（试行第四版）》提到：为防止氧合指标进行性恶化、影像学进展迅速、机体炎症反应过度激活，酌情短期内（3 ～ 5 日）使用糖皮质激素，建议剂量不超过相当于甲泼尼龙 1 ～ 2 mg/（kg · d）。对于疾病进展较快，或者已经进展为重型或危重型的患者，使用激素不仅可以减轻高热症状，还能抑制体内过度的炎症反应，防止进一步弥散性肺损伤，减轻低氧血症，减少急性呼吸窘迫综合征及多器官功能障碍综合征的发生等。应当注意，由于免疫抑制作用，较大剂量糖皮质激素会延缓对冠状病毒的清除。

2. 糖皮质激素（甲泼尼龙琥珀酸钠）有哪些药理作用?

糖皮质激素具有减轻感染性和非感染性炎性反应、减少渗出、抑制免疫反应、抗休克、抗毒素等药理作用。

3. 糖皮质激素（甲泼尼龙琥珀酸钠）有哪些副作用?

糖皮质激素会造成免疫功能低下，不利于控制病毒复制，并可能引起消化道出血、二重感染、精神错乱、低钾血症、高血糖、高血压、骨质疏松等不良反应。

4. 使用糖皮质激素（甲泼尼龙琥珀酸钠）期间护士需要重点观察什么?

（1）注意观察患者体温、脉搏、呼吸、血氧饱和度改善情况，观察患者自觉症状有无好转。

（2）重点观察用药过程中有无腹胀、腹泻、便秘及消化道出血等，患者主诉腹部不适时要随时告诉医生，并观察大便性状和颜色，必要时送大便检验。

（3）关注患者的电解质变化，掌握患者有没有低血钾情况出现，提醒患者要增加钾含量丰富的食物的摄入量，必要时补充钾制剂。

（4）在用药过程中，注意观察患者血糖变化。

（5）要对患者的精神状态进行严密的观察，观察患者有无失眠、异常兴奋等情况出现。如有，则耐心做好解释和心理疏导工作，帮助患者保持平稳的情绪，避免过于激动。

（6）观察患者面部皮肤情况，如果发现患者有黑斑、痤疮、红斑反应、激素依赖性皮炎等情况发生，则要提醒患者切勿用力擦脸，给予患者局部冷敷，对患者进行心理疏导，告诉患者多数症状在停止用药后会消失，协助患者调整心态面对面部皮肤不良症状。

5. 使用糖皮质激素需要签署知情同意书吗？使用前如何做好解释以消除患者的担忧情绪？

用糖皮质激素前， 需要签署知情同意书。该患者经过上网查询，发现糖皮质激素有很多副作用，对使用该药物犹豫不决，医护人员应增加和患者的沟通交流，站在专业的角度采用通俗易懂的语言将糖皮质激素的使用方法向患者介绍清楚，告诉患者在使用糖皮质激素时有发生不良反应的可能性，请患者不必恐慌，积极配合治疗和护理，将有助于避免或减少不良反应的发生，帮助患者形成良好的心理状态应对治疗和护理，提高患者依从性。

6.《新型冠状病毒肺炎诊疗方案（试行第七版）》在治疗中提到“儿童患者、危重型病例可酌情考虑给予静脉滴注丙种球蛋白”。丙种球蛋白在治疗新冠肺炎中的作用有哪些？

丙种球蛋白是从人体血浆中提取的物质之一，在进入人体内后，最终形成IgG、IgA（免疫球蛋白A）、IgM等免疫球蛋白物质，其中IgG的含量较高，可为患者补充大量的免疫球蛋白，增强补体系统活性，并对患者T细胞成熟产生抑制作用，进而起到抗感染的重要作用，改善免疫系统功能；同时丙种球蛋白可帮助改善患者发热、呼吸不畅及肺部干、湿啰音等症状，增强肺部病原体的清除效果，对局部炎性因子产生抑制作用，促进患者康复。

7. 如果患者病情需要，在静脉滴注丙种球蛋白时有哪些注意事项？

丙种球蛋白输入时宜用5%的葡萄糖注射液冲洗管道或稀释后输入，而不宜使用碱性液体冲管或配制，避免改变溶液的性质而影响药物的疗效。丙种球蛋白价格昂贵，且可能发生不良反应。注射时不宜加任何药物，尤其避免与头孢哌酮钠、青霉素等在同一条静脉输入。如在输入其他药物后输入丙种球蛋白，需要更换输液瓶和输液器。

8. 在输注丙种球蛋白时，护士需要关注哪些不良反应?

（1）过敏反应：注射丙种球蛋白可出现发热、寒战、皮疹、恶心、头痛、胸闷等，多发生在输注初期，速度过快易发生，亦可在输注多日后发生，可能与Ⅲ型过敏反应有关。

（2）神经系统不良反应：常见头痛，与输注速度过快有关。

（3）血液系统不良反应：由于丙种球蛋白中含少量抗 A 或抗 B 的 IgG，少数可发生溶血。

（4）肾脏的损害：可发生短暂的无症状的血肌酐、血尿素氮的升高，可能由于丙种球蛋白中的添加剂对肾小管功能有影响。

案例二

案例导入

患者，女，51 岁，来自新冠肺炎疫区，2020 年 1 月 20 日离开疫区，患者配偶于 1 月 26 日确诊新冠肺炎。1 月 24 日患者以“咽部不适 1 天”为主诉收治我院隔离病房，1 月 29 日患者新型冠状病毒核酸检测阳性，诊断为新冠肺炎（普通型）。入院后给予：①抗病毒治疗：α－2b 干扰素（500 万 IU，每日 2 次，雾化吸入），洛匹那韦利托那韦（2 片，每 12 小时 1 次，口服），血必净注射液（100 mL，每日 1 次，静脉滴注）；②止咳化痰：连花清瘟颗粒（6 g，每日 3 次，口服）；③保护胃黏膜、止泻类药物：泮托拉唑钠肠溶胶囊（1 粒，每日 2 次，口服）、蒙脱石散等。治疗后患者体温正常 3 天，胸部平扫 CT 结果较前好转，复查 2 次新型冠状病毒核酸阴性，院专家组会诊认为其符合《新型冠状病毒肺炎诊疗方案（试行第五版修正版）》出院标准，2 月 11 日治愈出院。

护理问题解析

1. 治疗新冠肺炎抗病毒药物有哪些?

依据《新型冠状病毒肺炎诊疗方案（试行第七版）》，新冠肺炎治疗常用抗病毒药物有：α－干扰素、洛匹那韦利托那韦（建议 α－干扰素、洛匹那韦利托那韦合用）、利巴韦林、磷酸氯喹、阿比多尔等。

2. 该患者服用洛匹那韦利托那韦有哪些不良反应?

该患者服用洛匹那韦利托那韦后不良反应有恶心、呕吐、腹痛、腹泻、无力、头痛、失眠和皮疹。该药可致血清氨基转移酶、甘油三酯、总胆固醇升高，禁用于重度肝功能不全的患者。常见不良反应为恶心、呕吐、腹泻，一般情况下患者服用一定时间即可耐受。

知识链接

洛匹那韦利托那韦是用于抗人类免疫缺陷病毒（HIV）的药物，其中洛匹那韦用于阻止 HIV 的 Gag-Pol 聚蛋白分裂；利托那韦通过作用于病毒的天冬氨酰蛋白酶，抑制 HIV 蛋白酶的活性，使其无法对 Gag-Pol 多聚酶的前体蛋白进行剪切。洛匹那韦、利托那韦的联合使用，导致病毒复制最终产生的是不具有再生能力的非成熟形态的 HIV 颗粒，从而达到抑制病毒复制的目的。洛匹那韦利托那韦与 SARS（非典型肺炎）病毒有明确结合位点，因此，考虑到新型冠状病毒与 SARS 病毒、MERS（中东呼吸综合征）病毒同属于冠状病毒，序列同源性高，因此诊疗方案推荐洛匹那韦利托那韦用于抗新型冠状病毒的治疗。

本品应该整片吞咽，不能咀嚼、掰开或压碎。

3. 针对洛匹那韦利托那韦的不良反应，护士应重点观察患者哪些方面？

使用过程中应注意监测患者体温、呼吸道症状、肺部影像学的改善情况；观察患者胃肠道反应，有无腹泻、恶心、呕吐等症状；观察患者大便和呕吐物颜色、性状、次数及频次；观察患者情绪变化，部分患者会出现焦虑等心理状态；定期监测肝功能、肾功能、电解质。

4. 如患者出现恶心呕吐、食欲欠佳等不良反应时，如何做好饮食指导？

为患者提供清淡、易消化饮食，多吃新鲜蔬菜和水果，保证充足饮水量，每天摄入水 1 500 ～ 2 000 mL，多次少量，主要饮白开水或淡茶水，定期监测电解质，必要时静脉补充。

5. 如患者服药期间出现恶心、腹泻，责任护士如何给予指导？

积极与患者进行沟通，掌握其心理变化趋势、性格特征、生活习惯，对其存在的焦虑、紧张、抑郁、恐惧等负面情绪进行适当的心理疏导，让患者了解药物性腹泻的基本病因、治疗和护理方法。患者出现腹痛时给予腹部热敷，严重时可给予盐酸山莨菪碱等解痉治疗，对于恶心、呕吐、腹泻严重者给予口服补液盐或静脉补液治疗，预防水、电解质紊乱。

6. α-干扰素为何要采用雾化吸入治疗？

对于干扰素给药途径，有动物研究证实，虽然雾化吸入给药后药物在肺内不同肺叶间的浓度差异较大，但是与常规肌内注射给药相比，雾化吸入干扰素后肺组织药物含量更高（给药后 12 小时雾化吸入组肺内干扰素浓度普遍高于肌内注射组 4 倍以上）。因此基于雾化吸入给予干扰素可以提高肺部药物含量、推迟体内血药浓度达峰时间、延长药物体内循环时间的证据，第一 ~ 七版诊疗方案均推荐干扰素雾化吸入。

7. α-干扰素雾化吸入后的注意事项有哪些?

α-干扰素作为一种广谱抗病毒药物和免疫调节剂，常见不良反应包括发热、疲劳、头痛、关节痛、食欲减退等。雾化过程中应注意避免接触眼睛，雾化后及时洗脸漱口，用流动水清洁雾化装置，晾干备用。雾化过程中，雾化器可能通过气溶胶在空气中传播病原体而导致医务人员感染。感染源主要是患者气道分泌物、残存的溶液等。尤其对于机械通气的患者，雾化治疗时约 40% 的气溶胶可以通过呼吸机呼气端排到外界环境（建议雾化治疗时呼吸机呼气端连接过滤器），因此建议雾化时雾化器一人一用，并且及时消毒处理，使用后冲洗、干燥，雾化后对房间进行消毒。

三、新冠肺炎患者的营养与饮食护理

案例导入

患者，女，42 岁，2020 年 1 月 22 日从疫区乘坐高铁回郑州。1 月 16 日患者出现无明显诱因发热，体温 38 ℃，伴肌肉酸痛、头痛，自行口服“连花清瘟颗粒”等抗病毒类药物治疗 5 天，1 月 24 日再次出现发热，体温最高 38.0 ℃，伴有干咳、头晕、流涕、乏力，偶有气喘，无胸闷、胸痛。以“发热、咳嗽 1 周”为主诉收入我院隔离病房。1 月 27 日咽拭子新型冠状病毒核酸检测阳性。诊断为新冠肺炎（普通型）。给予抗病毒、补充电解质等药物治疗。患者入院期间血白蛋白 31 ~ 35 g/L. 由于体温反复升高，食欲下降，进食少，不习惯食堂提供的饮食，存在营养失调（低于机体需要量）的风险。经过治疗，患者体温正常 3 天，胸部 CT 表现较前好转，复查 2 次新型冠状病毒核酸阴性（2 次采样间隔 24 小时以上），院专家组会诊认为其符合《新型冠状病毒感染的肺炎诊疗方案（试行第五版）》出院标准，2 月 6 日治愈出院。

护理问题解析

1. 患者入院后反复发热，最高温度38.0 ℃，患者发热时应重点观察哪些指标?

（1）注意观察患者体温、呼吸、脉搏、血氧饱和度等生命体征的变化。

（2）观察患者饮水量、进食量，必要时记录出入水量。

（3）观察皮肤、口腔问题，防止抵抗力降低时并发症的发生。

（4）观察患者电解质有无紊乱。

（5）反复发热可能加重患者焦虑、多疑等负性情绪，注意观察患者心理状况。

2. 为什么该患者要加强营养?

新冠肺炎流行期间，病毒毒力、个人易感性和抵抗力等是发病的关键因素。良好的个人营养状况可以降低发病风险并改善疾病预后。除了尽量避免接触病原体外，个人及家庭应该保证良好的营养状况以增强抵抗力。

3. 该患者的营养治疗原则什么?

患者长期居住外地，对医院饮食不习惯，加上生病后食欲下降、药物对胃肠道的刺激等原因，导致患者营养低于机体需要量，血浆白蛋白下降，此时患者的营养治疗原则是：保证充足能量；注意水、电解质平衡；维持肠道微生态平衡；纠正低蛋白血症和贫血；确保食品卫生安全；不集体用餐，实行分送用餐。坚持合理膳食，通过均衡营养提高自身抵抗力。

4. 患者食欲差、病情较重时应如何对其进行饮食指导?

患者起初食欲差、病情较重的时期应少量多餐，每日 6 ~ 7 次。以补充优质蛋白质、利于吞咽和消化的流质食物为主，如蛋、大豆及其制品、奶及其制品、果汁、蔬菜汁、米粉等。在病情逐渐缓解的过程中，可摄入半流质食物或易于咀嚼和消化的食物。如食物未能达到营养需求，可在医生或者临床营养师指导下，正确使用肠内营养制剂（特殊医学用途配方食品）。随病情好转逐步向普通膳食过渡。

5. 患者病情逐渐好转时应如何对其进行饮食指导?

（1）保证充足能量。每天摄入谷薯类食物 250 ~ 400 g，包括大米、面粉、杂粮等；保证充足蛋白质，主要摄入优质蛋白质类食物（每天 150 ~ 200 g），如瘦肉、鱼、虾、蛋、大豆、奶制品等。

（2）多吃新鲜蔬菜和水果。蔬菜每天 500 g 以上，水果每天 200 ~ 350 g，多选深色蔬果。

（3）保证充足饮水量。每天 1 500 ~ 2 000 mL，少量多次，主要饮白开水或淡茶水。

（4）保证每日摄入食物总热量 1 800 ~ 2 000 kcal。

6. 患者出院时需要提供哪些居家饮食指导?

由于患者出院时血浆白蛋白仍没有恢复正常，居家饮食一定要保证营养，以增强抵抗力。建议保证充足营养，不要节食与减重，在平时饮食的基础上加量，既要吃饱，又要吃好。

（1）每天摄入高蛋白类食物，包括鱼、肉、蛋、奶、豆类和坚果，在平时的基础上加量，不吃野生动物。

（2）每天吃新鲜蔬菜和水果，在平时的基础上加量。补充抗氧化能力强的食物，如蓝莓、树莓等水果，花椰菜、洋葱、番茄等蔬菜，核桃、腰果、花生等坚果。

（3）适量多饮水，每天不少于 1 500 mL。

（4）食物种类、来源及色彩丰富多样，每天不少于 20 种食物；不要偏食，荤素搭配。

（5）对饮食不足、慢性消耗性基础疾病患者及老人，建议增加肠内营养制剂（特殊医学用途配方食品），每天额外补充不少于 500 kcal。

（6）新冠肺炎流行期间建议适量补充复合维生素、矿物质及深海鱼油等保健食品。

（7）维持肠道菌群稳定，补充益生菌。膳食纤维有助于促进肠道内的益生菌生长。乳制品、蜂蜜、红酒、豆豉、开心果等食物均含有益生菌。

四、新冠肺炎合并高血压和肺纤维化患者护理案例解析

案例导入

患者，男，54 岁，接触疫区归来人员（已确诊新冠肺炎）。2020 年 1 月 30 日出现无明显诱因发热，体温 37.7 ℃，伴乏力、头痛，急诊接入市级某医院，监测体温变化，进行新型冠状病毒核酸检测，1 月 31 日患者新型冠状病毒核酸检测阳性，以“发热 2 天”为主诉收住我院隔离病房进行治疗。确诊为新冠肺炎（普通型）、高血压、肺纤维化。住院期间主要使用抗病毒、止咳化痰、降压类药物等。每 8 小时测一次血压，持续鼻导管吸氧。治疗后患者体温正常 3 天，胸部平扫 CT 表现较前好转，复查 2 次新型冠状病毒核酸阴性，院专家组会诊认为其符合《新型冠状病毒肺炎诊疗方案（试行第五版修正版）》出院标准，2 月 15 日治愈出院。

护理问题解析

1. 新冠肺炎的诊断标准有哪些?

患者入院时依据《新型冠状病毒感染的肺炎诊疗方案（试行第四版）》，疑似病例同时具备以下病原学证据之一者可为确诊病例：①呼吸道标本或血液标本

实时荧光 RT-PCR 检测新型冠状病毒核酸阳性；②呼吸道标本或血液标本病毒基因测序与已知的新型冠状病毒高度同源。

知识链接

新冠肺炎的临床分型

1. 轻型　临床症状轻微，影像学未见肺炎表现。

2. 普通型　具有发热、呼吸道等症状，影像学可见肺炎表现。

3. 重型　成人符合下列任何一条。

（1）出现气促，呼吸频率＞ 30 次 / 分。

（2）静息状态下，SpO_2 ≤ 93%。

（3）动脉血氧分压（PaO_2）/ 吸入气氧浓度（FiO_2）≤ 300 mmHg。

高海拔（海拔超过 1 000 m）地区应根据以下公式对 PaO_2/FiO_2 进行校正：PaO_2/FiO_2×［大气压（mmHg）/760］。

肺部影像学显示 24~48 小时内病灶明显进展＞ 50% 者按重型管理。

儿童符合下列任何一条：

（1）出现气促（＜ 2 月龄，呼吸频率≥ 60 次 / 分；2~12 月龄，呼吸频率≥ 50 次 / 分；1~5 岁，呼吸频率≥ 40 次 / 分；＞ 5 岁，呼吸频率≥ 30 次 / 分），除外发热和哭闹的影响。

（2）静息状态下，SpO_2 ≤ 92%。

（3）辅助呼吸（呻吟、鼻翼扇动、三凹征），发绀，间歇性呼吸暂停。

（4）出现嗜睡、惊厥。

（5）拒食或喂养困难，有脱水征。

4. 危重型　符合以下情况之一者。

（1）出现呼吸衰竭，且需要机械通气。

（2）出现休克。

（3）合并其他器官功能衰竭需 ICU 监护治疗。

2. 患者住院期间如何规律监测血压?

患者住院期间每日 3 次测量血压，分别为 06：00、14：00、22：00。测量前护士首先进行手卫生，三级防护。血压计应专人专用，放置患者床旁。测量血压时的注意事项：测量前 2 小时内，患者不应进行剧烈的身体活动，测量前患者静坐 10 ~ 15 分钟，稳定情绪，接受测量。测量前应检查血压计水银柱是否在“0”位，若不在“0”位，应予校正。应观察水银柱有无气泡，如有气泡应予以排除。需要重测时，应等待血压计水银柱下降至“0”位后再进行测量；血压重测者，应再休息 10 ～ 15 分钟后，方能进行测量，测量结果取其最低值。测量结束后，用含有效氯 1 000 mg/L 的消毒液擦拭血压计，作用 30 分钟后用清洁湿巾擦去残留消毒液，晾干备用。

3. 对该患者有哪些健康指导？

针对新冠肺炎合并高血压患者给予健康指导。①饮食：要低盐低脂饮食，食盐摄入量以每日不超过 6 g 为宜，禁食油腻食物，如肥肉、动物内脏等；多食富含纤维食物，如水果、绿叶蔬菜等。疫情期间，食物由医院统一配送，护士根据患者病情和需求联系餐厅，制订适合患者病情的营养餐。②运动：高血压患者运动时首先应该根据自己的年龄、体重、体能情况及日常血压的高低、相关疾病的病程等选择个体化的运动方式。正式运动开始后可以用自身感觉来判断运动强度，一般能够一边运动一边说话但不能唱歌，并且微微出汗，就达到了比较适宜的运动强度，这时自测脉搏应该已经达到了个人最大心率的 60% ～ 70%。如果运动中出现头晕、头痛、胸闷、胸痛、心慌、乏力等反应，应停止运动，原地休息。疫情期间，推荐患者选择一些配合呼吸的放松性运动如八段锦、太极拳等，对稳定自主神经、调节血管舒缩都有好处。③保持心情舒畅：患者出于对疾病的恐慌，隔离期间无法与家属见面，易出现情绪低落、暴躁易怒等不良心理情绪，均会对血压控制不利，护士应及时观察患者情绪，与患者及时沟通，做好心理疏导，促进患者早日康复。

4. 什么是肺纤维化？新冠肺炎患者一定会有肺纤维化吗？

（1）肺纤维化是以成纤维细胞增殖及大量细胞外基质聚集并伴炎症损伤、组织结构破坏为特征的一大类肺疾病的终末期改变，也就是正常的肺泡组织被损坏后经过异常修复导致结构异常（瘢痕形成）。肺纤维化多在 40 ～ 50 岁发病，男性多于女性。呼吸困难是肺纤维化最常见症状。轻度肺纤维化时，呼吸困难常在剧烈活动时出现，因此常常被忽视或误诊为其他疾病。当肺纤维化进展时，在静息时也发生呼吸困难，严重的肺纤维化患者可出现进行性呼吸困难。其他症状有干咳、乏力，部分患者有杵状指和发绀。肺组织纤维化的严重后果是正常肺组织结构改变、功能丧失。大量没有气体交换功能的纤维化组织代替肺泡，导致氧不能进入血液。患者呼吸不畅，缺氧，酸中毒，丧失劳动力，严重者最后可致死亡。

（2）临床上发现，新冠肺炎主要还是累及肺，重症患者可能在一段时间内会遗留一定的肺损害及修复变化，比如肺纤维化。肺的修复能力是非常强的，绝大部分肺纤维化都是可以修复的。但是对极重的、极少数重症患者，可能在比较长的时间内留下不同程度的肺纤维化，需要加强后期的随访。

5. 患者出院后应如何进行出院宣教?

（1）居家隔离：建议应继续进行 14 天的隔离管理和健康状况监测，佩戴口罩，有条件的居住在通风良好的单人房间，减少与家人的近距离密切接触，分餐饮食，做好手卫生，避免外出活动。

（2）居家饮食指导：每天摄入高蛋白类食物，包括鱼、肉、蛋、奶、豆类和坚果，每天吃新鲜蔬菜，在平时的基础上加量。不吃野生动物。适量多饮水，每天不少于 1 500 mL。食物种类、来源及色彩丰富多样，每天不少于 20 种食物；不要偏食，荤素搭配。

（3）居家活动：规律作息及充足睡眠，每天保证睡眠时间不少于 7 小时。每天体育锻炼累计时间不少于 1 小时，不参加群体性体育活动。注意休息，加强营养，居家隔离 14 天，勿走亲访友。如有发热、咳嗽、乏力等不适症状，与当地预防部门联系。

（4）躯体功能训练：针对患者合并的基础疾病和遗留功能障碍问题制订运动处方。①有氧运动：包括踏步、慢走、快走、慢跑、游泳、太极拳、八段锦等运动形式。以运动后第 2 天不出现疲劳的运动强度为宜，从低强度开始，循序渐进，每次 20 ~ 30 分钟，每周 3 ~ 5 次。对于容易疲劳的患者可采取间歇运动的形式进行。②力量训练：使用沙袋、哑铃、弹力带或瓶装水等进行渐进抗阻训练，每组 15 ~ 20 个动作，每天 1 ~ 2 组，每周 3 ~ 5 天。

（5）随诊复查：建议在出院后第 2 周和第 4 周到医院复诊。

6. 新冠肺炎合并肺纤维化患者如何做好居家肺功能康复锻炼?

（1）呼吸功能训练：利用主动循环呼吸技术加强呼吸功能训练，具体技巧参考第三章第二节。

（2）呼吸模式训练：包括调整呼吸节奏（吸：呼 =1 ：2）、腹式呼吸训练、缩唇呼吸训练等。

（3）呼吸康复操：呼吸康复操的练习以肺康复训练的缩唇 – 腹式呼吸为基础，以呼吸导引为主要方法，共分为 7 节，出院后持续训练 3 个月。如患者出现以下情况之一，不建议开展上述康复治疗：①静态心率＞ 100 次 / 分；②血压＜ 90/60 mmHg、＞ 140/90 mmHg 或血压波动超过基线 20 mmHg，并伴有明显头晕、头痛等不适症状；③血氧饱和度≤ 95%。当患者在康复过程中出现以下情况，应立即停止上述康复治疗，重新评估并调整康复方案：出现明显疲劳，休息后不能缓解；出现胸闷、胸痛、呼吸困难、剧烈咳嗽、头晕、头痛、视物不清、心悸、大汗、站立不稳等。

知识链接

呼吸康复操

第 1 节（平静呼吸）：双脚分开站立，与肩同宽，双目微闭，舌抵上腭，口唇微闭，含胸收腹，双臂自然下垂，摒除杂念，行顺式腹式呼吸（鼻吸口嘘）。

第 2 节（上举运动）：两丹田呼吸，双脚分开站立，与肩同宽，双手自体前拉起至上丹田（印堂穴：两眉头连线中点处），缓缓分开，同时用鼻子吸气，合拢时用口呼气。然后双手向下至下丹田（关元穴：脐下 3 寸处），鼻吸气，合拢时用口呼气。

第 3 节（扩胸运动）：双脚自然站立，双臂自体侧缓缓拉起，掌心向下，同时用鼻子吸气，至两臂伸平时翻掌，使掌心向上，并在体前缓缓合拢抱胸，同时用口呼气。

第 4 节（转体运动）：左脚向左开出一大步，上身缓缓左转 90°，同时用鼻子吸气，用口呼气时同时向右转体。

第 5 节（抬腿运动）：双脚自然站立，双手叉腰，交替单腿抬高，抬腿同时用鼻子吸气，放下腿时用口呼气。

第 6 节（腹式呼吸运动）：双脚自然站立，左手自体前拉起置于下丹田（关元穴），同时用鼻子吸气，右手自体前拉起置于膻中穴（两乳头连线的中点），同时用口呼气。

第 7 节（平静呼吸）：养气收功，双手叠放于小腹，舌抵上腭，静心调息，顺式腹式呼吸（鼻吸口嘘）。

每节重复 4 次。训练量以患者自觉能耐受、心率较安静时增加 20 次 / 分以下、呼吸频率较安静时增加 5 次 / 分以下为适当。

五、新冠肺炎合并慢性支气管炎患者行氧疗护理案例解析

案例导入

患者，女，46 岁。患者与其配偶 10 余天前至疫区，后出现发热。患者于 2020 年 1 月 29 日出现咽干，咳嗽、咳痰，偶有胸闷，自行口服阿莫西林、连花清瘟颗粒，咽干无好转。1 月 31 日患者以“咽干、咽痛 3 天”为主诉收住我院隔离病房。患者入院完善相关检查。胸部平扫 CT 示：①考虑双肺炎性病变，建议密切动态观察，治疗后复查；②双肺陈旧性病变；③双肺微小结节，考虑陈旧性病变可能，建议动态观察。2 月 2 日患者新型冠状病毒核酸检测阳性，确诊为新型冠状病毒肺炎（普通型）、慢性支气管炎。住院期间主要以抗病毒、止咳化痰及应用中成药、汤药等治疗为主。持续鼻导管吸氧≤ 5 L/min。经过治疗，患者体

温正常 3 天，胸部 CT 表现较前好转，复查 2 次新型冠状病毒核酸阴性（2 次采样间隔 24 小时以上），院专家组会诊认为其符合《新型冠状病毒肺炎诊疗方案（试行第五版修正版）》出院标准，2 月 11 日治愈出院。

护理问题解析

1. 什么是慢性支气管炎?

慢性支气管炎是气管、支气管黏膜及周围组织的慢性非特异性炎症。临床以咳嗽、咳痰为主要症状，每年发病持续 3 个月，连续 2 年或 2 年以上。

2. 该患者氧疗的指征是什么?

患者合并新冠肺炎后病情进展快，且活动后低氧血症更严重，高龄、合并基础疾病多，使患者出现意外的风险增大，故适应证应较传统呼吸系统疾病放宽，即静息吸空气条件下动脉血氧饱和度（SaO_2）≤ 93% 或活动后 SaO_2 < 90% 或氧合指数 200 ~ 300 mmHg 时需要进行氧疗。

3. 该患者氧疗方式的依据是什么?

本案例中患者鼻导管吸氧流量≤ 5 L/min，主要是根据吸氧流量与 FiO_2 的关系决定的。鼻导管吸氧流量 1 L/min 时约提高 FiO_2 4%，FiO_2 提高的极限是 40%；而面罩吸氧的最高 FiO_2 是 60%，且主要用于经鼻导管氧疗达不到治疗效果的患者。

4. 评估该患者氧疗是否有效的依据是什么?

患者氧疗后 SaO_2 上升至 94% ~ 98%，活动后 SaO_2 ≥ 90%，静息时无呼吸窘迫或呼吸窘迫改善时，证明氧疗有效。若活动后 SaO_2 < 90%，需控制活动强度，避免大、小便时过度屏气。低流量条件下 SaO_2 持续> 98%，宜暂停吸氧，观察 SaO_2 变化，评估病情。

知识链接

经鼻高流量氧疗

经鼻高流量氧疗（high-flow nasal canula oxygen therapy，HFNC）是指一种通过高流量鼻塞持续为患者提供可以调控并相对恒定吸氧浓度（21% ~ 100%）、温度（31 ~ 37 ℃）和湿度的高流量（8 ~ 80 L/min，依品牌和型号有所差异）吸入气体的氧疗方式。HFNC 主要适用于治疗轻、中度低氧性呼吸衰竭患者，对于重度低氧性呼吸衰竭及合并高碳酸血症的呼吸衰竭患者使用 HFNC 应严密监测，在使用 1 ~ 2 小时后氧合情况无明显改善者应尽快更改为更高级别的呼吸支持方式。

5. 新冠肺炎合并慢性支气管炎的患者出院指导有哪些?

（1）健康生活方式：立即戒烟，避免接触二手烟；烧柴草、煤炭、木炭做饭时，注意通风，改善排烟设施；接触烟雾、粉尘及刺激性气体的职业应注意劳动防护，如戴口罩；雾霾天外出注意戴口罩；注意保暖，防止受凉，注意通风，避免呼吸道感染；合理饮食，消瘦者注意补充蛋类、瘦肉等优质蛋白；可进行散步、慢跑等活动，但以不引起明显的呼吸困难为基础。

（2）治疗与康复：遵医嘱服药；诊断后长期随诊；每年做一次肺功能检查，筛查是否患有慢性阻塞性肺疾病。喘息加重时，减少活动，尽快联系医生或到附近医院就诊，严重者尽快拨打急救电话；当出现呼吸困难加重或嘴唇发绀、腿肿、腹胀、食欲差、胸痛、头晕、头痛或昏迷等症状时，提示存在并发症，应尽快就诊。

六、新冠肺炎患者出院的终末处置

案例导入

患者，男，28 岁。2020 年 1 月 20 日与新型冠状病毒肺炎确诊患者密切接触。1 月 21 日出现无明显诱因发热，最高体温 39 ℃，伴寒战，自服柴胡口服液、奥司他韦，体温降至正常。1 月 29 日再次发热，以“发热 1 天”收入我院隔离病房继续治疗。1 月 31 日患者新型冠状病毒核酸检测结果阳性，确诊为新冠肺炎（普通型）。住院期间使用抗病毒药物等。治疗后患者体温正常 3 天，胸部平扫 CT 表现较前好转，复查 2 次新型冠状病毒核酸阴性，院专家组会诊认为其符合《新型冠状病毒肺炎诊疗方案（试行第五版修正版）》出院标准，2 月 9 日治愈出院。由于患者家属为密切接触者，均在定点隔离点进行隔离，出院后患者衣物及物品需进行终末处置。

护理问题解析

1. 该患者出院时穿戴衣物如何进行终末处置?

由于患者家属均在指定隔离点进行隔离，无法提供清洁衣物，出院后患者衣物及物品需进行终末处置：患者自带衣物可按医疗废物处置或将患者衣物用橘红色印有“感染性织物”标识的水溶性收集袋盛装，做好“新冠患者衣物”标识，由洗衣房终末清洗消毒后交于患者。

2. 该患者出院后如何与基层医疗机构进行交接?

患者出院后以居家隔离为主。定点医院要及时将出院患者信息推送至患者辖区或居住地居委会和基层医疗机构，基层医疗机构要指导出院患者及其家属按要求做好隔离管理和自我健康监测。疫区等设有集中隔离点的地区，卫生健康行政部门要指导定点医院与集中隔离点、基层医疗机构做好衔接。

3. 患者出院后纸质病历如何进行终末处置?

接触过患者的纸质病历为污染病历，不可以直接送至病案科，应将患者病历资料分开平铺至物体表面，用智能消毒机器人 7.5% 过氧化氢（紫外线加过氧化氢双模式）消毒 1 小时或 35% 过氧化氢（紫外线加过氧化氢双模式）消毒 30 分钟，然后用密封袋密封送至病案科存档，告知患者若有需求，可在规定时间内进行病历复印。

4. 患者出院后病房及仪器如何进行终末处置?

（1）空气消毒：①隔离病房单人病房患者出院或双人间两人同时出院，智能消毒机器人用 7.5% 过氧化氢（紫外线加过氧化氢双模式）消毒 1 小时或 35% 过氧化氢（紫外线加过氧化氢双模式）消毒 30 分钟，消毒结束后静置 2 小时，护理人员进入清理更换床单位；②隔离双人病房中一人出院，使用 3% 过氧化氢（单过氧化氢模式）喷洒 1 小时。若为负压病房，依据《医院负压隔离病房环境控制要求》（GB/T 35428—2017），保证气流流向从清洁区→潜在污染区→污染区方向流动，相邻区域压差≥ 5 Pa；负压程度由高到低，依次为隔离病房卫生间（–20 Pa）→隔离病房房间（–15 Pa）→缓冲间（–10 Pa）→潜在污染区走廊（–5 Pa），清洁区气压相对室外大气压应保持正压，即 0 Pa；负压隔离病房污染区和潜在污染区换气次数宜为 10 ~ 15 次 / 时；患者出院后，负压病室回风口过滤网应及时更换，并用含有效氯 1 000 mg/L 的消毒液擦拭回风口内表面。

（2）环境、物体表面清洁消毒：工作人员实施手卫生，三级防护进入工作区域，未被患者血液、体液分泌物污染时，采用含有效氯 1 000 mg/L 的消毒液进行擦拭消毒，作用 30 分钟后用清水去除残留消毒液，保持清洁。对于少量（＜ 10 mL）溅污，先清洁，然后用含有效氯 2 000 mg/L 的消毒液进行消毒，作用 30 分钟后用清水去除残留消毒液，保持清洁。对于大量（＞ 10 mL）溅污，先使用吸湿材料去除可见的污染再清洁，用含有效氯 2 000 mg/L 的消毒液进行消毒，作用 1 小时后用清水去除残留消毒液，保持清洁。一块擦拭布巾只能擦拭一个物体表面。

（3）医用织物收集、转运：医用织物包括患者使用后的衣物、床单、被罩、枕套等。使用后的感染性医用织物，在患者床边密闭收集，装放量不应超过容量的 2/3，使用橘红色印有“感染性织物”标识的水溶性收集袋，与洗涤服务机构交接，采用封闭方式运送，专用运输工具应一用一清洗消毒。

（4）体温计清洁消毒：将体温计在流动水下冲洗，在 75% 乙醇中浸泡消毒

30 分钟后，用清水冲净残留消毒液，干燥保存。

（5）治疗车清洁消毒：使用蘸有含有效氯 2 000 mg/L 的消毒液的擦拭布巾擦拭，由内向外、由上向下，依次擦拭治疗车上层台面、抽屉、把手等表面，作用 30 分钟后用清水擦拭；更换蘸有含有效氯 2 000 mg/L 的消毒液的擦拭布巾，依次擦拭治疗车围栏和立柱、下层台面及底部，作用 30 分钟后用清水擦拭，操作结束后脱手套，实施手卫生。

（6）重复使用擦拭布巾及地巾清洁消毒：将使用后擦拭布巾放置于专用清洁容器内、科室相应区域污物间，集中回收清洗消毒。

七、新冠肺炎患者的心理护理

案例一

案例导入

患者，女，32 岁。于 2020 年 1 月 17 日从疫区途经信阳返乡。乘坐交通工具：自驾汽车，周转 2 列高铁，出租车。1 月 19 日患者出现发热，最高体温 39.8 ℃，伴咽痛、干咳、乏力，遂到当地县人民医院就诊并隔离治疗，确诊为新冠肺炎。1 月 28 日患者胸闷加重，复查肺部 CT，肺部感染进展明显，1 月 29 日以“发热 1 周余，胸闷气喘 1 天”为主诉转入我院隔离病房继续治疗。外院新型冠状病毒核酸检测阳性，诊断为新冠肺炎（普通型）。入院后完善检查，给予抗病毒等药物。患者母亲确诊并在当地医院住院隔离，患者父亲及患者孩子（不满 1 周岁）居家隔离。患者自入院情绪焦虑，担心家中老人、孩子，睡眠易醒。2 月 1 日当地公安部门要求患者父亲及患者孩子到医院进行医学隔离，患者电话得知后情绪失控，拒绝家人到医院隔离，并要求立刻出院。经过多次心理安抚，心理状态逐渐恢复。经过治疗，患者体温正常 3 天，胸部 CT 表现较前好转，复查 2 次新型冠状病毒核酸阴性（2 次采样间隔 24 小时以上），院专家组会诊认为其符合《新型冠状病毒感染的肺炎诊疗方案（试行第五版）》出院标准，2 月 7 日治愈出院。

护理问题解析

1. 新冠肺炎患者常见的心理问题有哪些?

新冠肺炎患者常见的心理问题有抑郁、焦虑情绪、睡眠问题、躯体症状；严重的患者有自残、自杀观念，须进行紧急危机干预。新冠肺炎患者的心理问题突出，在积极治疗肺炎的同时，应高度关注其情绪变化并及时识别。

2. 该患者产生异常情绪的可能原因有哪些？

新冠肺炎传染性强，起病隐匿，发展成重症的比例高，且目前尚无特效治疗方法。该患者与亲人分离，担心孩子、老人，同时对自身疾病恐惧，对母亲感染担忧，加上与外界隔离及支持系统缺乏、家庭负担及责任感等因素，导致患者出现明显的焦虑、抑郁、睡眠问题等心理异常。

3. 该患者入院后曾一度焦虑，睡眠差，如何对该患者进行心理评估？

采用广泛性焦虑症筛查量表（generalized anxiety disorder scale–7，GAD–7）评估患者的焦虑情绪，该患者测评结果为重度焦虑；采用抑郁症筛查量表（patient health questionnaire–9，PHQ–9）评估患者的抑郁情绪，该患者测评结果为轻度抑郁。

知识链接

焦虑症、抑郁症筛查量表计分规则

焦虑症筛查量表评估患者的焦虑情绪，每个条目为0～3分，总分0～21分，＞4分为有焦虑情绪（阳性），5～9分为轻度，10～14分为中度，15～21分为重度。

抑郁症筛查量表评估患者的抑郁情绪，每个条目为0～3分，总分0～27分，＞4分为有抑郁情绪（阳性），5～9分为轻度，10～14分为中度，15～19分为中重度，20～27分为重度。

4. 如何对该患者进行心理疏导？

（1）采用合适的心理干预方法对患者进行心理疏导：①在患者情绪失控的情况下，首先可选择"合理宣泄放松法"，即将负性情绪通过合理的方式释放出去，从而使情绪得到平静。如痛哭或用力捶打被子、枕头、毛绒玩具等。倾听者以共情的方法回应对方的情绪，接纳对方的任何情绪；②在患者睡眠不好时采用觉察呼吸法、舍恩呼吸法帮助入睡；③在过分担心、委屈多疑时采用想象放松、转移目标、暗示放松法来改善烦躁、无法集中注意力的情况；④在对一些问题的解决犹豫、难以抉择时可以采用与内在智慧对话技术，增强信心；⑤必要时，利用我院开展的线上心理咨询或协调心理医学科医生为患者提供心理危机干预。

（2）从现实、情感、资源等层面为患者提供具体支持，如与当地医院、社区相关人员联系，关注孩子及家人的安置等情况，并与患者加强沟通，及时传递家属信息，鼓励其树立起战胜疾病的信心。认真倾听患者来自躯体和心理不适的诉说，通过眼神、语言、手势表达对患者的理解、关心，消除其孤立无助的感觉。

（3）责任护士应理解患者出现的情绪反应属于正常的应激反应，不被患者的攻击和悲伤行为所激怒、感染而失去自己的立场，如与患者争吵或过度卷入等。强调隔离手段不仅是为了更好地观察治疗患者，同时是保护亲人和保证社会安全的方式，解释目前治疗的要点和干预的要点，逐步提升患者对此次疫情的认知和理解能力，取得患者配合。

知识链接

想象放松技术

1. 注意呼吸：花几分钟缓慢平静地呼吸，当你开始呼吸时，缓慢地从5倒数，你沉得越来越深，对自己说“我感觉非常放松”。

2. 想象去个愉快的地方：这必须是一个任何时候你都可以放松和减轻焦虑的地方，如一个温暖、安静的沙滩或者一个安静、芳香的花园。闭上你的眼睛，集中注意力。用你所有的感觉去体验这个地方——视觉、触觉、嗅觉、听觉和味觉。停留在那里5分钟或者更长的时间，一直到你的焦虑和压力减退。让你的想象自由地驰骋，尽力说出你看到的颜色、盛开的花的外形，闻着花的芳香，聆听着鸟儿的叫声，皮肤感受着暖暖的阳光。现在吸着凉爽的饮料，沿着花园的小路向前走，向朋友打招呼。

3. 重新缓慢地呼吸：慢慢地从想象中出来转到注意你的呼吸，维持这种放松的感觉，做好准备，倒数5个数，并且睁开你的眼睛。

知识链接

与内在智慧对话技术

①首先选择一个安静的环境，保证不会被别人打扰。②放松地坐下来或者躺下来，总之找一个你最舒服的姿势。③慢慢闭上眼睛，如果闭上眼睛让你感到不安，也可以尝试微微睁开眼睛。④现在，请你和你自己的智慧这一部分建立起联系，这听起来似乎有些抽象，但你与自己内在的智慧一定打过交道，或许，你只是没这么叫过它。⑤内在的智慧只有当你的注意力非常集中的时候，才会察觉到；它能告诉你什么事情办得不对，什么事情干得非常好。现在，请你和你内在的智慧建立起联系。⑥如果你能建立这种联系，你就可以让这位帮助者为你提供一些建议和帮助。请你想一想，你有哪些重要的问题要问它，或者想请它提供哪些帮助或支持，请把你的问题或要求提得更加明确清楚一些。⑦如果你已经得到一些答案，请你对这种友好的帮助表示感谢；如果你愿意，也可以对这位内在的帮助者表示感谢。你可以设想，经常请这位内在的帮助者来到自己身边；也可以请求他经常陪伴在你身边。⑧现在，请你集中自己的注意力，回到这个房间里来。

5. 对于患者的失控行为，责任护士除了在心理上给予支持外，还应采取哪些护理措施来保证患者安全？

（1）发现患者有行为失控倾向时，立即报告护士长及主管医生，防止患者出现自伤、伤人或者逃跑等意外事件。

（2）检查患者病室内环境，若发现私藏药品、锐利器械等危险药品给予没收；锁好门窗，防止意外。

（3）隔离病房护士 24 小时守护，防止发生意外。

（4）详细交接班，密切注意患者心理变化，准确掌握其心理状态。

（5）有针对性地做好心理护理，尽量减少不良刺激对患者的影响。

6. 出院时，可教会患者哪些方法进行居家心理调适？

出院患者可采用多种方法进行居家心理调适。①认知调控法：指当个人出现不适度、不恰当的情绪反应时，理智地分析和评价所处的情境，理清思路，冷静地做出应对的方法。②活动调适法：指通过从事有趣的活动，达到调节情绪、促进身心健康的一类方法，包括读书、写作、绘画、雕塑、做体育运动、听音乐、歌唱、跳舞、演戏、劳动等多种活动方式。③宣泄：包括倾诉、书写、运动、哭泣等。④身心放松法：常用的身体放松方法有做操、练八段锦、散步、游泳、洗热水澡等；常用的精神放松方法有听音乐、看漫画、静坐等。⑤想象性放松、渐进性肌肉放松法及深呼吸放松法等。

案例二

案例导入

患者，女，67 岁。2020 年 1 月 23 日与从疫区返乡的丈夫（已确诊新冠肺炎）有密切接触史。1 月 24 日患者出现发热、乏力、畏寒、咳嗽等症状，最高体温 38.1 ℃，遂到当地医院就诊，查胸部 CT 示慢性支气管炎、肺气肿、双肺感染、双侧胸膜增厚，咽拭子新型冠状病毒核酸检测阳性，隔离治疗。住院后给予抗病毒、增强免疫力及中药辅助治疗，10 天后（2020 年 2 月 5 日）咽拭子新型冠状病毒核酸检测仍呈阳性，且咳嗽、咳痰逐渐加重，伴胸闷、呼吸困难。经河南省各级卫生健康委员会指挥部协调，新型冠状病毒肺炎防控专家组会诊后转入我院隔离病房进一步治疗。入院后完善检查，给予抗病毒等药物。患者弟弟也确诊为新冠肺炎并在当地医院隔离治疗，已离世，患者丈夫在当地医院被确诊为新冠肺炎（危重型）隔离治疗。患者自入院后情绪焦虑，多语、失眠，尤其电话得知弟弟离世、丈夫病危、自己连续新型冠状病毒核酸检测均为阳性时，情绪失控，拒绝饮食和治疗，并要求立刻出院。经过多次叙事治疗，患者心理状态逐渐恢复。经过治疗，患者症状及胸部 CT 表现较前好转，复查 2 次新型冠状病毒核酸阴性（2 次采样间隔 24 小时以上），院专家组会诊认为其符合《新型冠状病毒肺炎诊疗方案（试行第七版）》出院标准，3 月 10 日治愈出院。

护理问题解析

1. 该患者存在什么心理问题?

该患者入院治疗数日后,多次咽拭子新型冠状病毒核酸检测结果呈阳性,同时,面对弟弟感染新冠肺炎离世、丈夫确诊感染新冠肺炎（危重型）入院事件的多重打击，患者产生了较为严重的应激反应，出现了焦虑。

2. 为何对该患者实施叙事治疗?

叙事治疗是一种以人为本的心理治疗方法，是通过倾听患者的故事，运用恰当的方法帮助患者找出遗漏片段，使问题外化，从而引导患者重构积极故事，以唤起患者发生改变的内在力量的过程。叙事治疗可引导患者看到自己的力量和资源，重建自我认同和现实感，从而帮助患者向有利于康复的方向前进。

3. 如何对该患者进行叙事治疗呢?

（1）与患者建立信任，进入患者的故事：心理咨询师通过倾听患者的故事，并在与患者交流的过程中运用共情技术，对患者的遭遇表示理解、同情，引导患者把目前严重困扰其自身的现实问题充分表达出来。当前，引起患者产生不良心理问题的原因有：①患者感染新冠肺炎，治疗多天情况依然不见好转，对疾病的治疗缺乏信心。②患者认为自己把病毒传染给弟弟，导致弟弟离世，对弟弟一家有愧疚心理。③患者丈夫病危，担心丈夫的病情。

（2）问题外化：问题外化要求患者面对问题本身，把自己与问题分开。通过问题命名、询问影响、评估影响、论证评估几个步骤，逐渐引导患者把自身与新冠肺炎分开，告知患者不是自身的问题，而是新型冠状病毒的问题，帮助患者从全新的角度来看待疾病。

（3）解构：打开绳子的过程，帮助、引导患者运用全新的视角来看待以前她所认为的那些平淡无奇的事物，跳出主流文化的影响，将问题还原至原有的社会脉络中，探索问题对个人及社会的影响。

在与患者的交流过程中，心理咨询师以好奇的态度去聆听其所关注和在乎的事情，得知患者目前对儿女的生命健康和生活状况特别担心，挖掘出了隐藏在问题背后的深层次原因。

（4）改写：寻求患者主线故事之外的支线故事，通过丰富这些支线故事，挖掘患者故事中的亮点，即特殊意义事件。通过不同时空的见证和丰厚的问话，把特殊意义事件串联起来，使患者的故事产生新的意义，重新建构积极的自我认同，并将积极正向的力量和自我认同迁移到现实生活当中，从而改写患者的生命故事。

在与患者的交流过程中，心理咨询师发掘出患者生命中的特殊意义事件，即患者独自把四个儿女培养成才，对患者在背后为儿女们的辛苦付出给予赞赏，并将这件事迁移至当下疾病的治疗中，引导患者改变对疾病治疗的态度和应对方式，从而使患者积极配合医生治疗，保证每天按时饮食，注意呼吸功能锻炼。同时，心理咨询师和患者共同制订康复计划和目标，约定 5 天内一定打败病毒。

（5）外部见证人：寻找外部见证人见证患者的新故事，引领患者把握现在，展望未来。在叙事的过程中，邀请所有在岗的医护人员作为外部见证人，对患者的改变给予积极正向的反馈，以改变患者应对疾病的方式及态度，增强患者治疗疾病的信心。

（6）治疗文件：在开展叙事治疗的过程中，可以贴合患者的内心情感需求，运用语言、信件、证书、奖状、影音资料、创意作品等作为治疗性文件。在患者出院时，护士长亲自送并合影留念。

（7）布置作业：每天按时吃三餐，按时进行呼吸功能锻炼，晚上按时睡觉。

叙事治疗后，患者心理、睡眠、饮食都发生了改变，心理状态逐渐恢复。

第二节　新冠肺炎（重型）患者护理案例解析

一、新冠肺炎合并压力性损伤患者护理案例解析

案例导入

一般资料　患者，男，57 岁。

流行病学史　2020 年 1 月 27 日从疫区随家人自驾回家乡。

现病史　20 天前无明显诱因出现咳嗽、咳白色黏痰，伴低热，体温最高 37.4 ℃，无胸闷、乏力等不适。新型冠状病毒核酸检测阳性，确诊为新冠肺炎，

于当地医院住院治疗。治疗欠佳，为进一步诊治，以咳嗽、咳痰、低热 20 天为主诉于 2020 年 2 月 16 日转入我院。

辅助检查 入院时，患者消瘦面容，活动无耐力，带入左上肢中长线导管，左上肢手腕部有一处 4 cm × 5 cm 破溃，伴有黄色脓性渗出，周围皮肤红肿，右上肢有一处 5 cm × 5 cm 破溃，已结痂，周围皮肤散在红疹，骶尾部带入 3 cm × 5 cm 2 期压力性损伤，损伤处皮肤散在有小水疱，周围皮肤红肿。入院后完善相关检查。肺部 CT 检查示：双肺磨玻璃影；双肺肺气肿（间隔旁型为主），肺大疱。血常规检查示：白细胞计数 23.30×10^9/L，淋巴细胞计数 1.16×10^9/L，淋巴细胞百分比 5.0%。血气分析示：pH 7.479，二氧化碳分压（PCO_2）35.1 mmHg，动脉血氧分压（PaO_2）96 mmHg，吸氧浓度为 40%。

临床诊断 新冠肺炎（重型）。

主要治疗 ①抗病毒治疗；②抗感染治疗；③高流量氧疗；④对症支持治疗。

转归 患者于 2020 年 2 月 25 日符合《新型冠状病毒肺炎诊疗方案（试行第六版）》出院标准，转回当地医院继续治疗。

护理问题解析

1. 该患者为什么被诊断为新冠肺炎（重型）？

该患者具有流行病史，且血常规检查示白细胞计数 23.30×10^9/L，淋巴细胞计数 1.16×10^9/L，淋巴细胞百分比 5.0%；肺部 CT 检查示双肺弥漫性磨玻璃影；新型冠状病毒核酸检测阳性；患者氧合指数（动脉血氧分压 / 吸氧浓度）240 mmHg。符合《新型冠状病毒肺炎诊疗方案（试行第五版修正版）》的重型诊断标准。

2. 患者入院时双上肢皮肤有破溃，护理过程中应注意哪些方面？

患者自诉患病以来，双上肢皮肤瘙痒，抓伤后破溃加重。护理过程中应注意以下几方面。

（1）患者住院期间须全程佩戴医用外科口罩。护理人员三级防护，及时评估和记录，观察患者破溃皮肤的面积、深度、渗出及周围皮肤情况，保持伤口处清洁干燥，及时更换无菌敷料，遵医嘱根据患者的局部感染和破溃程度给予用药、换药等。

（2）换药时，应加戴无菌手套，嘱患者尽量保持不动，防止交叉感染。所产生的医疗废弃物按照新冠肺炎医疗废弃物处置标准进行处理。

（3）按时协助患者更换体位，减少伤口及周围皮肤的接触和压迫。协助患者及时修剪指甲，防止抓伤及擦伤等。

（4）持续关注皮肤破溃及周围皮肤情况，对于复杂难愈性的破溃及时请皮肤科医生及伤口造口学组会诊。

（5）保持患者皮肤清洁，勤更换衣物，保持床单位整洁干燥，嘱患者不要搔抓破溃处，如有不适及时告知护士进行处理。

3. 患者骶尾部有压力性损伤，如何护理?

患者患病后长期卧床，入院时 Braden 评分为 12 分（感知能力 3 分，潮湿程度 3 分，活动能力 1 分，移动能力 2 分，营养摄取能力 2 分，摩擦力和剪切力 1 分）。对于此类患者，应准确评估、记录损伤的部位、面积、分期等情况，根据分期确定相应的护理措施。具体应注意以下几方面。

（1）首先给予无菌生理盐水冲洗压力性损伤部位的皮肤，保持皮肤清洁，避免感染。

（2）对于未破的小水疱（直径小于 5 mm），减少摩擦，防止破裂，促进水疱自行吸收。对于大水疱（直径大于 5 mm），可用无菌注射器抽出疱内液体，消毒局部皮肤，再用敷料包扎。创面破损或渗出较多时，选用藻酸盐敷料、泡沫敷料进行保护。勤观察，评估和记录压力性损伤的康复情况。

（3）遵医嘱应用防压疮气垫床，定时协助患者变换体位，对骨隆突部位的皮肤可以给予泡沫敷料减压保护，保持皮肤干爽，避免损伤部位皮肤继续受压，促进上皮组织修复。

（4）加强营养，增强体质。

（5）根据 Braden 评分量表持续评分并记录，并及时根据患者压力性损伤的康复情况给予相应的护理措施，对于难以处理的压力性损伤应及时请专业的伤口造口学组成员进行评估和指导。

（6）每次给伤口换药时三级防护，加戴无菌手套，接触患者伤口的医疗废物统一按照《国家卫生健康委办公厅关于做好新型冠状病毒感染的肺炎疫情期间医疗机构医疗废物管理工作的通知》（国卫办医函〔2020〕81 号）进行处理。

知识链接

美国国家压疮咨询委员会（NPUAP）压力性损伤定义与分期

1. 压力性损伤定义　压力性损伤是位于骨隆突处、医疗或其他器械下的皮肤和 / 或软组织的局部损伤。可表现为完整皮肤或开放性溃疡，可能伴疼痛感。损伤是由于强烈和/或长期存在的压力或压力联合剪切力导致的。软组织对压力和剪切力的耐受性可能受微环境、营养、灌注、合并症及软组织情况的影响。

2. 压力性损伤分期

（1）1期压力性损伤：指压不变白红斑，皮肤完整。

（2）2期压力性损伤：部分皮层缺失伴真皮层暴露。

（3）3期压力性损伤：全层皮肤缺失。

（4）4期压力性损伤：全层皮肤和组织缺失。

（5）不可分期：全层皮肤和组织缺失，损伤程度被掩盖。

（6）深部组织损伤：持续指压不变白，颜色为深红色、栗色或紫色。

4. 当新冠肺炎患者置有中长线导管时，如何护理？

护理人员三级防护，具体护理过程应注意以下几方面。

（1）评估：评估并记录中心静脉导管情况（外露长度有无变化、有无红肿热痛、臂围有无变化等），至少每天评估1次。

（2）导管维护程序（assess-clear-lock，A-C-L）：是维护导管的金标准，可有效减少输液相关并发症。① A（assess，导管功能评估）：每次输液治疗及冲封管前，先回抽血进行评估，判断导管是否通畅。若回抽血顺畅，则进行下一步冲管的导管维护程序；若回抽血困难，则通过观察输液速度等其他方法来评估导管的通畅性；若无回血，则判断导管功能部分或全部丧失，并做出相应处理。② C（clear，冲管）：每次输液、输血前后，输注两种不相溶药物之间，或发现输液速度减慢或输注不畅时，确认导管位于血管内后立即进行脉冲式冲管；如遇阻力，不可强行冲管，评估导管是否存在打折、折断等情况，以防导管损坏和血栓意外。③ L（lock，封管）：冲管后封管；封管做到正压、匀速、缓慢，避免因快速用力推注导致血液反流。经外周静脉置入中心静脉导管（PICC）、中心静脉导管（CVC）、输液港（PORT）的冲管和封管应使用10 mL及以上注射器或一次性专用冲洗装置。

（3）冲封管时机：①血管通路装置置入后冲管；②静脉输液前冲管，输液后冲封管；③输血前冲管，输血后冲封管；④有配伍禁忌的两种药物之间冲管；⑤输注脂肪乳、白蛋白、肠外营养液或甘露醇等大分子药物后冲管；⑥输注速度减慢时冲管；⑦抽血前后冲管；⑧导管内有回血时冲管；⑨治疗间歇期冲封管：应5~7天冲封管1次。

（4）冲封管液浓度和量：使用0.9%氯化钠注射液脉冲式冲管或预充式导管冲洗器冲封管；若无，可稀释肝素钠溶液为0~10 U/mL正压封管。当输注药物与0.9%氯化钠注射液不相溶时，应先使用5%葡萄糖注射液冲洗，再使用0.9%氯化钠注射液。冲管液建议最小量为导管系统内部容积的2倍，封管液为1.2倍。

（5）敷料更换：无菌透明敷料至少每5 ~ 7天更换1次；纱布敷料至少每2天更换1次；注意无菌透明敷料之下放置纱布敷料应被视为纱布敷料，至少每2天更换1次；须注明敷料的使用日期或更换日期。如敷料的完整性受损、敷料受潮、见渗液或血液时，应立即进行穿刺部位护理和敷料更换；如出现疑似部位感染、发炎或其他并发症，应做进一步评估。敷料的使用方法：贴膜区域无菌干燥，无张力垂放（可单手持膜），敷料中央对准穿刺点，捏导管突起（有效塑形），抚平整块敷料，边撕边框边按压。

（6）导管的固定：固定方式应不影响对穿刺部位的评估和监测，不影响血液循环和药物治疗；无菌透明敷料及固定装置应与皮肤紧密贴合，采用以穿刺点为中心无张力放置、塑形、抚压的方法固定；妥善固定可有效降低非计划性拔管的发生率。

（7）导管的管理：输液附加装置包括三通接头、延长管、无针接头等，应在满足治疗需要的前提下减少其使用，以减少导管相关血流感染的发生；在每次使用装置前，应消毒；有血液残留、完整性受损或被取下、在血管通路装置血液培养取样之前、明确被污染或可疑污染等情况时，应及时更换。

5. 如何对该患者进行出院健康指导？

（1）隔离治疗：患者出院转回当地医院后，建议应继续进行14天的隔离管理和体温监测，佩戴口罩，居住在通风良好的单人病房。

（2）饮食指导：每天应增加摄入高蛋白类食物，包括鱼、肉、蛋、奶、豆类和坚果，在平时的基础上适当加量。每天增加维生素的摄入，多吃新鲜蔬菜，尽量保证每天的食物种类、来源及色彩丰富多样。另外注意选用易消化的杂粮如小米、藜麦、红米或薯类，促进吸收。

（3）康复训练：根据自身体质恢复进行康复训练。训练初期可以先进行呼吸功能训练，频率为2次/天，饭后1小时之后开始，每次时间15 ~ 45分钟，对于容易疲劳或体弱的患者可采取间歇运动形式进行。训练后期体能恢复后，可选择呼吸康复操、踏步、打太极拳等活动，逐渐增加躯体功能和呼吸康复的锻炼，频率为2次/天，饭后1小时之后开始，训练时间不少于1小时，训练强度根据患者的自身情况决定，以不感觉劳累、可耐受为宜。

二、新冠肺炎患者行间断性肾脏替代治疗（IRRT）护理案例解析

案例导入

一般资料 患者，男，63 岁。

流行病学史 2020 年 1 月 20 日由疫区返郑。

现病史 1 周前受凉后出现发热，体温波动于 37.8 ～ 38.9 ℃。2020 年 1 月 29 日以发热为主诉至我院发热门诊，完善相关检查后，联系疾控中心进行新型冠状病毒核酸检测，结果回示阳性，诊断为新冠肺炎（重型）。以间断发热 1 周、咳痰 2 天为主诉收入隔离病房进行治疗。

辅助检查 胸部 CT 检查示：双肺炎症，考虑病毒感染可能。血常规检查示：白细胞计数 5.10×10^9/L，中性粒细胞计数 3.40×10^9/L，淋巴细胞计数 1.23×10^9/L。C 反应蛋白 12.2 mg/L，乳酸脱氢酶 723 U/L，Ca^{2+} 1.82 mmol/L。

临床诊断 ①新冠肺炎（重型）；②心包积液；③胸腔积液；④过敏性皮疹。

主要治疗 ①抗感染治疗。②中成药治疗。③免疫药物治疗。④间断性肾脏替代治疗（intermittent renal replacement therapy，IRRT）：经专家组会诊，于 2020 年 2 月 5 日、2 月 6 日、2 月 7 日、2 月 8 日、2 月 9 日行 IRRT，每次 6 ～ 8 小时。⑤持续鼻导管吸氧 2 L/min。⑥抗过敏治疗：患者于 2020 年 2 月 21 日左右反复出现低热、皮疹，皮疹较前增多，体温峰值较前稍升高，考虑药物性发热、过敏性皮疹或药物疹的可能性大，遵医嘱暂停静脉输液，给予氯雷他定抗过敏及解热镇痛药物。⑦对症治疗多种合并症。

转归 2020 年 2 月 23 日，患者连续 2 次新型冠状病毒核酸检测阴性，复查 CT 较前明显缓解，符合《新型冠状病毒肺炎诊疗方案（试行第六版）》出院标准予以出院，院外继续居家隔离观察。

护理问题解析

1. 为什么对该患者行间歇性肾脏替代治疗?

为预防“细胞因子风暴”，缓解患者心包积液、胸腔积液等症状，每天给予 6~8 小时的肾脏替代治疗，共持续 5 天。

2. 肾脏替代治疗过程中的护理要点有哪些?

（1）专人护理：新冠肺炎患者病情重，行肾脏替代治疗时，须安排临床经验丰富的血液净化专科护士进行操作，以保证安全。

（2）导管护理：

1）严格执行无菌操作：医护人员在治疗过程中必须严格按照无菌操作技术规范，在卸下导管封帽的第一时间接入注射器或者血管通路，防止导管接口在空气中暴露时间过长；用无菌敷料对穿刺口进行覆盖，用抗过敏胶布完成固定，用缝线将中心静脉双腔留置导管固定。避免对透析导管的拉扯，造成导管滑脱。若出现滑脱，切不可推入导管，应该拔出导管，重新置入导管，避免造成导管相关性感染。

2）穿刺处护理：在治疗过程中应该观察穿刺点周围是否渗血、渗液，穿刺皮肤是否有红肿、发热、疼痛等感染情况。术后 3 天内每天消毒，用安尔碘对患者的穿刺处行从内至外的皮肤消毒，消毒以穿刺点为圆心，消毒范围大于 10 cm，对局部存在的血液及时清理，覆盖无菌纱布后妥善固定，敷料确保干燥和清洁。3 天后隔日 1 次消毒，方法同上。

3）透析时护理：该患者免疫功能低下，容易发生感染，透析过程中注意无菌操作。

（3）抗凝护理：

1）抗凝是确保肾脏替代治疗有效性的关键技术，密切监测患者的凝血六项结果、滤器的凝血状况，根据滤器凝血的分级标准及患者情况，及时向医生汇报及沟通，遵医嘱调整抗凝剂剂量。

2）该患者使用的是肝素抗凝剂，但由于个体差异，须警惕患者出现肝素诱导性血小板减少症。抗凝剂常见的不良反应是出血，在治疗过程中应密切观察患者生命体征及病情变化。

3）心理护理：在用抗凝剂后，患者可能出现担心自己会出血的恐惧心理，护理人员应及时向患者做好安抚及解释工作，让患者理解抗凝剂治疗的作用，消除患者的疑虑，取得患者的信任和配合。

3. 新冠肺炎患者行肾脏替代治疗后，如何进行终末消毒处置？

（1）患者治疗后产生的所有废弃物视为感染性医疗废物，应遵照《国家卫生健康委办公厅关于做好新型冠状病毒感染的肺炎疫情期间医疗机构医疗废物管理工作的通知》（国卫办医函〔2020〕81 号）处置。

（2）疑似患者机器专人专用，停止肾脏替代治疗后做完全终末消毒；确诊患者机器专病专用，疫情停止后做完全终末消毒。该治疗单元的置换液和药品仅用于该患者，禁止用于其他患者，禁止返回治疗室或库房。

4. 过敏性皮疹的皮肤护理要点有哪些？

患者 2020 年 2 月 21 日左右反复出现低热、皮疹，皮疹较前增多，体温峰值较前稍升高，药物性发热、过敏性皮疹或药物疹的可能性大，暂停静脉输液，给予氯雷他定抗过敏及解热镇痛药物，注意监测患者生命体征及一般情况。护理注意以下几方面。

（1）协助患者做好基础护理工作，交代患者着宽松棉质衣服，勤剪指（趾）甲，避免发生摩擦，对皮肤造成损伤。

（2）调整适宜的室温，比正常室温稍低 1 ~ 2 ℃，避免出汗引起皮肤刺激，保持皮肤清洁，避免使用肥皂、沐浴露等刺激物。告知患者不可用手抓、挠，避免加重皮损程度，刷牙动作轻柔以保护牙龈，防止出血。及时观察皮疹的变化及有无皮肤感染。

（3）外用医用护肤品，保护皮肤屏障功能。

（4）保持床单干净、清洁、无褶皱，定时更换内衣内裤。

（5）在进行各项操作时，严格执行无菌操作及隔离制度，避免交叉感染。

5. 患者合并心包积液、胸腔积液的护理要点有哪些?

（1）持续吸氧，2 ~ 4 L/min，保持呼吸道和氧气管道通畅。

（2）绝对卧床休息，取舒适的半坐卧位或前倾位，尽量减少体位改变。

（3）准确记录液体出入量，测量体重。限制钠盐摄入，根据积液程度给患者少盐或无盐饮食。应用利尿剂时，注意电解质平衡。

（4）保持室内安静，空气流通，衣服、被褥柔软舒适，协助生活护理，减少患者体力消耗，使患者感觉舒适。

（5）注意心理护理，加强护患沟通，以爱心、细心、耐心换取患者的放心和战胜疾病的信心。维持患者情绪平稳，使其主动配合治疗与护理。

三、新冠肺炎合并糖尿病患者护理案例解析

案例导入

一般资料　患者，男，59 岁。

流行病学史　2020 年 1 月 9 日与疫区归来人员共进晚餐后出现发热。

现病史　患者以发热为主诉在当地医院进行治疗，胸部 CT 检查示：双肺感染性病变，新型冠状病毒核酸检测阳性。由于治疗效果欠佳，仍发热、气喘，后于 2020 年 2 月 18 日以发热 20 天为主诉转至我院进一步治疗，患者自诉血糖高 7 年余，一直控制欠佳。

辅助检查　患者转入时体温 36.8 ℃，脉搏 90 次 / 分，呼吸 24 次 / 分，SpO_2 91%，血压 134/82 mmHg。入院完善相关检查。空腹血糖 8.35 mmol/L，尿蛋白

（+++），糖化血红蛋白 10.8%。

临床诊断 ①新冠肺炎（重型）；② 2 型糖尿病；③糖尿病肾病。

主要治疗 ①氧疗；②抗病毒治疗；③对症支持治疗；④胰岛素注射控制血糖。

转归 患者病情稳定，体温正常，达到新冠肺炎治愈标准，2 月 27 日办理出院，继续居家隔离 14 天。

护理问题解析

1. 该患者被诊断为糖尿病和新冠肺炎（重型）的依据是什么？

糖尿病（diabetes mellitus，DM）是由遗传和环境因素相互作用而引起的一组以慢性高血糖为共同特征的代谢异常综合征，是因胰岛素分泌不足或作用缺陷，或者两者同时存在而引起的碳水化合物、蛋白质、脂肪、水和电解质等代谢紊乱。该患者入院时，空腹血糖 8.35 mmol/L，糖化血红蛋白 10.8%，自诉血糖高 7 年余，故诊断为 2 型糖尿病；新型冠状病毒核酸检测阳性，静息状态下 SpO_2 91%，根据《新型冠状病毒肺炎诊疗方案（试行第五版修正版）》，诊断为新冠肺炎（重型）。

知识链接

1. 糖尿病的诊断标准 目前，WHO 推荐的糖尿病诊断标准为：①随机静脉血糖≥ 11.1 mmol/L（200 mg/dL）；②空腹静脉血糖≥ 7.0 mmol/L（126 mg/dL）；③葡萄糖耐量试验的 2 h 血糖≥ 11.1 mmol/L（200 mg/dL）。

2. 住院患者血糖管理目标

（1）年轻、新诊断或病程较短，无慢性并发症的糖尿病患者，发生低血糖的低危人群，控制目标严格。

（2）高龄、无法耐受低血糖、存在器官功能不全或严重心脑血管疾病的患者，控制目标宽松或一般。

（3）新冠肺炎重型或危重型患者，控制目标宽松。

（4）若患者低血糖发生风险较高，建议根据临床情况及合并症予以个体化控制目标。糖尿病病程≥ 15 年、存在无感知性低血糖病史、全天血糖波动大并反复出现低血糖、有严重并发症或伴发病（如肝肾功能不全）的患者为低血糖高危人群。

住院糖尿病患者的血糖管理目标分层，详见表 4–1。

表 4–1 住院糖尿病患者的血糖管理目标分层

血糖	严格 /（mmol/L）	一般 /（mmol/L）	宽松 /（mmol/L）
空腹或餐前血糖	4.4 ~ 6.1	6.1 ~ 7.8	7.8 ~ 10.0
餐后 2 小时或随机血糖	6.1 ~ 7.8	7.8 ~ 10.0	10.0 ~ 13.9

2. 新冠肺炎合并糖尿病患者的护理要点有哪些?

长期高血糖对人体免疫系统产生的不利影响使糖尿病患者更容易发生各种感染，糖尿病患者比非糖尿病患者发生新冠肺炎的风险更高；病毒感染后糖尿病病情可能进一步加重，新冠肺炎合并糖尿病患者死亡率显著高于非糖尿病人群。护理此类患者时还应注意以下几方面。

（1）评估患者生命体征时，还须格外关注患者的血糖、糖化血红蛋白、尿酮体等检验结果。

（2）判断患者发生低血糖的风险程度。

（3）掌握糖尿病治疗方案。

（4）关注患者营养状态和进食、运动等情况。

3. 新冠肺炎患者的血糖治疗原则有哪些?

该患者住院期间血糖最高值为 20.6 mmmol/L（餐后 2 小时），遵医嘱调整降糖方案：门冬胰岛素注射液 8 U 三餐前皮下注射，重组甘精胰岛素注射液 8 U 睡前皮下注射，密切监测血糖值。

中华医学会糖尿病分会参考《中国住院患者血糖管理专家共识》及《新型冠状病毒肺炎诊疗方案（试行第五版修正版）》提出：新冠肺炎合并糖尿病住院患者应遵循以下治疗原则。

（1）血糖管理首选胰岛素治疗。①对于轻型和普通型患者，建议皮下注射胰岛素，采用三短一长强化胰岛素治疗方案，基础量可参考院外剂量；如院外未使用胰岛素，可按 0.1 ~ 0.2 U/（kg · d）计算；餐时胰岛素根据患者进餐情况及血糖监测结果调整。②对于重型或危重型患者，建议持续静脉胰岛素输注，根据血糖监测调整胰岛素剂量。③若存在严重糖代谢紊乱伴水、电解质及酸碱平衡紊乱，应静脉胰岛素治疗，同时积极补液，纠正水、电解质及酸碱平衡紊乱。④胰岛素治疗期间，建议监测三餐前、三餐后 2 小时和睡前共 7 次血糖，必要时加测夜间血糖。

（2）若患者临床状况较稳定，进食规律，可继续按入院前口服降糖药治疗。存在严重感染合并低氧状态时，建议暂停使用二甲双胍治疗。

（3）糖皮质激素使用期间，可使用长效胰岛素类似物控制血糖，注意监测血糖，如餐后血糖升高，加用餐时胰岛素，根据血糖监测结果调整胰岛素用量。

（4）对急性并发症的处理，如糖尿病酮症酸中毒、高血糖高渗状态和合并低血糖昏迷，建议基本遵循既往相关指南和共识的建议。

4. 新冠肺炎患者血糖监测的注意事项有哪些？

该患者应监测空腹＋三餐后血糖，可追加睡前及夜间血糖。鉴于新冠肺炎的传染性，医护人员在为患者进行指血检测时，需要格外注意以下几点。

（1）该患者为确诊患者，应按三级防护进行操作。普通病房的医护人员在疫情期间，应戴手套、注意手卫生，避免接触感染。

（2）指尖采血须每人每次使用 1 枚采血针，不可重复使用。

（3）使用单片包装试纸，可有效减少接触污染；桶装试纸开口狭窄，每次取试纸存在交叉感染风险。

（4）使用有自动退纸技术的仪器，可有效避免操作人员在丢弃试纸过程中接触到污染的血液，减少职业暴露风险。

（5）血糖仪表面须进行常规清洁或消毒，避免残留血液或体液。

知识链接

血糖监测频率

根据《中国血糖监测临床应用指南（2015 版）》，血糖监测频率见表 4-2。

表 4-2　血糖监测频率

胰岛素注射类型	空腹	早餐后	午餐前	午餐后	晚餐前	晚餐后	睡前
多次胰岛素注射治疗							
未达标	×	×	√	×	√	×	×
已达标	×				×	×	×
基础胰岛素治疗							
未达标							
每周 3 d	×						
复诊前 1 d	×	×		×		×	×
已达标							
每周 3 d	×	×				×	
复诊前 1 d	×	×		×		×	×
每日 2 次预混胰岛素注射							
未达标							
每周 3 d	×				×		
复诊前 1 d	×	×		×		×	×

续表

胰岛素注射类型	空腹	早餐后	午餐前	午餐后	晚餐前	晚餐后	睡前
已达标							
每周 3 d	×				×	×	
复诊前 1 d	×	×		×		×	×

注：×，需测血糖的时间；√，可以省去测血糖的时间

5. 该患者长期血糖控制不佳，出现了什么并发症？

该患者出现了糖尿病肾病。可表现为蛋白尿、水肿、高血压、氮质血症等。护理时应监测患者体重、肾功能，观察血压、水肿情况，记录 24 小时出入水量，留取 24 小时尿量送检。建议患者出院后进一步行专科治疗。

6. 该新冠肺炎患者并发糖尿病肾病，如何给予营养支持？

在保证充足的能量供应前提下，该患者营养支持的总体原则是：高热量、低脂、低嘌呤、低盐饮食，并合理控制钾，限制蛋白质摄入量的同时以补充优质蛋白质为主，注意水盐平衡等。

（1）满足营养需求：为利于吞咽和消化，给予该患者流质膳食。少量多餐，每日 6~7 餐，每餐 200~250 mL，同时增加口服肠内营养补充。

（2）限制蛋白质摄入量的同时以补充优质蛋白质为主。限制蛋白质摄入量的益处：减轻高滤过，减少尿白蛋白排泄，减慢肾小球滤过率（GFR）下降，延缓肾功能恶化。但蛋白质摄入量并不是越低越好，要根据患者情况进行选择，且以优质蛋白质为宜，优质蛋白质应占 50%。不同时期糖尿病肾病患者蛋白质摄入量推荐：正常白蛋白尿患者，1.0 ~ 1.2 g/（kg·d）；早期糖尿病肾病患者，0.8 ~ 1.0 g/（kg·d）；临床糖尿病肾病患者，0.6 ~ 0.8 g/（kg·d）；糖尿病肾病、尿毒症者：＜ 0.6 g/（kg·d）。

（3）要减少脂肪和食盐的摄入。糖尿病肾病常合并脂肪代谢障碍，所以仍要坚持低脂肪摄入，橄榄油、花生油中含有较丰富的单不饱和脂肪酸，可以作为能量的来源。糖尿病肾病发展到一定阶段常可出现高血压，表现为浮肿或尿量减少，限制食盐可以有效防止并发症的进展。

7. 当患者长期血糖控制不佳时，还可能出现什么并发症？应做何处理？

该患者还可能出现以下并发症。

（1）糖尿病酮症酸中毒（diabetic ketoacidosis，DKA）：表现为血糖多在 16.7 ~ 33.3 mmol/L，有时可达 33.3 ~ 55.5 mmol/L。可出现皮肤干燥、眼球下陷、

口渴明显、尿量增加、呼吸急促、表情淡漠、呼气有烂苹果味等。可做以下处理。

1）入院即刻检测血糖、血酮或尿酮、动脉血气、血电解质、血乳酸、肝肾功能、血尿粪常规，了解当前糖尿病治疗方案，评估患者生命体征、意识状态、有无脱水征。

2）积极补液，改善组织灌注：第 1 个小时输入生理盐水，一般成人 1.0 ~ 1.5 L。随后补液根据脱水程度、电解质、尿量、心功能等情况调整。第 1 个 24 小时补足预估的液体丢失量。血糖≤ 13.9 mmol/L 时，补液改为 5% 葡萄糖溶液。

3）小剂量短效胰岛素输注方案：①小剂量胰岛素治疗，即每小时每公斤体重 0.1 U 胰岛素，每小时检测 1 次血糖，一般每小时血糖降低 3.9 ~ 6.1 mmol/L。②若第 1 个小时血糖下降不明显，且脱水已基本纠正，胰岛素剂量可加倍。③当血糖降至≤ 13.9 mmol/L 时，胰岛素剂量减至 0.05 U/（kg·d），使血糖稳定在 8.0 ~ 13.9 mmol/L。

4）纠正电解质紊乱：①若患者尿量正常，血钾≤ 3.5 mmol/L 时即应静脉补钾。②若治疗前已有低钾，则尿量≥ 40 mL/h 时，在补液和胰岛素治疗时必须补钾。③若血钾＜ 3.3 mmol/L，应优先补钾，待血钾上升至 3.5 mmol/L 后再开始胰岛素治疗。

5）纠正酸中毒：仅针对 pH ＜ 7.0 的患者适当补碱，每 2 小时复查血 pH 值，直至维持在 7.0 以上。

6）延长静脉胰岛素治疗：部分患者 DKA 纠正后，胃纳欠佳，建议短期内继续予以静脉胰岛素治疗，同时通过另一通道给予含葡萄糖的静脉营养支持，根据血糖监测情况调整输入胰岛素速度，恢复正常饮食后尽快改为皮下胰岛素治疗。

7）转为皮下胰岛素治疗：①皮下注射基础胰岛素（长效胰岛素类似物）。待患者症状缓解、消化道症状基本消失、能少量进食后，改为皮下注射基础胰岛素。②不能正常进食者，可仅予以基础胰岛素，剂量参照院外基础胰岛素剂量，或按照 0.1 ~ 0.2 U/（kg·d）计算。皮下注射基础胰岛素 1 ~ 2 小时后方可停止胰岛素静脉滴注。③进食主食量不足 25 g 时，可暂不予以餐前胰岛素。进食量增加且规律，或餐后血糖明显升高时，可在三餐前加用短效胰岛素或速效胰岛素类似物。④每日检测 7 次血糖，每 2 ~ 3 天调整一次胰岛素剂量；如有低血糖发生时，及时减少胰岛素剂量。

（2）糖尿病非酮症高渗性昏迷：表现为意识障碍、脱水，严重时出现外周循环衰竭等。可做以下处理。

1）开放静脉通道，急查血糖、血气分析、电解质、血尿常规、血酮、心电图，以及胸部和脑部 CT 等。

2）补液：① 24 小时总补液量一般为 100 ～ 200 mL/kg。②首先补充生理盐水，速度与 DKA 的处理相仿。③尽量采用静脉补充生理盐水联合口服或胃管注入清水的形式补液。当静脉补液联合胃肠道补液后血浆渗透压仍＞ 350 mOsm/L，血钠＞ 155 mmol/L，可考虑输入适量低渗溶液（如 0.45% 生理盐水）；24 小时血钠下降速度不应超过 10 mmol/L。

3）小剂量胰岛素静脉滴注：当血糖降至 16.7 mmol/L 时开始用 5% 葡萄糖输注胰岛素，胰岛素使用原则同 DKA 处理。

4）补钾：原则同 DKA 处理。

5）转为皮下胰岛素治疗：原则同 DKA 处理。

（3）低血糖：血糖＜ 3.9 mmol/L，表现为强烈的饥饿感、面色苍白、大汗淋漓、手抖、心慌、烦躁、四肢发冷。可做以下处理。

1）若患者出现意识障碍：①停用所有降糖药物。②静脉推注 50% 葡萄糖液 60 mL，继而用 5% ～ 10% 葡萄糖液持续静脉滴注，直至意识恢复并保持。③监测血糖至少 3 天。④重新选择较为安全的降糖策略。

2）若患者没有出现意识障碍：①进食含糖 15 g 食物后 15 分钟复测血糖，若血糖仍＜ 3.9 mmol/L，再进食含糖 15 g 食物后 15 分钟复测血糖，直至血糖升高。②根据血糖值调整降糖方案。

（4）若患者并发心血管、神经病变，以及眼部并发症、感染时，按相关疾病护理，本书不再详细介绍。

8. 患者出院时，如何进行健康宣教指导？

（1）合理膳食：维持健康体重，少吃油腻食物，合理膳食搭配，适当进食水果，限制蛋白质摄入量，以优质蛋白为主，提高免疫力。

（2）适当运动：每周进行约 150 分钟中低强度的运动（如原地踏步、打太极拳、做健身操等），遵循持之以恒、量力而行、按时规律的运动原则。

（3）遵嘱治疗：遵医嘱按时注射胰岛素，护理人员教会患者胰岛素皮下注射方法。出院后该患者仍须隔离 14 天，注意储备充足的胰岛素针头。

（4）监测血糖：口服药治疗的患者，建议每周监测 2 ～ 4 次空腹或餐后 2 小时血糖。使用基础胰岛素治疗者，建议监测晨起空腹血糖；使用预混胰岛素治疗者，建议监测晨起空腹和晚餐前血糖。建议该患者每天监测空腹血糖和一次餐前及一次餐后 2 小时血糖。

（5）注意卫生，勤洗手，戴口罩。

（6）警惕新型冠状病毒感染症状及糖尿病急性并发症表现。

（7）综合控制：每日自行监测血压，有条件的患者定期查血脂谱。

（8）心理健康：规律作息，保持心情愉悦，针对疫情端正心态，既要重视，又不恐慌。

四、新冠肺炎合并焦虑及肠道菌群失调患者护理案例解析

案例导入

一般资料 患者，男，32 岁。

流行病学史 患者在疫区工作 70 余天，于 2020 年 1 月 23 日乘私家车返郑。家中 2 人均确诊为新冠肺炎。

现病史 2020 年 1 月 24 日受凉后出现发热、畏寒，在当地医院行胸部 CT 检查示：右肺上叶感染。最高体温 39.3 ℃，新型冠状病毒核酸检测阳性。1 月 30 日患者呼吸急促，胸闷、气短，对症治疗效果不佳，有明显的焦虑情绪，烦躁，为求进一步治疗，2 月 2 日以发热、咳嗽 9 天，胸闷 3 天为主诉急诊收入我院隔离病房。

辅助检查 患者体温 37.3 ℃，脉搏 76 次 / 分，呼吸 29 次 / 分，指脉氧饱和度 93% ~ 95%，氧分压 78 mmHg。完善血常规、肾功能、电解质检查：中性粒细胞计数 8.65×10^9/L，淋巴细胞计数 0.38×10^9/L，C 反应蛋白 33.0 mg/L，血肌酐 50 μmol/L，葡萄糖 7.3 mmol/L。胸部 CT 示：双肺纹理增多紊乱，考虑双肺炎症。

临床诊断 ①新冠肺炎（重型）；②焦虑状态；③糖尿病？

主要治疗 ①给予抗病毒、抗炎治疗；②调节肠道菌群失调治疗；③糖皮质激素治疗；④失眠、抗焦虑状态治疗；⑤氧疗改善呼吸症状。

转归 患者于 2020 年 2 月 24 日符合《新型冠状病毒肺炎诊疗方案（试行第六版）》出院标准，予以出院，院外继续隔离 14 天。

护理问题解析

1. 该患者为何出现血糖升高现象?

询问患者无糖尿病史，患者入院时查葡萄糖 7.3 mmol/L，遵医嘱给予普通胰岛素注射液微量泵泵入治疗，密切监测血糖变化。分析患者血糖升高可能的原因。

（1）糖皮质激素：糖皮质激素是导致血糖升高的主要药物之一，不仅可导致糖尿病患者血糖增加，也可导致血糖正常患者发生糖尿病、高渗性脱水、酮症酸中毒甚至死亡等。糖皮质激素性糖尿病（glucocorticoid-induced diabetes mellitus，GIDM）是指与使用糖皮质激素相关的血糖升高，伴或不伴糖尿病病史，诊断标准同糖尿病。主要特点为餐后血糖显著增加，其发生率为 18.6% ~ 35%，主要危险

因素包括糖皮质激素使用量、使用时间、糖尿病家族史、糖化血红蛋白及年龄等，主要使用口服降糖药或胰岛素治疗。本例患者不排除其他因素导致血糖升高，如感染应激、洛匹那韦利托那韦不良反应等，糖皮质激素有可能是导致该患者血糖升高的主要原因。尽管《新型冠状病毒肺炎诊疗方案（试行第七版）》提出可根据氧合指标、胸部影像学进展及机体炎症反应情况，酌情短期内（3 ~ 5 天）使用糖皮质激素，但考虑到糖皮质激素疗效的不确定性及相关不良反应，建议除非有特殊指征（气道明显痉挛、风湿免疫疾病等），使用糖皮质激素应格外谨慎。

（2）左氧氟沙星：喹诺酮类药物如加替沙星、氧氟沙星与莫西沙星会导致血糖水平的双向改变，既有可能引起高血糖，也有可能造成低血糖。

（3）自身影响：在感染、创伤和压力等应激状态下，机体能量及物质代谢异常可导致糖代谢紊乱，引起血糖异常。该患者在当地治疗时间较长，白细胞、中性粒细胞、C 反应蛋白均升高，体温升高，CT 检查提示肺部感染，病毒、细菌（阴性菌或阳性菌）感染均有可能，感染可使血糖更加难以控制。

2. 该患者为何诊断为焦虑状态?

器质性疾病所致的各种焦虑状态，具有临床意义的不耐受痛苦，或导致社交、职业或其他重要功能方面的损害，但还达不到《疾病和有关健康问题的国际统计分类第 10 版》（ICD-10）焦虑障碍的标准，可以诊断为焦虑状态。该患者因感染新冠肺炎而出现急躁、间断胸闷、失眠、纳差等临床表现，具有临床意义的不耐受痛苦，虽对其生活和社会功能造成明显影响，但仍未达到 ICD-10 焦虑障碍的标准，经心理医学科医生会诊及评估后，诊断该患者为焦虑状态。

知识链接

焦虑障碍诊断标准

根据世界卫生组织 ICD-10，焦虑障碍分为三种类型：广泛性焦虑、惊恐障碍、恐怖性焦虑障碍。

广泛性焦虑：焦虑持续 6 个月以上，大多数时间存在无明确焦虑对象或固定内容的恐慌、运动性紧张、自主神经活动亢进等。

惊恐障碍：严重焦虑的反复发作，不局限于任何特定的情境或环境，具有不可预测性，伴强烈的恐惧感、失控感或濒死感，发作时间短暂。

恐怖性焦虑障碍：针对特殊物体或情境的强烈惧怕。

3. 如何对焦虑患者进行评估?

推荐使用简便易操作的“90 秒 4 问题询问法”快速初步筛查焦虑，若 4 个问题中有 2 项或 2 项以上阳性，则须进一步临床评估。广泛性焦虑症筛查量表（GAD–7）适合广泛性焦虑快速评估；焦虑自评量表（SAS）、状态 – 特质焦虑问卷（STAI）、综合性医院焦虑抑郁量表（HADS）等自评问卷适合各种类型焦虑快速评估；有测评人员及条件的医院可选用汉密尔顿焦虑量表（HAMA）等他评量表。如量表评估程度为中度以上，建议进一步疾病诊断，明确是否符合焦虑障碍及判断相应的焦虑障碍类型。

4. 如何缓解该患者的焦虑状态?

（1）心理治疗：

1）给患者支持性心理治疗：①该患者为新冠肺炎确诊患者，一方面，其病情较重，要面对新冠肺炎感染所带来的死亡威胁；另一方面，从地市级医院上转至省级医院，身边无家人陪伴，需独自面对隔离治疗所处的陌生的环境、防护严密的医护人员和未知的结果，容易产生恐慌、焦虑、抑郁、愤怒、疑病、敏感和挫败感等情绪反应。为此，我们给予患者支持性心理治疗，通过真诚、尊重、陪伴和倾听，使患者诉说他的心情故事，宣泄他的负性情绪；同时给予患者一些自我暗示，增强其与疾病抗争的信心，提高患者治疗的依从性。②改变患者的认知偏差，让他学会做改变认知的作业：我感到（情绪）——焦虑、紧张、担心。因为我有个想法——我担心疾病治不好，会死亡。我期待我能——治愈，早日回家。我原有的想法——不利于我达到期待的状态。我可以——在医院配合医护人员治疗，保持平和心态助我达到期待的状态。医护人员就患者病情及新冠肺炎疾病认知与患者充分交流，改善患者对新冠肺炎的认知偏差，帮助其建立正确的认知，提高其心理承受能力和应变能力。③将救治成功的案例分享给患者，尽量传递放松、乐观、积极向上的情绪，帮助其树立战胜新冠肺炎的信心。

2）与亲朋好友建立连接：建议其多与亲朋好友通过微信或电话沟通，合理宣泄自己的负性情绪和压力。

3）音乐、冥想疗法：建议患者通过手机学习一些肌肉放松和冥想的方法，听一些缓解压力、改善睡眠的音频，对改善患者的焦虑情绪、失眠有积极作用。

4）心理援助热线：若无法向家人倾诉，也可通过医院心理援助热线或医院互联智慧网上心理援助，请求心理专业人员的帮助。

（2）药物治疗：如上述方式无法缓解患者的焦虑情绪，应请心理医学科医生会诊，给予对症药物治疗。

5. 该患者出现肠道菌群失调，应给予哪些治疗？

（1）患者饮食欠佳，请营养科、中医科会诊，鼓励患者自主进食，同时给予中医中药调理，尽早恢复肠道功能，达到“知饥能食”。

（2）遵医嘱给予双歧杆菌四联活菌片调节肠道菌群失调状态。双歧杆菌属于肠道微生态制剂，虽然其安全性高、毒性小，但个别患者可出现腹痛、腹泻、腹胀等消化道症状，应注意观察其用药反应；服用制酸药、抗菌药物时可减低该类药物活性，不应同服，必要时可与该类药物间隔 3 小时服用；溶解时水温不宜超过 40 ℃；需低温（2 ~ 8 ℃）保存；双歧杆菌四联活菌片为真空封装，开袋后不宜长期保存，应尽早服用。

（3）患者出现肠道菌群失调时，还可以使用微生态制剂布拉氏酵母菌散（亿活）。该药物使用时应注意：①该药含活细胞，请勿与超过 50 ℃的热水或冰冻的或含乙醇的饮料及食物同服；②该药不能代替补液作用，对于严重腹泻患者，可以根据其年龄和健康状况，补充足够液体；③该药是活菌制剂，如经手传播进入血液循环则会有引起全身性真菌感染的危险，故不得用于高危的中央静脉导管治疗的患者；④建议不要在中央静脉导管治疗的患者附近打开散剂，以避免任何方式，特别是经手传播将布拉氏酵母菌定植在中央静脉导管上。

6. 如何给予此新冠肺炎患者营养支持？

针对新冠肺炎的特点，根据《中国居民膳食指南》（2016 版）和《新型冠状病毒肺炎诊疗方案（试行第五版修正版）》，考虑患者机体总体情况、液体出入量、肝肾功能及糖、脂代谢情况，根据序贯营养支持的原则，我们为其制订了具体的营养治疗方案。

（1）患者血脂高，白蛋白低，进食少，请营养科会诊指导营养支持治疗。

（2）对患者进行营养风险筛查，营养得分 2 分，疾病得分 2 分，年龄得分 0 分，共计 4 分，＞ 3 分，存在营养风险。

（3）根据患者身体质量指数（BMI）（身高 170 cm，体重 85 kg，BMI= 29.4 kg/m^2），推荐患者每日需摄入能量：1 900 ~ 2 100 kcal，蛋白质 78 ~ 97 g。

（4）对患者以往膳食进行调查：既往三餐共进食面条 2 ~ 3 两，蔬菜少量，肉、蛋、奶少，能量约 900 kcal，蛋白质约 15 g，饮食摄入量较推荐摄入量减少约 50%。

（5）重新调整营养方案：以饮食为主、营养制剂为辅，具体参考方案如下。

早餐：面条 1 两（约半份）+ 鸡蛋羹 1 份 + 蔬菜半份 + 营养制剂 250 mL（佳膳优选全营养配方粉 7 勺 + 乳清蛋白 2 勺）。

中餐：面条 1 两 + 炖猪血半份 + 蔬菜半份 + 营养制剂 250 mL（佳膳优选全营养配方粉 7 勺 + 乳清蛋白 2 勺）。

晚餐：面条 1 两 + 瘦肉 5 片（约 1 两）+ 蔬菜半份 + 营养制剂 250 mL（佳膳优选全营养配方粉 7 勺 + 乳清蛋白 2 勺）。

调整营养方案后，患者每日摄入能量：饮食 1 100kcal+ 营养制剂 750 kcal= 1850 kcal。每日摄入蛋白质量：饮食蛋白质含量 35 g+ 营养制剂蛋白质含量 60 g= 95 g。达到推荐的每日摄入能量及蛋白质量。

（6）考虑患者血糖较高，建议自主饮食顺序为先一口菜，后一口鸡蛋 / 猪血 / 肉，最后一口面条 / 营养液，循环往复，以延缓血糖升高。

（7）如患者出现饮食摄入不达参考量，则适当增加营养制剂用量，每减少半两主食增加 3 勺佳膳优选全营养配方粉（加水 90 mL），每减少 1 两肉，增加 2 勺乳清蛋白，以保证充足营养，促进疾病恢复。

（8）定期监测肝肾、胃肠道功能，以及电解质等生化指标。

（9）保持大便通畅。

五、新冠肺炎合并呼吸衰竭、电解质紊乱患者护理案例解析

案例导入

一般资料 患者，女，51 岁。

流行病学史 2020 年 1 月 23 日—1 月 28 日外出旅游，同行 2 人已经确诊新冠肺炎。

现病史 患者 5 天前无明显诱因出现发热，最高体温 38.3 ℃。2020 年 2 月 3 日为求进一步诊治，特来我院就诊，以“发热待查”为诊断收入我院隔离病房。自患病以来，体温最高 38.5 ℃，神志清，精神可，饮食一般，睡眠可，大小便正常，体重未见明显变化。

辅助检查 入院后完善胸部 CT 检查示：双肺多发磨玻璃病变。血常规检查示：白细胞计数 4.9×10^9/L，淋巴细胞计数 2.22×10^9/L。C 反应蛋白 26.3 mg/L。2 月 5 日查新型冠状病毒核酸阳性诊断明确。2 月 11 日报危急值：血清 K^+ 3.3 mmol/L（正常值 3.5 ~ 5.3 mmol/L）。

临床诊断 ①新冠肺炎（重型）；②呼吸衰竭；③电解质紊乱。

主要治疗 ①抗感染治疗。②抗病毒治疗。③给氧治疗：持续鼻导管吸氧 3 L/min，患者诉间断胸闷、活动后气促，心率 104 次 / 分，呼吸 40 次 / 分。血气分析：氧分压 59 mmHg，二氧化碳分压 30 mmHg，SpO_2 89%，遵医嘱改为

HFNC，氧流量 40 L/min，氧浓度 40%。经治疗后患者一般情况较前好转，高流量吸氧浓度下调后，指氧饱和度可维持在 96% 以上，遵医嘱调整为持续鼻导管吸氧 4 L/min，指氧饱和度波动在 96% ～ 99%。

转归 2020 年 2 月 18 日，患者符合《新型冠状病毒肺炎诊疗方案（试行第五版修正版）》，予以办理出院手续，并告知出院注意事项。

护理问题解析

1. 该患者发生了哪种类型呼吸衰竭？

患者胸闷、活动后气促，SpO_2 89%，心率 104 次 / 分，呼吸 40 次 / 分，氧分压 59 mmHg，二氧化碳分压 30 mmHg，属于Ⅰ型呼吸衰竭。

知识链接

呼吸衰竭的定义和分类

呼吸衰竭是指由于各种原因引起的肺通气和换气功能严重障碍，以致不能进行有效的气体交换，导致缺氧并伴有（或不伴）二氧化碳潴留，引起的一系列生理功能或代谢紊乱的临床综合征。呼吸衰竭临床上分为两种类型，Ⅰ型呼吸衰竭和Ⅱ型呼吸衰竭：Ⅰ型呼吸衰竭是单纯低氧型呼吸衰竭，不伴有二氧化碳潴留，主要由患者换气功能障碍所致；Ⅱ型呼吸衰竭是二氧化碳潴留型呼吸衰竭，同时伴有缺氧的症状，主要由患者通气功能障碍所致。

2. 患者从鼻导管吸氧改成HFNC的适应证是什么？禁忌证是什么？

（1）适应证：对于新冠肺炎患者，根据既往病毒性肺炎的救治经验，符合重型新冠肺炎诊断标准以上，可以考虑使用 HFNC。该患者持续鼻导管吸氧 3 L/min，出现间断胸闷、活动后气促，SpO_2 89%，遵医嘱改为 HFNC，氧流量 40 L/min，氧浓度 40%。

（2）禁忌证：①心搏呼吸骤停，需紧急气管插管行有创机械通气。②自主呼吸微弱，上呼吸道保护能力差。③重度的低氧性呼吸衰竭（$PaO_2/FiO_2 < 100$ mmHg），严重的通气功能障碍（$PaCO_2 > 5$ mmHg 并且 pH ＜ 7.25）。④上呼吸道梗阻，鼻面部创伤无法使用鼻塞。⑤拒绝使用 HFNC。

3. 如何规范使用高流量呼吸湿化治疗仪？

（1）使用前检查机器及管路是否连接正确，使用过程中注意观察参数（温度、流速及吸氧浓度）设置是否合理，并根据患者主观感受、生命体征及检验结果进行动态调整。建议使用一次性管路和鼻塞，专人专用，不建议常规更换，存在明显污染时须更换，鼻塞接头是否佩戴正确直接影响呼出气体的扩散距离，装置湿化罐中湿化用水须外接，湿化用水为灭菌蒸馏水，建议采用自动注水的湿化罐，如果应用非自动注水湿化罐，须定期及时补充以防温度过高。

（2）为减少气溶胶的扩散和飞沫的产生，建议在使用高流量呼吸湿化治疗仪时，按照开机→设置初始参数→戴鼻塞→送气的顺序进行操作；停止使用HFNC时，应先关机或者下调气体流量至零，再取下鼻塞。在使用或停止HFNC时，不能出现氧供的中断，可根据病情需要，预先准备好鼻导管吸氧、无创呼吸机或气管插管等所需装置。

（3）装置故障报警应及时排查处理，无法排除故障时及时更换机器或者改为其他呼吸支持方式。

（4）高流量装置使用完毕后，须先关闭氧气源后再关机，撤除的一次性管道、湿化罐及鼻塞接头按照医疗废物进行销毁，机器表面使用75%乙醇或含有效氯1 000 mg/L的消毒液进行擦拭消毒，使用特定的消毒管道进行机器内部环路消毒，并更换空气过滤棉片。

4. 患者由HFNC切换至持续鼻导管吸氧的依据是什么?

（1）高流量吸氧浓度不断下调，由70%→60%→40%，动脉血气分析氧合指数不断上升。

（2）高流量吸氧浓度下调后，指氧饱和度可维持在96%以上。

（3）经治疗后患者一般情况较前好转，未再出现发热、咳嗽、咳痰，各项炎症指标均降低，淋巴细胞升高等各项指标较前好转，体温正常。

5. 患者为什么会出现低钾血症?

低钾血症的原因如下。

（1）钾摄入减少。

（2）钾排出过多，经胃肠道失钾常见于严重腹泻、呕吐等伴有大量消化液丧失的患者。

（3）经肾失钾。①利尿药的长期连续使用或用量过多；②某些肾脏疾病；③肾上腺皮质激素过多；④远曲小管中不易重吸收的阴离子增多；⑤镁缺失；⑥碱中毒。

（4）细胞外钾向细胞内转移时，可发生低钾血症，但机体的含钾总量并不因此减少。

该患者因治疗新冠肺炎口服洛匹那韦利托那韦，出现腹泻不良反应，故考虑是经胃肠道钾排出过多而引起低血钾症。

6. 低钾血症的临床表现有哪些?

低钾血症主要表现为乏力，钾＜2.5 mmol/L 时表现为全身肌无力，甚至呼吸困难，严重者可窒息，部分患者伴有四肢麻木、肌肉疼痛。消化系统表现有恶心、呕吐、食欲减退、腹胀等。神经系统表现精神萎靡、反应迟钝，嗜睡，严重者出现昏睡等。心律失常早期患者出现心动过速、房性或室性期前收缩等，严重者可出现心室扑动、心室颤动，导致心搏骤停而死。

7. 患者低钾血症的护理措施有哪些?

（1）严密观察病情：加强对低钾血症患者生命体征、尿量和临床表现等情况的监测，及时向医生讲述患者情况和护理措施。低钾血症并不作为一种单独的疾病存在，常在原发病的基础上出现，在院内空气中病菌含量较多的环境中应注意预防感染。

（2）遵循补钾原则：遵医嘱给予枸橼酸钾口服，口服补钾是最安全的补钾方法，不能口服者可静脉补钾。静脉补钾需要遵循速度不过快、浓度不过高、见尿补钾的原则。补钾速度不宜过快、浓度不宜过高（≤ 0.3%），以免血钾浓度骤升导致高血钾而引起心搏骤停，每 24 小时尿量超过 400 mL 方可补钾。

（3）有效沟通：告知患者补钾药物可引起注射部位疼痛，适时安抚患者；对静脉滴注补钾用药的部位进行局部干预，如于穿刺部位上方 3 cm 处给予硫酸镁溶液局部湿热敷。

（4）实施心理护理干预：由于患者对相关的专业知识缺乏了解，且随着低血钾诱发的多种临床症状相继或同时出现，患者难免会出现持续性情绪低落、悲观心理，因此护理人员要加强与患者沟通，倾听患者内心感受与想法，帮助其解开心结、释放心理压力。

（5）健康教育与饮食指导：向患者尽可能详细地普及低钾血症和患者原发病的相关知识，以及生活和饮食上的注意事项，并推荐患者多吃一些富含钾的食物，如水果（如香蕉、橙子、草莓、柚子等）、淀粉类食物（如大豆、玉米、荞麦等）、海产品（如紫菜）。另外，如果需要口服补钾治疗的话，多喝水。

8. 该患者出院时，如何进行出院指导?

患者出院后仍须继续医学隔离 14 天。针对患者特点，制订如下方案：做好个人防护，勤洗手，戴口罩；少吃油腻食物，合理膳食搭配，适当进食含钾离子丰富的食物，限制蛋白质摄入量，患者体质较弱，以优质蛋白质为主，提高免疫力；每周至少 3 次中低强度的运动（如原地踏步、打太极拳、做健身操等），每次至少 30 分钟，以达到有氧运动为目标，运动后目标心率 =（220– 年龄）×

（60%~80%）；遵医嘱用药，定期复查；避免腹泻、电解质紊乱等发生，如有乏力、困倦等不适，随时就诊；规律作息，保持心情愉悦，经常与家庭成员谈心，倾诉内心，获得家庭成员支持。

第三节 新冠肺炎（危重型）患者护理案例解析

一、新冠肺炎合并急性呼吸窘迫综合征（ARDS）患者行无创正压通气护理案例解析

案例导入

一般资料 患者，男，79 岁。

流行病学史 其女儿因新冠肺炎入院治疗，发病前 14 天内与新型冠状病毒感染者（核酸检测阳性者）有接触史。

现病史 患者 17 天前无明显诱因出现咳嗽，无咳痰，无明显乏力及气短，无发热、腹痛、腹泻等症状，遂至某市人民医院检查，以疑似病例收治入院，留取咽拭子行新型冠状病毒核酸检测，结果回示阳性，确诊为新冠肺炎，给予抗病毒、抗感染等药物及对症治疗。2 月 17 日，患者发热，体温 38.2 ℃，伴咳嗽、胸闷症状加重，复查肺部 CT 提示肺部感染病变进展，为进一步治疗，以“新冠肺炎（危重型）”为诊断转入我院感染重症监护病房。

辅助检查 血常规检查示：白细胞 4.00×10^9/L，淋巴细胞计数 0.26×10^9/L，血小板 219×10^9/L。C 反应蛋白 26.4 mg/L。尿常规检查示：蛋白质（–），隐血（–），白细胞计数 2.70/ μL，红细胞计数 4.50/ μL。降钙素原定量 0.08 ng/mL，白蛋白 27.2 g/L，肌酐 42 μmol/L。胸部 CT 检查示：①双肺间质性炎症，符合新冠肺炎改变，请结合临床动态观察；②右下肺钙化灶。

临床诊断 ①新冠肺炎（危重型）；② ARDS；③慢性支气管炎；④低蛋白血症。

主要治疗 ①抗病毒治疗；②抗感染治疗；③抗肺孢子菌及真菌治疗；④急性循环衰竭辅助用药（维持循环稳定）；⑤化痰、扩张气道（支气管）；⑥抑酸护胃；⑦抗凝治疗；⑧免疫支持治疗；⑨镇痛镇静；⑩营养支持治疗；⑪无创正压通气治疗；⑫高流量氧疗；⑬俯卧位通气治疗；⑭气道管理。

诊疗经过

第 1 日：患者突发胸闷、呼吸急促，予以高流量氧疗，氧流量 40 L/min，氧浓度 45%，对症处理后患者症状稍缓解。

第 7 日：17：00 患者呼吸急促、费力，呼吸频次大于 30 次 / 分，氧合指数 135 mmHg，急性呼吸窘迫，立即加大氧疗支持力度，持续高流量氧疗，氧浓度 85%，氧流量 55 L/min，SpO_2 波动在 95% 左右。生命体征稳定后为患者行右锁骨下深静脉穿刺置管术，持续中心静脉压监测；行右桡动脉鞘管植入术，持续有创动脉压监测。

23：00 患者 SpO_2 有所上升，但呼吸次数仍大于 30 次 / 分，呼吸窘迫症状依然存在，经综合评估后由呼吸治疗师给予无创正压通气辅助呼吸（V60），S/T 模式，吸气相压力（IPAP）15 cmH_2O，呼气相压力（EPAP）6 cmH_2O，呼吸 15 次 / 分，FiO_2 50%，吸气时间（Ti）0.9 秒，随后患者呼吸窘迫症状逐渐缓解，呼吸频率较前下降。呼吸窘迫症状缓解后，患者出现无创正压通气不耐受，频繁呛咳，为防止胃肠胀气和方便进食，给予无创正压通气和高流量氧疗交替使用。高流量氧疗流量 50 L/min，FiO_2 50%，温度 37 ℃。

第 8 日：经专家会诊后，由呼吸治疗师予以患者无创正压通气联合俯卧位通气治疗，同时加强肺部物理治疗如气道湿化管理、体位引流、机械排痰等。

转归 患者在院期间 2 次新型冠状病毒核酸检测均为阴性（2 次采样间隔 24 小时以上），符合治愈标准，考虑新冠肺炎已治愈。

护理问题解析

1. ICU内如何防止气溶胶扩散？

（1）条件允许者采用负压病房进行隔离，执行所有操作和护理时医务人员须进行三级防护，存在飞沫和气溶胶接触时可佩戴动力送风过滤式呼吸器。

（2）行无创呼吸机辅助呼吸时，为防止气溶胶扩散，为患者首选正压头罩，其次选择无漏气孔的口鼻面罩；若条件有限不具备无漏气孔的口鼻面罩，允许使用有漏气孔的口鼻面罩，但应将漏气孔用胶带或棉签予以封闭，减少气溶胶污染周围环境，不建议使用鼻罩。同时应在无创呼吸机管路呼气阀与口鼻面罩之间安装具备过滤功能的呼吸过滤器。无创呼吸机辅助呼吸时应提前做好患者的健康宣教，教会患者用鼻吸气。无创正压通气参数设置应尽量保持压力在 15 cmH_2O 以下，因为无创正压通气时气溶胶随着压力的增加排放量也随之增加。同时减少非允许性漏气。

（3）加强呼吸机管道的消毒及保持鼻面罩的清洁：每日用 75% 乙醇擦拭无创呼吸机表面，面罩专人专用。对间歇辅助通气的患者，面罩不使用时要用保鲜袋套住，保鲜袋每日更换，当戴面罩时，先用 75% 乙醇擦拭。应定时更换呼吸机的过滤器。患者撤机后，将呼吸机管道用含有效氯 1 000 mg/L 的消毒液浸泡 30 分钟，以保证呼吸管道的清洁。

（4）建议应用一次性呼吸机管路，呼吸回路端口安装一次性呼吸过滤器。根据患者面部情况选择合适的面罩，避免漏气导致的飞沫喷溅。指导患者佩戴面罩呼吸时配合的方法，及时了解患者的不适，压力设置应当从低到高调节，逐步调整到目标值，提高人机配合度。

（5）超声检查探头须佩戴专用一次性保护套，也可使用无菌手套或一次性 PE（聚乙烯）手套代替超声探头保护套，一人一用，用后以 75% 乙醇擦拭消毒机器。

（6）床旁数字化 X 线检查时，应在暗盒上加盖一次性保护套再进行拍片操作，拍片结束后使用 75% 乙醇擦拭消毒机器。

（7）中心静脉置管时须采用正压防护措施，建议佩戴丁腈防护手套，所有锐器用后立即弃入锐器盒，牵引导丝须套回导丝固定槽内后丢弃，避免职业暴露。

（8）为患者进行皮肤清洁护理，基础护理做到“三短六洁”，鼓励患者主动活动，协助其小幅度翻身，固定管道预防脱管，皮肤薄弱处应用软枕，预防压疮，无创呼吸机辅助呼吸时预防面部皮肤机械性压力损伤。

2. 护理人员在行经HFNC操作时的注意事项有哪些？氧疗工具如何进行终末处置？

（1）注意事项：①建议卧位时将床头抬高（> 20°）；②选择小于鼻孔内径 50% 的鼻导管；③严密监测生命体征、呼吸运动及血气分析的变化，及时通知医生及呼吸治疗师调整氧疗参数；④舌后坠进行 HFNC 效果不佳者，可使用口咽通气道打开上气道，后将 HFNC 鼻塞与口咽通气道开口处连通，如不能改善，可考虑无创通气等其他呼吸支持方式；⑤避免湿化过度或湿化不足，密切观察气道分泌物性状变化，防止痰堵窒息等发生；⑥注意管路积水现象并及时处理，警惕冷凝水误入气道引起呛咳和误吸，保持患者鼻塞位置高度高于机器和管路水平；⑦如出现异常高温，应立即停机，避免灼伤气道；⑧建议最低流量不小于 15 L/min；⑨注意调节鼻塞固定松紧度，避免固定带过紧导致颜面部皮肤机械性压力损伤。

（2）终末处置：①使用一次性氧疗管道，一人一用，使用后管道以双层黄色包装袋盛装，鹅颈式封口，分层封扎，严禁挤压，并标明“新冠”字样，包装袋内外均喷洒含有效氯 1 000 mg/L 的消毒液，按医疗废物处理；②使用含有效氯 2 000 mg/L 的消毒液对高流量氧疗仪表面擦拭消毒，作用 30 分钟后，用清水擦拭干净；③更换高流量氧疗仪内过滤棉，一人一更换；④连接专用消毒管路，高温消毒 1 小时，进行彻底内部清洁消毒；⑤该高流量氧疗仪悬挂明确标识，仅限“确诊新冠肺炎患者”使用。

知识链接

HFNC 的适应证和优势

适应证：符合重型新冠肺炎诊断标准以上，可以考虑使用 HFNC。

优势：①提供稳定且高于普通鼻导管的吸入氧浓度，吸氧浓度不随患者呼吸状态的改变而改变，可满足患者自主呼吸的需要；②高流量气流可以达到或者超过患者主动吸气的最大吸气流速，减少吸气阻力和呼吸做功，降低氧耗；③可将气体加温至 37 ℃、湿化至 44 mg/L，减少呼吸窘迫患者热量和水分的消耗，使气道黏液纤毛功能保持在最佳状态，有利于分泌物的引流，减少肺部感染的发生；④高流量气流冲刷上气道无效腔，减少解剖学无效腔，改善患者通气；⑤高流量气流提供一定水平气道正压，具有开放肺泡、增加肺容积、改善通气等功能；⑥ HFNC 不需要完全封闭的回路，无明显面部压迫感，方便进食及交流，患者依从性高。

3. 患者行无创正压通气的适应证?

无创正压通气（non-invasive positive ventilation ，NIPV）是指不建立人工气道，采用面罩或鼻罩等进行呼吸支持的机械通气技术。它主要是起辅助通气泵功能，从而缓解呼吸肌疲劳，能有效地降低气道插管率，提高患者的舒适度，减少并发症的发生。NIPV 有可调的通气压力和呼气末正压（positive end-expiratory pressure， PEEP）， 不仅能提高氧合，且对受损肺的换气功能也有治疗作用，但应用要求非常高。适应证：接受 HFNC 或经面罩氧疗 1 ~ 2 小时氧合达不到治疗要求、呼吸窘迫无改善，或治疗过程中低氧血症和（或）呼吸窘迫加重，或氧合指数为 150 ~ 200 mmHg。

4. 无创正压通气患者的护理要点是什么?

（1）患者尽可能采取半卧位促进呼吸，协助患者进行适当的运动和活动；给予相关健康教育，提高患者理解、配合能力，避免紧张、焦虑和恐惧等异常心理反应；关注人机配合程度，如人机配合不良，表现为烦躁、呼吸状态差、生命体征无改善或恶化、呼吸机显示漏气明显等。

（2）对由于患者病情、呼吸回路、气源、参数设置不当等引起的报警及时处理。

（3）相关并发症与护理：①漏气：与留置鼻胃管，脸型，面罩性能、固定方式、固定程度，气道峰压等有关。②面部压伤：为减少压疮的发生，选择舒适性较好的面罩，保持面部清洁，必要时预防性使用减压贴。③胃肠胀气：根据患者情况选择合适的通气压和面罩，指导患者学会配合呼吸机进行呼吸。患者已留置胃管，一旦出现胃肠胀气，立即进行胃肠减压。④吸入性肺炎：预防吸入性肺炎，可抬高床头 30° ~ 45° ，半卧位，少食多餐，减少胃肠胀气。⑤呼吸机相关性肺损伤：合理设置通气压力。⑥口、咽部干燥：定时饮水，保持机体水平衡，对吸入气体进行合理的温湿化。⑦排痰障碍：鼓励患者主动咳嗽、咳痰，必要时用吸痰管吸痰。

5. 患者行无创正压通气过程中，营养如何评估实施?

（1）尽早运用营养筛查工具（NRS–2002）快速筛查评估。对于评分≥ 3 分者，给予口服营养补充（oral nutritional supplements，ONS）干预；对于初次评分＜ 3 分者，应在 1 ~ 2 天后再次进行评估，动态检测患者营养状况。

（2）每天检测生化、电解质指标，指导营养供给。鼓励患者经口进食，建议选择高热量、高蛋白、高维生素饮食，食物摄入多以瓜果蔬菜等清淡、易消化食物为主，鼓励患者多饮水、多运动，同时增加膳食纤维摄入，促进肠道蠕动，膳食搭配尽量做到多样化、营养均衡。经口进食量减少时，可留置鼻胃管或鼻肠管，给予管饲肠内营养制剂。

（3）无创正压通气时易引起患者胃肠胀气，饮食上减少产气性食物摄入，如豆浆等。无创通气时指导患者经鼻吸气，避免张口呼吸，减少胃肠胀气，必要时遵医嘱使用促进胃肠动力药物。无创通气前后 30 分钟，尽量避免饱餐，采取少量多餐，病情允许的患者进食期间采用半坐卧位，使胃内食物通过重力作用进入小肠，防止反流误吸。根据患者氧合情况，酌情更换无创通气为高流量氧疗。

（4）研究表明，对无创正压通气患者留置鼻胃管，不仅可以起到胃肠减压缓解腹胀的作用，还可以缩短无创通气时间及 ICU 住院时间，降低气管插管率和死亡率。因此，如患者腹胀严重，必要时可留置鼻胃管，接胃肠减压器，缓解患者由于正压通气带来的严重腹胀情况。

知识链接

2002 年欧洲肠外肠内营养学会推荐的营养风险筛查工具（NRS-2002）是一种简便易行、较客观的营养风险筛查方法，信效度较好。NRS-2002 包括初筛和最终筛查两个部分。

NRS-2002 初筛：询问患者近 3 个月进食情况、体重变化、活动能力、疾病、应激等情况，测量身高、体重，并计算 BMI 值，将筛选分数加总。判定标准：12 ~ 14 分，判定为正常营养状况；8 ~ 11 分，判定为有营养不良风险；0 ~ 7 分，判定为营养不良。

NRS-2002 最终筛查：① BMI 是否小于 18.5 kg/m^2；②过去 3 个月是否有体重下降；③过去 1 周摄食是否减少；④是否存在严重疾病。上述四个问题中任一问题回答为“是”，进入 NRS-2002 最终评定，根据患者近期体重及食物摄入变化、疾病及年龄（年龄大于 70 岁者评 1 分）进行评分。判定标准：总分≥ 3 分，判定为有营养不良风险，须制订营养支持计划。

知识链接

BMI 是国际上常用的衡量人体肥胖程度和是否健康的重要标准，主要用于统计分析。因此，BMI 通过人体体重和身高两个数值获得相对客观的参数，并用这个参数所处范围衡量身体质量。BMI= 体重（kg）/ 身高的平方（m^2）。

知识链接

ONS 是以特殊医学用途食品（配方）经口摄入，补充日常饮食的不足，适用于能经口进食且胃肠道结构及功能基本完整的营养不良或存在营养不良风险的患者。

6. 患者咳嗽、咳痰后应如何处置分泌物和周围环境？

（1）患者住单间负压病房，督促其日常佩戴口罩。指导咳嗽、咳痰时应用纸巾全封闭口鼻，使用过后的纸巾用含有效氯 2 000 mg/L 的消毒液均匀喷洒后按“新冠”医疗废物处理，减少气溶胶产生和聚集。发现痰迹立即用含有效氯 2 000 mg/L 的消毒液均匀喷洒，作用 60 分钟以上，然后擦净。

（2）病房每日使用含有效氯 2 000 mg/L 的消毒液对物体表面擦拭消毒 3 次，每日运用空气消毒机空气消毒 2 次，每次消毒 30 分钟。

7. 患者留置锁骨下中心静脉导管（CVC），如何预防导管相关性血流感染?

（1）医护人员三级防护时，存在操作不便性，操作前应全面评估，动作精准。

（2）护目镜要做防雾处理，以便提高观察穿刺点局部皮肤有无红、肿、热、痛、渗血及脓性分泌物等炎性反应时的视觉清晰度，班班测量导管外露长度并交接。

（3）导管部位敷料应用：

1）使用无菌纱布或无菌透明、半透明敷料覆盖置管部位。

2）若患者易出汗或置管部位有血液或组织液渗出，应选用纱布覆盖。

3）当敷料潮湿、松弛或可见污渍时，应及时更换。

4）短期 CVC 置管应每 2 天更换纱布敷料。

5）短期 CVC 置管应至少每 7 天更换透明敷料。

（4）手卫生与无菌操作：

1）在触摸置管部位前、后，以及置入、重置、触碰、护理导管及更换敷料前、后时，均应严格执行手卫生程序。在对置管部位进行消毒处理后，不应再触摸该部位，除非采用无菌操作。

2）在进行置管和护理操作时均须无菌操作。

3）进行周围静脉置管时，若对置管部位进行皮肤消毒后不再触碰该部位，则佩戴清洁手套即可。

4）进行动脉导管、中心静脉导管及中长周围静脉导管置管时，必须佩戴无菌手套。

5）更换敷料时，佩戴清洁或无菌手套。

（5）置管部位皮肤消毒：在进行中心静脉置管、周围动脉置管和更换敷料前，应用含氯己定浓度$>0.5\%$的乙醇溶液进行皮肤消毒。若患者对使用氯己定有禁忌，则可选用碘酊、聚维酮碘或 70% 乙醇。

（6）更换透明贴膜时，应严格执行手卫生，严格遵循无菌原则，采取 0° 或 180° 无张力拆除贴膜，同时防止导管脱出，消毒后更换无菌敷贴，妥善固定。

（7）每次给药前须确定导管在血管内，使用乙醇棉片用力擦拭接口至少 15 秒，用 0.9% 氯化钠注射液脉冲式冲洗导管。输注血液或血制品及完全肠外营养（TPN）、脂肪乳剂、甘露醇前后用 20 mL 0.9% 氯化钠注射液脉冲式冲管。

（8）输液结束后，正压封管：10 ~ 15 mL 肝素稀释液脉冲式封管，边推注边退针。为避免血液反流于导管末端，应在正压封管的瞬间关闭导管夹。

（9）怀疑导管相关性血流感染或静脉炎、导管故障及非计划的导管部分脱出时，均应及时拔出导管，必要时进行导管尖端及周围静脉血的微生物培养。

8. 中心静脉压（central venous pressure，CVP）监测过程中的护理要点有哪些？

（1）CVP 是上、下腔静脉进入右心房处的压力，通过上、下腔静脉或右心房内置管测得。正常值为 0.392 ~ 1.18 kPa（4 ~ 12 cmH_2O）。它反映右房压，是临床观察血流动力学的主要指标之一。

（2）有研究表明，新冠肺炎患者发生 ARDS 时，因为血管通透性增加等，易出现肺水肿，建议对于没有容量超负荷的患者进行保守的液体管理、实施血流动力学监测。有效的液体管理需要监测血容量变化，而 CVP 监测是血容量指标中血流动力学监测手段之一，监测血容量时要考虑血压的变化，以了解有效循环血容量和心功能。如果监测指标反映出机体血容量不足，在动脉压正常的情况下，应进一步输注液体以补液；如反映出右心功能不全，则应控制液体量的摄入。

CVP 和血压异常的原因及处理如表 4–3 所示。

表 4–3　CVP 和血压异常的原因及处理

CVP	BP	原因	处理原则
低	低	血容量严重不足	充分补液
低	正常	血容量不足	适当补液
高	低	心功能不全或血容量相对较多	给强心药，纠正酸中毒，舒张血管
高	正常	容量血管过度收缩	舒张血管
正常	低	心功能不全或血容量不足	补液试验

（3）监测时注意事项：①将压力传感器沿肢体长轴固定好，换能器位置与患者右心房在同一水平。咳嗽、吸痰、呕吐、躁动、抽搐均影响 CVP 值，应在安静后 10 ~ 15 分钟测量。健康人在仰卧位、俯卧位或直立位，其 CVP 值相差在 1 ~ 2 cmH_2O。当患者体位抬高时，换能器位置应与零点水平同高，重新校正零点。体位改变后测量 CVP 时重新测量零点数值，零点均在第 4 肋间与腋中线交点，减少因空间位置改变引起的零点定位误差对 CVP 值的影响。②保持测压管道通畅：应用监护仪持续监测 CVP 时，利用加压袋并保证加压袋压力处于 300 mmHg。③ CVP 管道应避开血管活性药物的静脉通路，以防测压时药物进入不均而引起血压变化。

知识链接

CVP监测在重症肺炎中的临床意义

CVP 监测、血流导向气囊导管监测及 PICCO 监测仪在临床中的应用，对于指导容量复苏、降低血管外肺水、改善预后有着重要意义。但是因血流导向气囊导管置入风险相对较大、PICCO 监测仪费用较高，在县市级医院及经济不发达地区开展困难。CVP 监测虽然影响因素较多，但依然是地方医院较理想的监测、指导临床的技术手段，具有以下临床意义。①有利于改善氧合：根据 CVP 监测结果，可以调整液体输注速度及量，并且可以利尿或在床旁血滤支持下降低 CVP，清除体内过多水分，减轻肺间质水肿，提高肺顺应性；②改善心功能：通过 CVP 监测，强化液体管理，降低血管外肺水，改善肺间质水肿，降低心脏前负荷，减少心脏做功，降低心脏氧耗，改善心肌血供；③有利于其他器官功能改善：根据 CVP 监测，指导液体入量及输注速度，减轻肺间质水肿，纠正肺淤血，尽快改善氧合，降低器官功能损害程度，改善预后，减少住院时间及降低费用。

9. 有创动脉血压监测护理与观察要点？

有创动脉压监测是一种经周围动脉插管手术后通过压力信号换能器对动脉血压（舒张压、收缩压及平均动脉压）进行动态监测的有创技术。与袖带血压监测相比，有创动脉压监测更能直观、准确地反映患者血压变化，并能随时对患者动脉血进行血气分析，是目前临床危重症患者血流动力学监测最为有效的方法。

（1）首次测压前要先调试监测仪零点，首先用 0.9% 氯化钠注射液冲洗导管，然后校正压力零点，调节压力换能器平齐于第 4 肋间腋中线水平。根据体位改变随时调整压力传感器的高度平齐右心房水平。

（2）观察动脉测压管的各个接头连接处是否旋紧，防止脱开或渗漏，并置于无菌治疗巾内，定时检查管道内有无气泡。

（3）应用加压袋使 0.9% 氯化钠注射液持续滴注，压力保持在 300 mmHg。

（4）观察动脉波形，出现异常、低钝、消失时，考虑动脉穿刺针处有打折或血栓堵塞现象。处理：揭开透明敷料，若动脉针打折，调至正常，消毒后更换敷贴。若冲洗时遇到阻力或怀疑套管针内有凝血块时，应先用注射器将凝血块抽出，确保穿刺针在血管内时再行冲洗，防止凝血块冲入动脉内。

（5）观察穿刺肢体的血运情况（有无肿胀及颜色、温度异常，敷贴松紧是否适宜），以免发生肢端坏死。观察动脉穿刺点的周围皮肤情况，如穿刺部位出现红、肿、热、渗出、流脓等感染迹象，应及时拔出导管。

（6）经动脉导管抽取血标本时严格执行无菌操作，肝素帽或正压接头被血污染时，及时更换，压力传感器常规 4 天更换一次。

（7）敷贴清洁、无渗血、无污染时每周更换 2 次，敷贴卷边、渗血、被污染时，随时更换。

（8）预防有创动脉血压监测的并发症：出血，局部血肿；导管滑脱；局部感染；导管堵塞；动脉栓塞，肢体坏死。

知识链接

艾伦试验 （Allen's test）

桡动脉穿刺之前评价桡动脉及其侧支循环是否通畅有可能减少因桡动脉穿刺造成的严重并发症。桡动脉解剖部位较浅，易触及，动脉相对固定，暴露容易，尺动脉侧支循环供血好，因此桡动脉是动脉血气分析最常用的动脉穿刺采血部位。选用桡动脉进行动脉穿刺采血前，应确认桡动脉与尺动脉均通畅，常用的评价方法是艾伦试验。

（1）操作方法：该试验通过检查者用手指阻断患者桡动脉和尺动脉血流使其手掌变白，然后放开阻断尺动脉血流的手指，观察患者手掌恢复正常颜色的时间以判断尺动脉循环状况。

（2）操作步骤：

1）抬高上肢，检查者用手指同时压迫患者桡动脉和尺动脉以阻断血流。

2）让患者做放松、握拳动作数次，待静脉充分回流后将手伸展，此时手掌肤色发白。

3）放平上肢，操作者手指松开，解除对尺动脉的压迫，观察患者手部颜色恢复情况：恢复时间 0 ~ 6 秒，表示尺动脉侧支循环良好；7 ~ 14 秒属可疑；≥ 15 秒属尺动脉侧支循环不良，禁止选用桡动脉穿刺置管。

10. 如何对ICU患者进行心理护理？

患者在 ICU 住院期间，心理护理不容忽视。

（1）科学评估：入院时护理人员应筛查患者心理状态，针对性给予干预措施，必要时请心理医学科医生会诊，对患者进行心理疏导。

（2）加强护患沟通：护理人员根据患者自身的基本情况，采用鼓励、倾听、抚触等沟通方式建立良好的护患关系，及时发现并疏导患者的各种不良心理情绪。采用正向诱导、音乐疗法等方法帮助患者转移注意力，建立战胜疾病的良好心态（例如，患者是一位老党员且有从军经历，护理人员从患者峥嵘岁月聊起打开心扉），从而缓解压力和转移注意力。

（3）提供人性化、舒适化的护理服务：ICU 患者病情较重，各种医疗器械报警频繁，可能增加患者心理压力。在条件允许下给予单间隔离治疗，可遵医嘱夜间应用小剂量镇静药物，保证患者充足睡眠。按照患者意愿搭配一日三餐，24 小时床旁专人照护。

（4）家属支持：新冠肺炎患者需采取隔离治疗，家属不能陪伴。根据患者病情通过电话、语音及视频等现代通信手段，帮助其建立与家属的交流和沟通，增强患者的安全感，改善患者心理状态。

住院患者心理状态初筛他评量表如何计分?

住院患者心理状态初筛他评量表（表 4–4）采用 5 级评分法计分，分别是：①无：从来没有记 0 分；②轻度：很少有记 1 分；③中度：有时有，记 2 分；④重度：较多时间有记 3 分；⑤极重度：总是有记 4 分。分数越高，表明患者的情绪反应程度越高。

表 4–4　住院患者心理状态初筛他评量表

<table>
<tr><th>序号</th><th>项目</th><th>评分标准</th><th>无</th><th>轻度</th><th>中度</th><th>重度</th><th>极重度</th></tr>
<tr><td rowspan="5">1</td><td rowspan="5">抑郁情绪</td><td>0. 未出现</td><td rowspan="5">0</td><td rowspan="5">1</td><td rowspan="5">2</td><td rowspan="5">3</td><td rowspan="5">4</td></tr>
<tr><td>1. 只在问到时才诉述</td></tr>
<tr><td>2. 在访谈中自发地描述</td></tr>
<tr><td>3. 不用言语也可以从表情、姿势、声音或欲哭中流露出这种情绪</td></tr>
<tr><td>4. 病人的自发言语和非语言表达（表情，动作）几乎完全表现为这种情绪</td></tr>
<tr><td rowspan="5">2</td><td rowspan="5">有罪感</td><td>0. 未出现</td><td rowspan="5">0</td><td rowspan="5">1</td><td rowspan="5">2</td><td rowspan="5">3</td><td rowspan="5">4</td></tr>
<tr><td>1. 责备自己，感到自己已连累他人</td></tr>
<tr><td>2. 认为自己犯了罪，或反复思考以往的过失和错误</td></tr>
<tr><td>3. 认为疾病是对自己错误的惩罚，或有罪恶妄想</td></tr>
<tr><td>4. 罪恶妄想伴有指责或威胁性幻想</td></tr>
<tr><td rowspan="5">3</td><td rowspan="5">自杀</td><td>0. 未出现</td><td rowspan="5">0</td><td rowspan="5">1</td><td rowspan="5">2</td><td rowspan="5">3</td><td rowspan="5">4</td></tr>
<tr><td>1. 觉得活着没有意义</td></tr>
<tr><td>2. 希望自己已经死去，或常想与死亡有关的事</td></tr>
<tr><td>3. 消极观念（自杀念头）</td></tr>
<tr><td>4. 有严重自杀行为</td></tr>
</table>

续表

<table>
<tr><th>序号</th><th>项目</th><th>评分标准</th><th>无</th><th>轻度</th><th>中度</th><th>重度</th><th>极重度</th></tr>
<tr><td rowspan="3">4</td><td rowspan="3">入睡困难</td><td>0. 入睡无困难</td><td rowspan="3">0</td><td rowspan="3">1</td><td rowspan="3">2</td><td rowspan="3"></td><td rowspan="3"></td></tr>
<tr><td>1. 主诉入睡困难，上床半小时后仍不能入睡（要注意平时病人入睡的时间）</td></tr>
<tr><td>2. 主诉每晚均有入睡困难</td></tr>
<tr><td rowspan="3">5</td><td rowspan="3">睡眠不深</td><td>0. 未出现</td><td rowspan="3">0</td><td rowspan="3">1</td><td rowspan="3">2</td><td rowspan="3"></td><td rowspan="3"></td></tr>
<tr><td>1. 睡眠浅、多噩梦</td></tr>
<tr><td>2. 半夜（晚 12 点钟以前）曾醒来（不包括上厕所）</td></tr>
<tr><td rowspan="3">6</td><td rowspan="3">早醒</td><td>0. 未出现</td><td rowspan="3">0</td><td rowspan="3">1</td><td rowspan="3">2</td><td rowspan="3"></td><td rowspan="3"></td></tr>
<tr><td>1. 有早醒，比平时早醒 1 小时， 但能重新入睡</td></tr>
<tr><td>2. 早醒后无法重新入睡</td></tr>
<tr><td rowspan="5">7</td><td rowspan="5">工作和兴趣</td><td>0. 未出现</td><td rowspan="5">0</td><td rowspan="5">1</td><td rowspan="5">2</td><td rowspan="5">3</td><td rowspan="5">4</td></tr>
<tr><td>1. 提问时才诉说</td></tr>
<tr><td>2. 自发地直接或间接表达对活动、工作或学习失去兴趣，如感到没精打采，犹豫不决，不能坚持或须强迫自己去工作或劳动</td></tr>
<tr><td>3. 病室劳动或娱乐不满 3 小时</td></tr>
<tr><td>4. 因疾病而停止工作，住院患者不参加任何活动或者没有他人帮助便不能完成病室日常事务</td></tr>
<tr><td rowspan="5">8</td><td rowspan="5">迟缓</td><td>0. 思维和语言正常</td><td rowspan="5">0</td><td rowspan="5">1</td><td rowspan="5">2</td><td rowspan="5">3</td><td rowspan="5">4</td></tr>
<tr><td>1. 精神检查中发现轻度迟缓</td></tr>
<tr><td>2. 精神检查中发现明显迟缓</td></tr>
<tr><td>3. 精神检查进行困难</td></tr>
<tr><td>4. 完全不能回答问题（木僵）</td></tr>
<tr><td rowspan="5">9</td><td rowspan="5">激越</td><td>0. 未出现异常</td><td rowspan="5">0</td><td rowspan="5">1</td><td rowspan="5">2</td><td rowspan="5">3</td><td rowspan="5">4</td></tr>
<tr><td>1. 检查时有些心神不定</td></tr>
<tr><td>2. 明显心神不定或小动作多</td></tr>
<tr><td>3. 不能静坐，检查中曾起立</td></tr>
<tr><td>4. 搓手，咬手指、头发，咬嘴唇</td></tr>
</table>

续表

序号	项目	评分标准	无	轻度	中度	重度	极重度
10	精神焦虑	0. 无异常 1. 问及时诉说 2. 自发地表达 3. 表情和言谈流露出明显忧虑 4. 明显惊恐	0	1	2	3	4
11	躯体性焦虑	指焦虑的生理症状，包括口干、腹胀、腹泻、打呃、腹绞痛、心悸、头痛、过度换气和叹息以及尿频和出汗等 0. 未出现 1. 轻度 2. 中度，有肯定的上述症状 3. 重度，上述症状严重，影响生活或需要处理 4. 严重影响生活和活动	0	1	2	3	4
12	胃肠道症状	0. 未出现 1. 食欲减退，但不需他人鼓励便自行进食 2. 进食需他人催促或请求和需要应用泻药或助消化药	0	1	2		
13	全身症状	0. 未出现 1. 四肢、背部或颈部沉重感，背痛、头痛、肌肉疼痛、全身乏力或疲倦 2. 症状明显	0	1	2		
14	性症状	指性欲减退、月经紊乱等 0. 无异常 1. 轻度 2. 重度 不能肯定，或该项对被评者不适合（不计入总分）	0	1	2		
15	疑病	0. 未出现 1. 对身体过分关注 2. 反复考虑健康问题 3. 有疑病妄想，并常因疑病而去就诊 4. 伴幻觉的疑病妄想	0	1	2	3	4

续表

序号	项目	评分标准	无	轻度	中度	重度	极重度
		按 A 或 B 评定					
		A. 按病史评定：					
		0. 不减轻					
		1. 患者述可能有体重减轻					
16	体重减轻	2. 肯定体重减轻	0	1	2		
		B. 按体重记录评定：					
		0. 一周内体重减轻 1 斤以内					
		1. 一周内体重减轻超过 0.5kg					
		2. 一周内体重减轻超过 1kg					
		0. 知道自己有病，表现为忧郁					
17	自知力	1. 知道自己有病，但归咎伙食太差、环境问题、工作过忙、病毒感染或需要休息	0	1	2		
		2 . 完全否认有病					
	总分						

11. 对于神志清楚的ICU患者，健康宣教内容包括哪些方面？

（1）介绍环境、管理制度、基本病情、用药情况等。

（2）指导患者配合进行无创正压辅助通气，避免说话和吞咽动作，减少胃肠道胀气。

（3）指导患者有效咳嗽、咳痰，加强呼吸功能锻炼。

（4）合理安排饮食、保证营养供给。

（5）加强患者主观能动性，指导其行床上主动活动、踝泵运动等科学康复功能锻炼等，预防卧床后相关并发症。

知识链接

正确咳嗽、咳痰方法

患者取端坐位，身体略倾，缓慢深吸气，屏气几秒，然后进行爆发式短促有力的咳嗽，连咳 3 声，咳嗽时腹肌内缩，或用手按压上腹部帮助咳嗽。缓慢吸气，重复以上动作，连做 2 ~ 3 次后休息或正常呼吸几次再重新开始。

12. 对患者床单位如何做好终末处理?

（1）将使用后的床单、被褥等床上用品置于双层红色水溶性垃圾袋内，鹅颈式封口，最外层粘贴“新冠”标识后送洗。

（2）病房墙面、地面均采用含有效氯 1 000mg/L 的消毒液或 500 mg/L 的二氧化氯消毒液擦拭或喷洒消毒，消毒分别由外向内、由内向外各喷洒 1 次，喷药量为 100 ~ 300 mL/m^2，消毒作用时间不少于 30 分钟。

（3）床旁使用黄色抹布，用含有效氯 1 000 mg/L 的消毒液浸泡后擦拭医务人员高频接触物（输液架、吊塔、床头设备带、病房窗台、病床、床垫、床栏、床头桌、橱柜、氧气盒、按钮开关、床头设备、储物柜内外及病房其他设备）表面，作用 30 分钟后用清水擦拭。抹布要做到一床一用一消毒。不应将使用后或污染的抹布、地巾重复浸泡至使用中的清水、清洁剂和消毒液中。

（4）采用智能消毒机器人选用模式 2 7.5% 过氧化氢（单过氧化氢模式）1 小时加 7.5% 过氧化氢（紫外线加过氧化氢双模式）20 分钟或选用模式 3 35% 过氧化氢（单过氧化氢模式）15 分钟加 35% 过氧化氢（紫外线加过氧化氢双模式）15 分钟，消毒结束静置 2 小时后人员方可进入。

（5）更换负压病房回风口过滤网，并用消毒抹布擦拭回风口内表面。

知识链接

智能消毒机器人的特点、消毒模式和方法

1. 智能消毒机器人的特点

（1）拥有自主导航技术且自主移动，能识别环境内的物品，达到自主避障；配备消毒管理软件，自动根据空间面积计算消毒时间，并自主围绕消毒目标进行 360° 无死角消毒，消毒过程量化管理；机器人全程智能操作，人机分离，减少了医护人员职业暴露，降低了医务人员感染风险。

（2）集超干雾化过氧化氢、紫外线消毒、等离子空气过滤等消毒方式，可以满足疫情需要，做好环境物表、流动空气 6 个对数以上的杀灭效果。可以对环境物表（光滑表面、粗糙多孔表面）的芽孢及各种多重耐药菌完全达到高水平消毒要求的 99.999 9% 杀灭效果。

（3）可以携带红外、超声、激光雷达、语音模块、体感摄像头和平板显示等多种传感器和其他附件，可方便地实现自主导航、自主避障、同步定位与建图、人机交互和无线视频图像传输等功能。

2. 智能消毒机器人的消毒模式

（1）模式 1：3% 过氧化氢（单过氧化氢模式）1 小时（有人的情况

下使用）。

（2）模式2：7.5%过氧化氢（单过氧化氢模式）1小时加7.5%过氧化氢（紫外线加过氧化氢双模式）20分钟（无人的情况下使用）。

首先下1小时7.5%过氧化氢单模式消毒任务，再下20分钟双模式消毒任务。

（3）模式3：35%过氧化氢（单过氧化氢模式）15分钟加35%过氧化氢（紫外线加过氧化氢双模式）15分钟（无人的情况下使用）。

首先下15分钟35%过氧化氢单模式消毒任务，再下15分钟双模式消毒任务。

3. 不同环境的消毒方法

外走廊：使用模式1每天消毒2次，推荐设置3个消毒点（可根据空间大小设定），每个点位30分钟。

医生办公室：使用模式1消毒30分钟，每天1次。无人情况下，建议每周使用模式2进行高水平消毒1次，消毒结束后静置2小时后人员可以进入（其间人员可以短暂进入，但不要长时间停留）。

污物间、护士站：使用模式1消毒1小时，每天1次。

隔离病房：转移腾空房间后使用模式2或模式3消毒，消毒结束后静置2小时后人员可以进入（其间人员可以短暂进入，但不要长时间停留）。

房间大小以15～20 m^2 为参考，若房间空间较大，可适当延长消毒时间。

二、新冠肺炎合并ARDS患者行俯卧位通气护理案例解析

案例导入

一般资料 患者，女，67岁。

流行病学史 2020年1月21日外出旅游，同行者3人，其中1人从疫区返乡。

现病史 21天前受凉后出现发热、咳嗽，体温最高38.5 ℃，伴畏寒、肌肉酸痛、乏力，无胸闷、胸痛、头晕、呼吸困难等，到“某市人民医院”就诊，胸部CT检查示“肺部感染，右下肺结节状钙化灶”，20天前新型冠状病毒核酸检测结果阳性，确诊为“新冠肺炎”，给予抗病毒、抗感染等治疗。16天前患者出现呼吸困难、口唇发绀，血压87/49 mmHg，血氧饱和度85%，行气管插管、呼吸机辅助呼吸，当日转入感染科。2月18日，患者因血压不稳定，呼吸快、呼吸费力，脱机困难，为进一步治疗收入我院感染科ICU，入院诊断：①新冠肺炎（危重型）；②呼吸衰竭；③2型糖尿病。

辅助检查 血常规检查示：白细胞计数 3.10×10^9/L，淋巴细胞计数 $0.87 \times$

10^9/L，淋巴细胞百分比 28%。C 反应蛋白 74.2 mg/L，降钙素原定量 29.72 ng/mL。凝血功能检查示：凝血酶原时间 10.3 秒，活化部分凝血活酶时间 20.70 秒，凝血酶时间 13.8 秒，纤维蛋白原降解产物 11.30 μg/mL，D- 二聚体 2.16 μg/mL。心梗定量示：肌钙蛋白 15 ng/L；前体 B 型钠尿肽测定 8 020 ng/L。尿常规检查示：蛋白质（+++），隐血（++），红细胞计数 60.40/μL，红细胞（高倍视野）10.87/HPF。彩超检查示：双下肢静脉未发现血栓。

临床诊断 ①新型冠状病毒肺炎（危重型）；②重症肺炎；③重度 ARDS；④血流感染，感染性休克；⑤心力衰竭，心源性休克；⑥ 2 型糖尿病。

主要治疗 ①抗病毒治疗；②抗感染治疗；③抗休克治疗；④预防血栓治疗；⑤免疫力调节；⑥营养支持治疗；⑦镇痛镇静；⑧雾化排痰治疗；⑨中药辅助治疗。

诊疗经过

第 1 日 20：21，患者呈镇静状态，院外带入气管插管，持续呼吸机辅助呼吸。通气模式为压力控制通气（PCV），压力控制（pressure control，PC）12 cmH_2O，PEEP 6 cmH_2O，FiO_2 50%，SpO_2 92%，氧合指数＜ 150 mmHg。完善相关检查。

第 2 日 09：00，持续呼吸机辅助呼吸，测定呼吸力学参数，同时给予化痰平喘，加强机械排痰等肺部物理治疗，促进肺功能恢复。入院化验前体 B 型钠尿肽明显升高，血压下降，给予升压药物调节；考虑存在心源性休克，限制液体速度，做好容量管理。静脉血栓形成危险度评分为 9 分，深部静脉血栓形成风险极高危，给予抗凝药物治疗（每 12 小时一次），气压治疗（每 8 小时一次），预防下肢深静脉血栓。

患者院外带入左侧锁骨下静脉穿刺置管处红肿，导管血培养显示鲍曼不动杆菌感染，考虑导管相关性血流感染，给予拔除左侧锁骨下中心静脉置管。后行右锁骨下中心静脉穿刺置管术，并持续监测 CVP。

入院第 6 日，持续呼吸机辅助呼吸。通气模式为 PCV，PC 14 cmH_2O，PEEP 6 ~ 10 cmH_2O，FiO_2 50%，氧合指数 135 mmHg，呼吸窘迫。

第 7 日至第 16 日，患者肺顺应性下降，氧合指数下降，遵医嘱每日行俯卧位通气 10 ~ 16 小时，并给予机械排痰治疗，每 8 小时一次，适时调节呼吸机支持参数。每日评估患者胸片情况、咳嗽能力、肺部顺应性、肺通气功能，较前稍改善。

转归 患者 2 月 22 日、23 日连续 2 次新型冠状病毒核酸检测阴性（2 次采样时间间隔超过 24 小时），符合《新型冠状病毒肺炎诊疗方案（试行第六版）》出院标准，3 月 4 日 12：00 办理出院。

护理问题解析

1. 该患者诊断为ARDS的依据是什么?

2012 柏林定义：①明确诱因下 1 周内出现的急性或进展性呼吸困难。②胸片或 CT 检查显示双肺浸润影，不能完全用胸腔积液、肺叶 / 全肺不张和结节影解释。③呼吸衰竭不能完全用心力衰竭和液体负荷过重解释；④低氧血症：根据 PaO_2/FiO_2 确立 ARDS 诊断，并分为轻度、中度、重度三种。轻度：200 mmHg < PaO_2/FiO_2 ≤ 300 mmHg；中度：100 mmHg < PaO_2/FiO_2 ≤ 200 mmHg；重度：PaO_2/FiO_2 ≤ 100 mmHg。需要注意的是，氧合指数中 PaO_2 监测都是在机械通气参数 PEEP/CPAP（持续气道正压）不低于 5 cmH_2O 条件下测得的。

该患者在发病 1 周后出现低氧血症，呼吸困难，快速进展为 ARDS。患者呼吸频率> 25 次 / 分，呼吸费力，给予有创机械通气：模式为 PCV，PC 12 cmH_2O，PEEP 6 cmH_2O，FiO_2 50%。血气分析结果：PaO_2 65 mmHg，PaO_2/FiO_2：130 mmHg。临床表现进展性呼吸困难，影像学 X 片（第 1 日）双肺弥漫片状密度增高影，根据 ARDS 2012 柏林定义，符合 ARDS 诊断标准。

2. 新冠肺炎患者气管插管后如何留取痰标本?

（1）新冠肺炎患者气管插管后留取痰标本的基本原则：尽可能防止气溶胶颗粒在空气中弥散，控制患者的痰液和病毒的播散。

（2）双人着三级防护，共同操作留取痰标本。

（3）留取痰标本前给予患者 3 分钟纯氧，然后将呼吸机调至待机模式，断开人工气道与呼吸机延长管。

（4）将呼吸机延长管末端置于灭菌纸上，将痰液收集器插入人工气道至适宜深度，抽取痰液后，将痰液收集器与吸引器分离，弃去尾部并旋紧盖子。

（5）注意在断开呼吸机接头处时为防止气溶胶喷至面屏，可将患者头部适当抬高并向对侧倾斜 5°。

（6）送检要求：

1）将密闭后的标本装入一次性透明密封标本袋（大小合适、有生物安全标识），每袋装 1 份标本。用含有效氯 2 000 mg/L 的消毒液喷洒密封袋表面，再装入第 2 层密封袋中，再用含有效氯 2 000 mg/L 的消毒液喷洒密封袋表面。交付转运人员密闭转运。

2）尽快送检，至少保证 2 小时之内送至临床微生物实验室。

3）安全防护：放标本的容器必须防漏，禁止将渗漏的标本送至临床微生物实验室。

3. 新冠肺炎危重型患者如何进行早期肺康复锻炼？肺康复锻炼时的观察要点有哪些？

新冠肺炎危重型患者，如果救治时间较长，患者卧床过久、缺乏活动，不仅容易产生压疮、下肢静脉血栓、体位性低血压、肌肉萎缩、骨质疏松等并发症，也不利于肺炎导致的呼吸系统、循环系统乃至全身功能的恢复。因此，新冠肺炎病情稳定的患者，应当早期采用恰当、缓和的康复干预，预防并发症，促进患者心肺功能和体能的恢复。

整个康复训练过程中应遵循安全第一，循序渐进，呼吸训练和肢体运动相整合。

操作方法：

（1）呼吸肌力耐力训练：逐步下调呼吸机辅助参数，增加呼吸机触发灵敏度，增加患者呼吸做功。

（2）平静呼吸训练：放松肩部、颈部肌肉，保持呼吸舒缓。经鼻缓慢吸气，经口缓慢呼气。一手放置于胸前，另一手放置于腹部，感受呼吸时胸廓和腹部均匀起伏。逐步调整吸气和呼气的时长比例至 1 ∶ 2。若患者调整较难，不宜操之过急。

（3）腹式呼吸训练：增加呼吸通气量，增加膈肌活动度。保持放松卧位或半卧位，双手十指交叉，掌心向下放于肚脐上方，使手感受到呼吸的起伏。经鼻缓缓吸气，吸气时保持肩部和胸廓的放松，仅腹部随着吸气而隆起；经口（缩唇，小口）缓慢呼气，腹部随之下沉。吸气和呼气的比例为 1 ∶ 2。若出现反常呼吸，须耐心教导。

（4）上肢运动：维持上肢和肩的活动，促进胸廓相关肌肉活动。方法：①双上肢前上举：保持放松卧位或半卧位，协助患者双臂从身体两侧向前上方缓慢举起（吸气），然后缓慢放下到身体两侧（呼气）。②双上肢侧上举：协助患者双臂从身体两侧向侧上方缓慢举起（吸气），然后缓慢放下到身体两侧（呼气）。

（5）下肢运动：目的包括维持下肢和髋的活动，促进下肢循环，防止压疮和下肢静脉血栓。方法：①踝泵运动：保持放松仰卧位或半卧位，双下肢放松伸展，缓缓勾起脚尖（踝背伸），尽力使脚尖朝向自己头部，至最大限度后保持 5 ~ 10 秒，然后缓缓下压患者脚尖（踝跖屈），至最大限度后保持 5 ~ 10 秒，放松。6 次 1 组，共 1 组。休息 15 秒。②直腿抬高训练：膝关节尽量伸直，股四头肌收紧，踝关节尽量背伸，缓慢抬起单个下肢，到最高处保持 5 ~ 10 秒，然后缓缓放下。换另一条腿重复同样动作。左右交替算 1 次，6 次 1 组，共 1 组。

肺康复锻炼时观察要点包括：

（1）密切观察患者生命体征、呼吸机波形及患者呼吸型态，若出现呼吸费力，心率、血压、血氧饱和度异常，立即调整呼吸机参数，降低患者呼吸做功。

（2）患者携带管道线路较多，被动活动过程中应注意妥善固定管道。

（3）每日评估，关注被动运动到主动运动的切换。

（4）患者主动运动过程中易疲劳，密切观察患者全身反应。

（5）操作规范，动作到位。

4. 新冠肺炎患者机械深度排痰操作的注意事项有哪些?

有学者从新冠肺炎的死亡患者尸检中发现，此类患者肺部损伤明显，肺肉眼观呈斑片状，可见灰白色病灶及暗红色出血，触之质韧，失去肺固有的海绵感。切面可见大量黏稠的分泌物从肺泡内溢出，并可见纤维条索。机械排痰仪可代替手工叩拍与震动，以促进痰液松动及中央大气道移动，对深部和浅层痰液的排出均有效果。机械深度排痰操作的注意事项如下。

（1）机械排痰前 1 小时停止鼻饲，以防发生反流。

（2）遵医嘱在排痰 15 ~ 20 分钟前，给予患者雾化吸入，以稀释痰液。

（3）机械排痰前，查看患者肺部影像学资料或行床旁彩超，评估肺部痰液位置。

（4）排痰顺序：由小气道向主气道方向进行。由外向内，由下往上（下肺）、由上往下（上肺）治疗患者胸部。

（5）根据患者的病情、体格、耐受程度，选择合适的振幅（15 ~ 30 Hz），一般不超过 30 Hz。重点治疗痰液位置，先叩拍 3~5 分钟，再震动 3~5 分钟。

（6）排痰时，密切观察患者的主观感受，如是否呼吸困难及精神状况；呼吸动度、频率、节律，是否存在胸腹矛盾运动、辅助呼吸肌参与；血流动力学情况，如心率、血压等；氧合状况，如口唇及皮肤颜色、SpO_2 等。

（7）评价患者的主观感受，呼吸困难是否有所改善；胸腹矛盾运动、辅助呼吸肌参与是否减轻；呼吸力学指数是否有所改善。给予患者密闭式吸痰，并记录痰量和性状，排痰前后的血气分析、胸部 X 片。休息 30 分钟后，再进行其他操作。

（8）机器一人一用一消毒，用 75% 乙醇擦拭后晾干备用。

知识链接

机械深度排痰的适应证和禁忌证

适应证：气道痰液过多、过于黏稠、咳痰无力；慢性阻塞性肺疾病急性加重、肺不张、肺部感染；支气管扩张、囊性肺纤维化伴大量咳痰；年老体弱、长期卧床；外科手术后，疼痛引起深呼吸、咳嗽困难。

禁忌证：皮肤及皮下感染、肺部肿瘤（包括肋骨及脊柱的肿瘤）、肺结核、气胸及胸壁疾病、肺脓肿、凝血机制异常的患者，肺部血栓、肺出血及咯血、急性心肌梗死、心内血栓、房颤不能耐受震动的患者等禁止实施机械排痰。

5. 患者长期卧床，如何预防ICU获得性衰弱（ICU acquired weakness，ICU-AW）？

（1）机械通气患者尽早开始活动，可以采取四级活动方案，即根据患者意识、RASS 评分和肌力进行锻炼。早期循序渐进运动（early progressive exercise，EPE）是由少到多、由简单到复杂的序贯运动策略，即患者反应差或无反应时行翻身与四肢被动运动；患者意识恢复后实施辅助运动与独立主动训练相结合的运动；患者能完全配合时，行床上活动，反复练习自行进食、穿衣、脱衣及独立洗漱等动作；在病情和体力允许的情况下，行坐于床旁、从床上转到凳子上、步态锻炼、独立行走等主动运动训练，能有效改善 ICU 患者的独立功能状态，包括独立生活功能、独立站立和独立行走能力。

（2）机械通气患者避免不必要的肌肉松弛药应用，避免过度镇静、休息与制动。

（3）适时调整呼吸机模式，减少呼吸机依赖的发生。

（4）积极控制脓毒症和防止多器官功能衰竭。

（5）减少皮质类固醇使用剂量。

（6）适当的血糖控制。

（7）缩短在 ICU 的停留时间。

知识链接

ICU-AW 是 ICU 患者常见的获得性神经肌肉功能障碍，文献报道在 ICU 患者中该病发病率为 25% ~ 100%，是 ICU 较为严重的并发症之一。ICU-AW 不仅会延长患者 ICU 机械通气时间和住院时间，增加医疗费用，还严重影响患者的远期生活质量及预后，已经引起国内外学者的广泛关注。目前 ICU-AW 尚无有效的治疗方法，关键在于早期预防，需要医生、护士、物理治疗师、康复师、呼吸治疗师等多学科团队合作。

ICU-AW 的特征是对称性的四肢无力，肢体近端肌肉（如肩部和髋部）受累较远端更为显著，而面部肌和眼外肌较少累及，还会累及呼吸肌，多发生于机械通气患者。临床表现为脱机困难、轻瘫或四肢瘫、反射减少和肌萎缩。

6. 卧床患者如何预防下肢深静脉血栓形成?

（1）风险评估：卧床患者入院 24 小时内，以及住院期间转科、治疗方案或病情变化时，需要对其进行深静脉血栓形成（DVT）风险评估。评估工具建议使用 Caprini 血栓风险评估表。

（2）预防措施：对卧床患者需要常规进行 DVT 预防，根据 DVT 风险评估结果选择预防措施。参照 Caprini 血栓风险评估表的结果，建议低危患者采取基本预防；中危患者采取基本预防和物理预防，并根据病情需要遵医嘱采取药物预防；高危和极高危患者在病情允许的情况下，三种预防方法联合使用。

1）基本预防：①宣教预防知识：在病情允许的情况下，给予患者多饮水，避免血液浓缩；②给予患者被动训练，如踝泵运动、股四头肌功能锻炼等；③不宜在下肢进行静脉穿刺；④避免在膝下垫硬枕和过度屈髋，可抬高患肢，促进静脉回流；⑤定时评估患者双下肢情况，发现肿胀、疼痛、皮肤温度和色泽变化及感觉异常等，及时通知医生并处理。

2）物理预防：物理预防是预防 DVT 发生的重要措施之一，主要包括使用梯度压力袜（又名“弹力袜”，graduated compression stocking，GCS）、间歇充气加压装置（intermittent pneumatic compression，IPC）和静脉足底泵（venous foot pump，VFP）。①使用梯度压力袜。使用前根据产品说明书测量患者下肢尺寸，选择合适型号的 GCS；使用期间，定时检查 GCS 穿着是否正确及下肢皮肤情况，发现异常及时与医生沟通并处理。②使用间歇充气加压装置或静脉足底泵。遵医嘱正确使用设备，使用时注意调节腿套 / 足套至合适松紧度。同时加强巡视，注意观察患者下肢皮肤情况，了解患者感受。若有任何不适，及时通知医生。

应用物理预防前应常规筛查禁忌证，如患者存在下列情况，禁用或慎用物理预防措施：充血性心力衰竭、肺水肿或下肢严重水肿；下肢 DVT 形成、肺栓塞发生或血栓（性）静脉炎；下肢局部异常（如皮炎、坏疽、近期接受皮肤移植手术）；下肢血管严重动脉硬化或狭窄、其他缺血性血管病（糖尿病性等）及下肢严重畸形等。

3）药物预防：常用预防药物包括普通肝素、低分子肝素、Xa 因子抑制剂、维生素 K 拮抗剂等。

7. 该患者为什么行俯卧位通气治疗?

新冠肺炎患者胸部影像表现为双肺炎症渗出，采取俯卧位通气，通过体位的改变增加 ARDS 患者背侧肺组织通气，改善肺组织通气、血流比及分流和氧合，增加呼气末容积，通过肺部吸收和呼吸力学改变使潮气量分布更均匀，改善肺组织应力和应变分布，从而降低呼吸机相关性肺损伤。

该患者在平卧位时氧合指数＞ 100 mmHg，但患者肺顺应性差，呼吸机监测参数潮气量呈下降趋势，浅镇静状态存在人机对抗，长期卧床，气道分泌物坠积，进行俯卧位通气改善患者通气氧合。

根据 ARDS 柏林诊断标准，患者氧合指数＜ 100 mmHg，机械通气时应实施俯卧位通气的适应证是：① ARDS 早期顽固性低氧血症；②机械通气患者，在肺复张基础上仍不能降低 FiO_2 至 60% 以下；③气道引流困难。

8. 新冠肺炎患者行俯卧位通气时，护理要点有哪些？

2016 版《ARDS 患者机械通气指南》建议重度 ARDS 患者（氧合指数＜ 100 mmHg）机械通气时应实施俯卧位通气（弱推荐，中级证据质量）。但同时也指出：临床医生在决定实施俯卧位通气之前一定要考虑本单位实际的临床操作经验。而且实施俯卧位通气期间要注意其并发症的预防（如压力性损伤和气管插管堵塞等）。因此，俯卧位通气的护理在俯卧位通气整个过程中至关重要。

（1）对新冠肺炎（危重型）患者实施俯卧位通气时，须严格遵守《新型冠状病毒感染的肺炎防控中常见医用防护用品使用范围指引（试行）》，着三级防护。操作前须保证患者各管道密闭、固定妥善，避免体液、废液外溅；操作时听从指挥者号令，动作轻柔一致、协调，避免不稳定操作，如有（疑似）体液污染防护用品，应彻底洗手消毒，更换相应的防护用品。

（2）实施前对患者情况进行全面评估，包括意识形态、血流动力学和血氧饱和度情况，排除心脏疾病引起的呼吸衰竭，合并严重低血压、休克、室性或室上性心律失常并伴有血流动力学不稳定，存在颜面部创伤及未及时处理的不稳定骨折等俯卧位通气的相关禁忌证。

（3）在俯卧位通气实施前应准备凝胶垫若干、翻身易、电极片 5 片。确保患者为深镇静状态（RASS 评分 –5 分）。给予患者充分吸痰，测量记录并妥善固定气管插管置入深度，严防气管插管脱出。进行胃肠道评估，及时回抽胃残余量，避免反流。确保各管道通畅并分别夹闭（胸腔引流瓶需双钳夹闭）。所有管道与床单分离。放掉尿袋或引流袋内液体，以免翻身时引流液逆流而造成感染。如敷料有污染或渗液应先更换。确保各管路长度适宜，避免翻身时牵拉。接触体液或者其他引流液时须确保引流袋、引流瓶处于密闭状态，避免接触患者体液。

（4）人员要求：呼吸治疗师 1 人和护士 4~5 名共同操作。1 人（呼吸治疗师）位于床头，负责呼吸机管路和人工气道的固定、头部安置及发布口令。床左、右侧各站 2 人，如患者体型肥胖，可增至 3 人，负责体位翻转并固定管路。如人员充足，可另有 1 人在体位翻转后及时放置凝胶垫，提高效率，避免重复操作。

（5）整理好各管路后，床头人员用手固定气管插管，床两边人员抬翻身易将患者向床一侧（CVC 置管侧）挪动，并将患者内侧上肢掌心放于患者身下。患者体位变换顺序为仰卧位→侧卧 90° →俯卧位。翻身后及时给予患者头部、胸部、下腹部、小腿部放置枕头，确保患者处于舒适位，避免上腹部受压，保证机械通气及各项治疗的正常进行。

（6）翻身后检查并打开管路，确保管路处于通畅状态，检查各种监测数据波形是否正常，妥善固定各管路，连接电极片。

（7）俯卧位通气过程中严密观察患者生命体征变化，若出现心搏骤停，心动过速、过缓，氧合恶化等情况，应立即终止俯卧位通气。

9. 俯卧位通气时如何做好气道管理?

（1）新冠肺炎患者呼吸机辅助呼吸时均使用一次性呼吸机管路，使呼吸机管路集水杯处于最低位置，利于冷凝水引流，保证管路通畅。倾倒冷凝水之前先将呼吸机调整至待机状态，减少空气中气溶胶，倾倒完毕后启用呼吸机。

（2）应用密闭式吸痰管吸痰，防止病毒播散。吸痰之前，先连接负压吸引器和密闭式吸痰管，后打开负压。吸痰后先关闭负压，后断开负压吸引器和密闭式吸痰管的连接。

（3）保证气道内温湿化，根据患者痰液性状调节温湿化模式，使用一次性输液器连接湿化罐，持续添加灭菌注射用水，避免断开呼吸机。

（4）在呼吸机管路的呼气支末端安装细菌过滤器，减少空气中气溶胶的形成，减少新型冠状病毒的传播，并根据说明书要求频次进行更换。

（5）呼吸机如出现气道峰压增高、潮气量下降，气管插管位置可能移位，须立即调整人工气道位置。

10. 俯卧位通气时如何做好皮肤护理?

（1）俯卧位通气患者压力性损伤的高风险部位：面部，胸部，生殖器，骨隆突处（颧骨、下颌、髂嵴、膝部）。

（2）在患者头部、双肩下、髂部和膝盖处各垫一凝胶垫防止受压，将患者头部偏向一侧，防止眼睛受压，每隔 2 小时更换头部朝向，可以单侧肩部垫凝胶垫。

（3）每 2 小时查看患者皮肤情况，使用闭合压力性损伤评估清单进行评估。

（4）压力性损伤评估清单：①头部：心电监护导联线、静脉输液管路等是否压在头下。②眼：头部使用凝胶垫，闭合眼睑。③耳：检查是否受压，耳郭是否受压。④胳膊：固定胳膊后肘部弯曲，“游泳姿”。⑤单侧环抱凝胶垫，2 小时更换，避免牵拉挤压引起臂丛神经损伤。⑥躯干：腹侧壁支撑可以减轻胸壁和腹壁受压。⑦乳房：翻转后立即检查乳房是否受压。⑧生殖器：使用凝胶垫，沿身体长轴方向放置，避免局部受压。⑨膝部和脚趾：踝部垫起，离开床面，避免脚趾受压。

三、新冠肺炎合并多器官功能障碍综合征患者行 ECMO（体外膜肺氧合）护理案例解析

案例导入

一般资料 患者，男，46 岁。

流行病学史 患者与同事接触，同事女儿由疫区返回。

现病史 20 天前无明显诱因出现发热，体温最高 38 ℃，咳嗽伴咳痰、胸闷，恶心、呕吐，3 ~ 4 次 / 天，每次 50 ~ 100 mL，无腹泻。19 天前至某市传染病医院留取咽拭子行新型冠状病毒核酸检测，结果回示阳性，确诊为“新冠肺炎”，给予抗病毒、高流量吸氧等治疗。10 天前无明显诱因胸闷较前加重，SpO_2 88%，转至重症监护室，给予面罩吸氧 5 L/min，SpO_2 97% 左右。其间 SpO_2 下降至 86%，给予无创呼吸机辅助呼吸，病情仍持续恶化。为进一步治疗，以“新冠肺炎（危重型）”为诊断转入我院重症监护病房。

既往史 患者既往支气管哮喘 30 余年；糖尿病 11 年，平素使用门冬胰岛素治疗（具体用法不详），血糖控制不详；胃溃疡伴胃出血 1 年。

辅助检查 血常规检查示：白细胞计数 9.80×10^9/L，淋巴细胞计数 0.64×10^9/L，淋巴细胞百分比 6.5%。C 反应蛋白 200 mg/L。B 型钠尿肽前体 5 750 ng/L。肌钙蛋白 980 ng/L。尿常规检查示：白细胞计数 23.5/ μL，红细胞计数 132.3/ μL。降钙素原定量 2.68 ng/mL，D– 二聚体 32.31 μg/mL。肝功能检查示：白蛋白 21.1 g/L，谷氨酰转肽酶 250.6 U/L。彩超检查示：①右心大；②室间隔运动幅度降低；③主动脉瓣轻度反流；④三尖瓣重度反流；⑤肺动脉高压（中重度）；⑥左室射血分数 33%。床旁胸部正位片示：①两肺感染；②右肺下野透亮影，考虑肺大疱可能；③左侧肋膈角欠锐利。

临床诊断 ①新冠肺炎（危重型）；②重症肺炎、呼吸衰竭；③脓毒症、感染性休克；④多器官功能障碍综合征；⑤重度 ARDS；⑥支气管哮喘；⑦糖尿病；⑧电解质代谢紊乱。

主要治疗 ①抗病毒治疗；②抗感染治疗；③免疫支持治疗；④化痰、扩张支气管治疗；⑤抗凝治疗；⑥抑酸护胃治疗；⑦鼻肠管营养支持治疗。

诊疗经过　第 1 日 18：40，患者入院，患者呼之不应，双侧瞳孔等大等圆，直径 2.5 mm，对光反射迟钝，SpO_2 58%，呼吸 42 次 / 分，心率 130 次 / 分，医生给予经口气管插管接呼吸机辅助通气。通气模式为 P-A/C，PC 15 cmH_2O，PEEP 10 cmH_2O，FiO_2 100%。插管后患者心率 122 次 / 分，血压 112/67 mmHg，SpO_2 93%。

第 2 日 16：00，因患者氧合指数仍持续下降，循环衰竭，应用大剂量升压药物后收缩压波动于 80 ～ 90 mmHg，心率波动于 126 ～ 136 次 / 分，B 型钠尿肽前体 7 750 ng/L，肌钙蛋白 900 ng/L。床旁彩超示：①右心大；②室间隔运动幅度减低；③主动脉瓣轻度反流；④三尖瓣重度反流；⑤肺动脉高压（中重度）；⑥左室射血分数 33%。遂在局部麻醉下行左侧股静脉穿刺置管术及左侧股动脉穿刺置管术，予 V-A ECMO（静脉 - 动脉体外膜肺氧合）治疗，血流量 3 L/min，转速 2 436 转 / 分，氧浓度 100%，气流量 3 L/min。调整呼吸机氧浓度至 70%，PC 调整至 12 cmH_2O。复测血气：pH 7.231，$PaCO_2$ 36 mmHg，PaO_2 134.5 mmHg，乳酸（Lac）3.90 mmol/L。

第 3 日至第 16 日，维持经口气管插管呼吸机辅助通气，V-A ECMO 治疗，根据患者病情调节呼吸机及 ECMO 参数。

第 12 日，患者出现腹胀，胃潴留较前明显增加，遵医嘱给予胃肠减压同时给予患者胃动力药物，并遵医嘱行鼻肠管置入术，给予患者肠内营养支持。

第 17 日，动脉血气分析结果：pH 7.266，$PaCO_2$ 60.9 mmHg，PaO_2 128.1 mmHg，Lac 0.90 mmol/L。心率 78 ～ 90 次 / 分，体温 36.8 ℃，脉搏 91 次 / 分，血压 126/65 mmHg，左室射血分数 66%，医生评估患者整体状态，ECMO 撤机。

转归　患者 2 次新型冠状病毒核酸检测阴性（2 次采样时间间隔 24 小时以上），新冠肺炎已治愈，继续治疗其他疾病。

护理问题解析

1. ECMO治疗上机指征是什么?

ECMO 的上机指征是：①在 FiO_2 ＞ 90% 时，氧合指数＜ 80 mmHg，持续 3~4 小时以上；②气道平台压≥ 35 cmH_2O。单纯呼吸衰竭患者，首选 V-V ECMO 模式；若需要循环支持，则选用 V-A ECMO 模式。

该患者呼吸机辅助呼吸，给氧浓度 100% 的情况下，SpO_2 进行性下降，联合应用大剂量升压药物，收缩压波动于 80 ～ 90 mmHg，心率波动于 126 ～ 136 次 / 分，B 型钠尿肽前体 7 750 ng/L，肌钙蛋白 900 ng/L，床旁彩超示：①右心大；②室间隔运动幅度减低；③主动脉瓣轻度反流；④三尖瓣重度反流；⑤肺动脉高压（中重度）；⑥左室射血分数33%。患者病情提示循环与呼吸功能衰竭，符合V-A ECMO上机指征。

知识链接

体外膜肺氧合（extracorporeal membrane oxygenation，ECMO）是将静脉血从体内引流到体外，经膜式氧合器氧合后再用驱动泵将血液灌入体内的体外循环辅助治疗手段。临床上主要有静脉－动脉ECMO（V-A ECMO）、静脉－静脉ECMO（V-V ECMO）两种。V-A ECMO：对患者的心脏和肺都有支持作用，存在心源性休克或者出现心搏骤停时首选V-A ECMO。V-V ECMO：仅对患者的肺有支持作用，适用于单纯呼吸衰竭的患者。新冠肺炎患者往往以呼吸衰竭为主，当出现循环衰竭时应判断其原因，综合考虑适应证，以决定ECMO的模式。

2. 医护团队在ECMO上机过程中应如何配合?

ECMO是一项系统工程，涉及多学科多部门的紧密合作。ECMO团队成员包括：医生1名，体外循环师1名，ECMO专科护士1名，重症专科护士1名，呼吸治疗师1名。医生确定患者ECMO治疗模式后，与体外循环师一起为患者行ECMO置管；ECMO专科护士负责预充ECMO管路并承担置管过程中器械护士的职责，并将预充完毕的管路中无菌部分递交于医生及体外循环师，置管完成后运转ECMO；重症专科护士负责配合医生置管及监测患者生命体征；呼吸治疗师负责调节呼吸机参数。在保证新冠肺炎患者安全上机的前提下，应尽量减少人员参与，上机前做好防护，上机过程中避免血液喷溅。

3. ECMO上机期间的管理有哪些?

（1）循环管理：循环管理的原则是稳定生命体征，减轻心脏负荷。在治疗过程中，应降低前负荷，适当维持后负荷，让心脏得到充分的休息，遵医嘱逐步减少正性肌力药和血管活性药物至最低水平。容量控制对于新冠肺炎患者有重要意义，需严密监测CVP及每小时出入水量。

（2）呼吸管理：呼吸管理的原则是保证呼吸通畅，防止肺泡萎陷，减少肺渗出，同时让肺得到适当的休息。根据ECMO的不同模式，在合适的部位抽取动脉血，必要时采集动、静脉血，对比二氧化碳及乳酸情况。膜肺（氧合器）的氧浓度可通过血气分析结果调整，同时注意监测呼吸功能，及时调整呼吸机参数，避免氧中毒。

（3）血气和电解质管理：行 ECMO 治疗的患者，一般有严重的代谢性酸中毒和水、电解质紊乱，因此应根据患者情况及时留取血标本送检，并根据化验结果遵医嘱对症处理。

（4）抗凝管理：ECMO 期间抗凝不足有血栓形成的危险，抗凝过度又容易导致出血。早期活化凝血时间（ACT）不稳定时，遵医嘱每 1 ~ 2 小时监测一次，ACT 稳定后每 3 ~ 6 小时监测一次。根据《复旦大学附属中山医院心源性休克 V–A ECMO 治疗规范（V1.2019）》：低出血风险患者，维持 ACT 180 ~ 200 秒或部分凝血活酶时间（APTT）50 ~ 80 秒（或基础值的 1.5 倍）；高出血风险患者，维持流量大于 3 L/min，维持 ACT 160 秒或 APTT 45 ~ 60 秒；活动性出血患者，维持流量大于 3 L/min，暂停肝素抗凝，密切监测 ACT 和 APTT。

（5）神经系统管理：①抗凝治疗可增加患者颅内出血的可能，应密切监测，防止过度肝素化。②颈内静脉插管可能影响静脉回流，将患者床头抬高并保持中线位置可降低此风险。③集中护理（护理措施集中在一段时间完成）、人工昼夜节律、在夜间促进患者神经系统休息。④ ECMO 护士在处理仪器及相关事项管理外，还需要对患者进行精神上的支持，应该不断以乐观的态度鼓励清醒患者。

（6）管道维护：管道应妥善固定，若出现抖动，应首先检查 ECMO 管道是否打折，其次考虑静脉管道引流不畅或血容量不足；对负压管道进行操作时，应先调节转速，夹闭管道。

（7）设备的安全性管理：每班次使用强光灯对 ECMO 系统工作状态及管路连接进行安全性检测。例如，检查离心泵功能运转情况、有无异响，各部件连接是否紧密，管路中是否有气泡，接头连接处及膜肺是否有血栓形成等。

（8）肢体观察：每小时观察插管肢体远端是否有缺血，对比该患者双下肢温度、颜色、腿围、末梢循环及足背动脉搏动等。护士着三级防护会导致视觉、触觉均有所减弱，为准确评估患者，须增加评估次数，延长单次评估时间。

知识链接

ECMO 抗凝药物的选择

普通肝素为 ECMO 最常用抗凝药物。在置入 ECMO 导管前应以冲击剂量给药（50 ~ 100 U/kg），在 ECMO 运行过程中持续静脉泵入。对于少数肝素诱导的血小板减少症合并血栓形成者，阿加曲班（Argantroban）为首选药物。

知识链接

抗凝指标监测

（1）ACT：正常值为 120 ～ 140 秒。ECMO 治疗初期，或当 ACT 值波动较大时可增加监测的频率。通常维持 ACT 值为正常值的 1.5 倍。

（2）APTT：是不含钙离子的血浆在纤维蛋白单体激活剂联合钙离子作用后形成血栓的时间。ECMO 抗凝所用肝素剂量较心胸手术体外循环时的剂量小很多，血中的肝素浓度较低，此时 APTT 较 ACT 更加敏感。

（3）血栓弹力图（TEG）：TEG 能对一份血样进行从凝血开始，至血凝块形成及纤维蛋白溶解全过程的监测。理论上能更好地区分是外科出血，还是由于凝血因子缺乏、纤溶亢进、血小板数量或功能异常、肝素残留等原因造成的出血，因此可用于 ECMO 复杂性出血的监测。

4. 新冠肺炎患者在ECMO支持期间常见的并发症有哪些？如何预防？

（1）血栓与出血：在 ECMO 辅助期间，出血和血栓是最常见且显著增加患者死亡率的并发症，二者常在同一患者中共存。在此类患者应用 ECMO 期间，应密切监测 ACT 数值变化，及时调整抗凝药物及间断输注血浆血小板，以平衡出血及凝血之间的关系。

（2）感染：①导管相关性血流感染常见。ECMO 过程中的各项操作均应高度重视无菌操作原则。ECMO 患者需要常规应用抗生素治疗，若出现感染征象，尽早进行病原学检查，根据病原学检查结果及药敏试验结果选择敏感抗菌药物。新型冠状病毒虽对氯已定不敏感，但为预防导管相关性血流感染，推荐使用葡萄糖氯已定乙醇溶液全身擦浴。②预防肠源性感染，应尽早恢复胃肠道功能，必要时可留置鼻胃管或鼻肠管。③同时改善患者全身营养状况，可及时补充全血、新鲜血浆、人血白蛋白和免疫球蛋白等，提高机体免疫力。

（3）末端肢体缺血：由于动脉置管及收缩血管药物的应用，导致患者置管肢体下肢血运障碍、缺血缺氧，应及时观察末梢循环情况。

（4）溶血：严重时可引起肾衰竭或弥散性血管内凝血（disseminated intravascular coagulation，DIC），危及生命。导致溶血的主要原因包括管路扭折、系统（泵头、管路、氧合器）血栓形成、静脉引流负压过大、动脉插管过细、长时间引流量过大等。护理过程中应严密监测溶血指标，如游离血红蛋白、血生化、血常规、尿色等。

（5）ECMO 机械系统并发症：ECMO 的机械系统结构相对复杂，主要包括血管内插管、连接管、血泵、氧合器、供氧管、热交换器、变温水箱、监测系统、不间断电源等。任何机械结构的异常均可导致并发症，应注意日常维护并观察上述内容。

5. 如何应对新冠肺炎患者ECMO支持期间的突发事件?

新冠肺炎疫情期间，为保证患者在 ECMO 支持治疗过程中安全，制订以下应急预案。

（1）氧合器功能障碍应急预案：

1）评估：①使用前详细了解氧合器性能及技术参数，预充排气时反复观察，排空气体；②注意钳闭侧支循环，以免进气，预充后保持出气口是开放状态。

2）运行中管理：①定时监测 ACT 值并汇报医生，调节肝素的用量，观察氧合器是否形成微小血栓及漏浆；②观察氧合器内血液的颜色及变化；③定时监测血气分析判断氧合器功能，监测氧合器前后管路压力。

3）功能障碍：①空气栓塞；②血栓形成；③血浆渗漏；④氧合通气功能下降。

4）处理：①空气栓塞：为避免气体栓塞的形成，应维持氧合器中血流侧的压力高于气流侧，在氧供气流的管路上安装压力释放阀或压力释放调节控制器，或保持氧合器的水平高度低于患者，可以使气体通过氧合器进入血流的风险降至最低。如大量气体进入时立即停机，通知医生，保证插管、管道和接头的完整性，重新排气。②血栓形成：报告医生氧合器内血栓形成情况，遵医嘱调节肝素的剂量，后期监测 ACT 并用强光手电筒观察氧合器内有无血栓及栓子大小变化，必要时更换氧合器；③血浆渗漏：如出现血浆渗漏，说明氧合器功能降低，必要时更换氧合器；④氧合通气功能下降，水蒸气可凝集于氧合器内，间断提高氧供气流的流速，可以避免水蒸气凝集形成“肺水肿”导致的氧合器功能下降。根据血气分析结果调整空气－氧气混合器气流量及氧浓度等，当调整后上述参数未改变时，可更换氧合器。

5）记录：问题处理后密切观察氧合器及管道中血流速度、血液颜色、是否有血栓形成；观察患者置管处及其他伤口部位出血情况；观察患者血氧饱和度变化，监测 ACT 及血气分析，并做好记录。

（2）ECMO 离心泵故障应急预案：

1）评估：① ECMO 工具箱常备物品检查；②手摇驱动器的维护与固定位置；③急救物品处于备用状态。

2）离心泵故障：①血流速度监测不显示或流速明显降低；②离心泵主机黑屏；③机械故障。

3）排查原因并处理：①立即呼叫医生，密切观察患者病情变化；②机械故障：立即使用手摇驱动离心泵维持血流，更换 ECMO 机器，联系厂家；③电源中断、不间断电源耗尽：检查离心泵电源、开关，常备不间断电源（UPS）。

4）严密观察：①患者 ECMO 血流速度；②生命体征。

5）故障修复：①调节离心泵参数，维持患者血流；②严密观察机器运转情况，每班按照核查单进行核查。

6）记录：准确记录处理过程及患者病情变化。

（3）ECMO 管道意外脱出应急预案：

1）评估：①检查管道：翻身时及每班次定时检查穿刺及管道接口处管道固定情况，妥善固定管道，合理安排各仪器固定位置；②评估患者：实时评价配合度及镇静效果并及时告知医生，做出对应处理和约束；③相关准备：了解患者血型及备血情况，止血钳等相关用品做到“五定”，减少无关人员进入病室。

2）导管脱出：①立即夹闭 ECMO 泵前及膜后管路，按压穿刺部位止血；②呼叫其他医护人员配合抢救，查看脱管部位及脱出情况，依据失血量进行相应处理，观察患者反应及监测记录生命体征；③调节呼吸机支持参数，停止 ECMO。

3）抢救处理：①回血端脱管：紧急建立多条静脉通路补充血容量，遵医嘱用药及配合医生抢救，尽快配血送血，同时快速输注胶体溶液补充丢失血容量。待病情稳定，需要 ECMO 辅助者重新置管。②引血端脱管：按压穿刺部位止血，严密监测患者生命体征，无须 ECMO 辅助者选择停机拔管；病情稳定需要 ECMO 辅助者重新置管，继续 ECMO 辅助治疗。

4）严密监测：①大量失血者输血补液同时严密监测生命体征变化及红细胞、血红蛋白等化验指标；②重新 ECMO 辅助治疗者，配合医生置管，妥善固定管道，做好监测记录；③遵医嘱镇静，行有效肢体约束。

5）记录：记录处理过程及患者生命体征，完善抢救记录。

（4）ECMO 断电应急预案：

1）评估：ECMO 备用 UPS；手摇驱动器的维护与固定位置；急救物品准备。

2）断电：立即通知医生；如有 UPS，自动切换为 UPS；如无 UPS，立即启动手摇驱动泵，维持至患者所需血流速度。

3）处理：快速排查断电原因，恢复用电；通知设备科。

4）严密观察：患者血流速度变化；患者生命体征（血氧饱和度，血压等）。

5）恢复供电：切换手摇驱动器为电动离心泵驱动器；严密观察机器运转情况。

6）记录：记录处理过程中患者病情变化。

6. ECMO机器运行期间，如何更换耦合剂？

部分 ECMO 机器离心泵需使用耦合剂，当出现报警信号时，应立即给予更换。具体操作如下。

（1）评估：ECMO 手摇驱动器位置固定，备用。

（2）停机：先将转速调至 1 500 转 / 分以下，用止血钳夹闭膜前、膜后管道，将转速调至零。

（3）更换耦合剂：取下离心泵，擦净离心泵头上残余耦合剂，涂抹新的耦合剂后放入离心泵中。

（4）归零：长按 3 秒归零键，将转速调至 1 500 转 / 分以内。

（5）恢复转速：松开膜前、膜后止血钳，调至原来转速。

（6）固定泵头：用透明薄膜包裹流量探头。

（7）重新启动：开放膜前、膜后管道，调整转速，启动。

7. ECMO下机时的护理及观察要点？

（1）经外科切开后留置的管路，应由外科修补后拔除。拔除后观察伤口及敷料，如有血液渗出，及时做好防护更换敷料。

（2）经皮穿刺留置的管路，可局部压迫穿刺口后拔除；但压迫力量不宜过大，以避免插管远端可能存在的血栓脱落。拔管瞬间可有少量血液随拔管溢出，以适当力度压迫止血。

（3）对于腔静脉压力较低或自主呼吸较强的患者，拔管过程可引起气体经穿刺通道入血，有气体栓塞的风险。可将管路尽量放平，维持气道正压，必要时可使用机械通气的吸气末暂停、短暂应用肌肉松弛药等方法。

（4）预防出血：①静脉穿刺部位局部压迫 30 分钟以上，动脉穿刺部位局部压迫 60 分钟以上，其间切勿反复观察出血情况，压迫 30 分钟后仍有出血需继续压迫 20 ～ 30 分钟；②压迫撤除后，前 2 小时每 30 分钟检查伤口渗血情况，以后每 1 小时检查 1 次；③撤除后 6 小时以内保持平卧，减少屈腿、翻身，翻身采用平板滚动法；④若为股动脉穿刺，压迫撤除后应每 1 小时检查足背动脉搏动情况。

（5）撤机后 24 小时内超声评估患者是否有血栓形成。新冠肺炎患者常伴有 D– 二聚体升高，若有血栓形成，实施相应护理措施。

（6）遵医嘱在撤机后 24 小时内逐渐减停抗凝剂，使机体的凝血功能能够形成新的平衡，以减少相关并发症的产生。

8. 新冠肺炎患者如何在超声引导下留置鼻肠管？

新冠肺炎患者避免外出，推荐护士于隔离病房在超声引导下置入鼻肠管，提高置管成功率，减少置管时间，降低感染的风险。

（1）准备工作：物品准备，鼻肠管一套，石蜡油，操作台上铺无菌巾，换药碗内盛 0.9% 氯化钠溶液备用；操作人员准备，三级防护后穿一次性隔离衣，戴外层手套，用石蜡油充分润滑鼻肠管表面；患者取右侧半卧位。

（2）清洁鼻腔后，将鼻肠管经鼻腔置入胃内。由于幽门的存在，使得鼻肠管从胃窦部进入十二指肠很难一次通过，需要超声追踪导管的走行，见到其通过幽门进入十二指肠为止。

（3）置管深度达到 115 cm 时候，通过导丝位移法进一步准确判断置管深度，即在超声查看胃窦部导管的状态下缓慢退导丝，直到看到导丝影像消失，测量导丝退出的长度，从而判断导管插入幽门后的长度。

（4）确定导管位置：超声探头继续向下移动 5 ~ 6 cm，可见位于下腔静脉、主动脉和脊柱前方水平走行的十二指肠水平部，轻轻上下摆动探头，进一步确定鼻肠管通过了水平部。超声引导置管后拔除导丝，再行床旁腹部 X 线片检查，确定鼻肠管的走行，以 X 线片检查发现导管末端进入空肠判断置管成功。

四、新冠肺炎合并多器官功能障碍综合征患者行 ECMO 合并连续性肾脏替代治疗（CRRT）护理案例解析

案例导入

一般资料　患者，男，58 岁。

流行病学史　发病前 2 周内在疫区菜市场工作 6 天，有家庭聚集发病情况。

现病史　患者 11 天前受凉后出现发热，体温最高至 37.5 ℃，伴咳嗽，咳少量白色黏痰。遂于当地留观治疗，采咽拭子行新型冠状病毒核酸检测，结果回示阳性。行胸部 CT 检查示：双肺散在斑片状及片絮状高密度影，边界模糊。予以抗病毒等对症治疗。2 月 5 日因胸闷、气喘等症状无缓解，且呈进行性加重，为进一步诊疗，急诊以“①新型冠状病毒肺炎（危重型）；②呼吸衰竭”为诊断收入重症监护病房。

辅助检查　血常规检查示：白细胞计数 $11.00\times10^9/L$，淋巴细胞计数 $0.49\times10^9/L$，淋巴细胞百分比 4.4%，血红蛋白 125.0 g/L，血小板 $153\times10^9/L$。C 反应蛋白 41.5 mg/L。降钙素原定量：0.08 ng/mL；凝血功能检查示：凝血酶原时间（PT）13.4 秒，凝血酶原时间活动度 77%，国际标准化比值（INR）1.13。血清 G 试

验：1,3-β-D-葡聚糖 42.64 pg/mL。肝功能检查示：白蛋白 28.1 g/L，谷丙转氨酶 88.1 U/L，谷草转氨酶 100.4 U/L，总胆红素 209.9 μmol/L。彩超示：双下肢胫后静脉血栓。

临床诊断 ①新冠肺炎（危重型）；② ARDS；③肺动脉高压（轻中度）；④呼吸衰竭；⑤冠心病，急性冠脉综合征；⑥冠状动脉搭桥术后状态；⑦高血压病 3 级（很高危）；⑧下肢静脉血栓形成；⑨急性肝肾功能损伤；⑩高胆红素血症；⑪低蛋白血症。

主要治疗 ①抗病毒治疗；②抗感染治疗；③抗炎症反应；④抑酸护胃；⑤营养支持；⑥平喘化痰；⑦中药治疗；⑧镇痛镇静；⑨抗凝治疗。

诊疗经过

第 1 日 16：30，患者入院，氧合指数 103 mmHg，呼吸频率 30 次 / 分，血压 131/84 mmHg，心率 79 次 / 分，给予高流量氧疗（氧流量 60 L/min，吸氧浓度 90%），16：35，SpO_2 90%，呼吸 25 次 / 分，血压 156/98 mmHg。

第 5 日 00：00，患者 SpO_2 85%，遵医嘱给予无创呼吸机辅助呼吸（noninvasive ventilation，NIV）。通气模式为 S/T，呼吸频率（RR）14 次 / 分，吸气时间（inspirratory time，Ti）1.0 秒，吸气项压力 15 cmH_2O，呼气项压力 8 cmH_2O，FiO_2 100%，SpO_2 波动在 90% ~ 94%。11：00 留置胃管，给予营养支持。行左锁骨下深静脉穿刺置入三腔中心静脉导管，持续 CVP 监测；留置右股动脉鞘管，持续动脉血压（ABP）监测；医生考虑患者病毒感染后“细胞因子风暴”，双肺渗出明显，炎症指标升高，符合连续性肾脏替代治疗（continuous renal replacement therapy，CRRT）应用指征，给予右侧股静脉穿刺置管术，行床旁 CRRT 治疗。

13：21 患者主诉仍感胸闷、气短，给予无创呼吸机辅助通气和高流量氧疗（氧流量 60 L/min，吸氧浓度 100%）交替，间断吸氧，SpO_2 在 90% 以下，心率 88 次 / 分，呼吸 30 次 / 分，血压 142/56 mmHg。

第 6 日 04：30，患者 SpO_2 80%，血气分析结果：pH 7.387，$PaCO_2$ 67.8 mmHg，PaO_2 54.3 mmHg，Lac 2.01 mmol/L。医生给予可视喉镜下经口气管插管接呼吸机辅助通气。通气模式为 P-A/C，RR 20 次 / 分，Ti 1.0 秒，PC 15 cmH_2O，PEEP 8 cmH_2O，FiO_2 100%，SpO_2 波动在 95% ~ 99%。遵医嘱持续应用瑞芬太尼、丙泊酚充分镇静镇痛，RASS 评分 -4 分。

12：50，患者 SpO_2 50% ~ 60%，心率 96 次 / 分，ABP 69/38 mmHg，立即给予补液，去甲肾上腺素静脉泵入。

13：31，复查血气分析：PaO_2 47.3 mmHg，SaO_2 78%，ABP 回升至 99/58 mmHg。

15：00，经多学科会诊决定予患者行 ECMO 支持治疗，予以患者右侧股静脉穿刺置管术及右侧颈内静脉穿刺置管术。

15：25，顺利连接 ECMO 治疗仪，V–V ECMO 模式，血流量 3.54 L/min，转速 2 716 转 / 分，氧浓度 100%，气流量 2.5 L/min。

15：30，患者 SpO_2 98%。复查血常规：白细胞计数 $11.00 \times 10^9/L$，中性粒细胞百分比 90.9%，淋巴细胞计数 $0.66 \times 10^9/L$，淋巴细胞百分比 6.0%。C 反应蛋白 95.7 mg/L。遵医嘱调节 CRRT 治疗模式为连续性静 – 静脉血液透析滤过（continuous veno–venous hemodiafiltration，CVVHDF），应用吸附功能滤器，后稀释情况下流速应达到 35 mL/（kg・h）以上。治疗期间及时评估心肺功能，调整脱水量，防止心功能恶化，同时避免脱水过度导致肾衰竭。

第 17 日，专家会诊，考虑患者新冠肺炎（危重型）、呼吸衰竭、ARDS、ECMO 支持治疗、肺水肿，建议给予申请输注病毒灭活新冠肺炎康复期血浆提高抗体。遵医嘱申请并输注新冠肺炎康复期血浆 400 mL。

第 21 日，为改善循环，同时降低肺毛细血管静水压，从而减少肺水渗出，将新加的膜肺（氧合器）及其配套管路连接预充完毕后，新加的管路的泵前管道连接于原 V–V ECMO 的泵前管道，新加的膜肺与离心泵串联，膜后管路留盲端，接入股动脉插管，于 22：30 调整 ECMO 模式为 V–A–V 模式（V–A 模式下血流量在 0.9~ 1.19 L/min，转速 2 500~2 565 转 / 分，氧浓度 100%，气流量 1.5 L/min；V–V 模式下血流量 2.99~3.67 L/min，转速 3 565~3 780 转 / 分，氧浓度 100%，气流量 7.5 L/min）。

第 27 日，患者 V–V ECMO 一路的离心泵转速 4 000 转 / 分，流量 2.3 L/min，转速与流量明显不匹配，考虑患者 V–V ECMO 与 V–A ECMO 的引血端共同起源于单根下腔静脉，测泵前压力 –120 mmHg，引血受限，V–V ECMO 膜肺检查有血栓，面积 2 mm × 3 mm，位于膜前，且测膜后氧分压 305 mmHg，为氧合能力下降导致，遵医嘱调整 V–A–V ECMO 为 V–V ECMO 及 V–A ECMO。

第 29 日 17：00，患者近 2 日有胃潴留，增加促胃肠道动力药物应用。巩膜黄染，复查肝功能：谷草转氨酶 119.8 U/L，总胆红素 142.5 μmol/L，直接胆红素 106.2 μmol/L，间接胆红素 36.30 μmol/L，谷氨酰转肽酶 302.1 U/L，碱性磷酸酶 204.0 U/L。结合患者肝功能指标变化情况，考虑患者存在重症感染引起急性肝损伤可能性大，于 20：00 对患者行治疗性血浆置换术（therapeutic plasma exchange，TPE），TPE 串联 ECOM，血浆置换量为 3 000 mL，并予患者微截流心排出量持续监测。

转归 患者在院期间 2 次新型冠状病毒核酸检测均为阴性（2 次采样间隔 24 小时以上），符合《新型冠状病毒肺炎诊疗方案（试行第六版）》出院标准。

护理问题解析

1. 该患者为什么要给予经口气管插管?

该患者入院后，分别给予高流量面罩吸氧、高流量氧疗仪和无创呼吸机辅助通气，在接受标准氧疗后，呼吸窘迫且低氧血症仍无法改善（呼吸窘迫，呼吸次数＞ 30 次 / 分，氧合指数＜ 150 mmHg），医生遂行经口气管插管术，经气管插管处接呼吸机辅助通气。

2. 新冠肺炎经口气管插管患者如何安全吸痰?

护理人员着三级防护使用密闭式吸痰管，行负压吸痰。将密闭式吸痰管头端接头连接气管插管套管，为减轻气管插管的载重，将密闭式吸痰管头端中侧接头通过一次性呼吸机延长管连接呼吸机主管路,密闭式吸痰管尾端连接负压吸引管。吸痰操作结束后，及时更换外层防护用品：防护面屏、外层一次性隔离衣、手套等。

3. 新冠病毒可通过气溶胶进行传播，如何为新冠肺炎患者安全雾化?

采用振动筛孔雾化器进行雾化。在呼吸机管路吸气支 Y 形接头处用三通连接雾化器，雾化储药杯位于回路上方，由于筛孔板的隔断，雾化储药杯不直通回路，加药时可直接打开雾化储药杯上的硅胶帽，加药后开启雾化器，解除筛孔板的隔断状态后可以使每个筛孔在筛网内充当微型抽吸泵抽吸液体，通过震荡产生均匀的雾滴至呼吸回路。将振动筛孔雾化器置于呼吸回路送气端，可以避免冷凝物的雾化，不须重复断开呼吸管路，减少反复拆卸雾化装置的频率，可以节省操作时间并降低气溶胶传播风险。使用过程中，还应密切关注患者呼气阻力情况，若呼气阻力增加，应及时更换过滤器。

4. ECMO患者行CRRT治疗上机护理操作要点?

在 ECMO 管路预冲前将氧合器与离心泵之间管路连接 2 个单向大三通，CRRT 导管动脉端及静脉端连接在三通上，动脉端靠近 ECMO 离心泵，静脉端靠近氧合器。血液从 ECMO 管路（靠近离心泵侧）经 CRRT 管路动脉端进入 CRRT 导管及滤器，后经 CRRT 管路静脉端进入 ECMO 管路（靠近氧合器侧），最后进入体内。

5. 该新冠肺炎患者为何要行CRRT治疗？具体选用CRRT哪种治疗模式?

该患者行 CRRT 的原因：①纠正并维持水、电解质及酸碱平衡紊乱，维持内环境稳定，提供生命支持；②清除代谢产物等毒性物质；③有效治疗容量超负荷；

④有效控制高热；⑤改善炎症状态、内皮功能及免疫状态。

该患者采用的是 CVVHDF，通过弥散、对流的方法清除溶质和水分。

知识链接

CRRT 治疗方案和置换量

1.CRRT 治疗方案

（1）维持性血液透析患者合并轻症新型冠状病毒感染时，可采用床旁血液透析或血液透析滤过治疗，治疗频率和时间建议每周 3 次，每次 4~8 小时。

（2）合并重症或危重症新型冠状病毒感染时，可酌情采用延长时间的床旁血液透析或血液透析滤过治疗，或采用连续性静 - 静脉血液滤过（continuous veno-venous hemofiltration，CVVH）、连续性静 - 静脉血液透析滤过（CVVHDF）、连续性静 - 静脉血液透析（continuous intravenous hemodialysis，CVVHD）模式治疗，单纯心力衰竭患者可采用缓慢连续超滤（slow continuous ultrafiltration，SCUF）模式。根据患者病情调整治疗参数。

2.CRRT 置换量

（1）新冠肺炎患者进行 CRRT 时，建议采用 CVVH 或 CVVHDF 后稀释治疗模式，实际置换量至少 20 ~ 25 mL/（kg · h）。

（2）若采用前稀释治疗模式，置换量根据以下公式计算：前稀释置换量 [mL/（kg · h）]× 稀释因子（Qf）= 后稀释置换量 [mL/（kg · h）]，Qf=Qb/（Qs+Qb），式中 Qb 为血流速度（mL/min），Qs 为置换液速度（mL/min）。根据氮质血症、电解质紊乱严重程度调整透析治疗参数。

（3）脓毒症患者实际置换量应≥ 35 mL/（kg · h），采用后稀释治疗。ARDS 患者， 可考虑应用 ECMO 联合 CVVH、CVVHDF 治疗。

6. 该患者行CRRT治疗时为何选择AN69-oXiris滤器？

患者病毒感染后产生“细胞因子风暴”，行 CRRT 治疗的主要目的是清除炎症因子，AN69-oXiris 滤器膜材具有截留性能、吸附性能和辅助抗凝的作用，在有效清除炎症因子的同时可以降低滤器凝血风险。

（1）膜材的截留性能：CVVHDF 高截留膜增加了炎症介质的通透性，适宜用于炎症介质清除，但须注意对白蛋白等大分子及抗生素的清除. 应用时应注意监测，及时予以补充。

（2）膜材料的吸附性能：危重症患者常出现脓毒症样病理生理过程，推荐选用带有吸附性能的滤器，增加炎症介质清除，减轻器官功能障碍。目前 AN69-oXiris 膜吸附系统对细胞因子均具有吸附能力，有高吸附内毒素能力。如伴发严重的细菌感染，还可选用 AN69-oXiris 同时清除细胞因子及内毒素。

（3）膜材料的辅助抗凝作用：AN69-oXiris 膜预嫁接了 4 500 IU/m^2 肝素，即使在不用全身抗凝情况下二者均具有一定局部抗凝血效果，尤其适用于活动性出血或出血风险高的患者。但须注意，既往有肝素过敏或肝素诱导性血小板减少症的患者须谨慎使用。此外，需要注意高吸附性膜材对治疗性物质的吸附清除，必要时监测血药浓度。

知识链接

CRRT 膜材料

CRRT 膜材料注重生物相容性、水的通透性和吸附能力。CRRT 膜材料主要包括 AN69-PAN 膜（聚丙烯腈 - 甲基丙烯磺酸钠）、AN69-ST 膜 [AN69 膜 - 聚乙烯亚胺（PEI）表面处理]、AN69-oXiris 膜（AN69 膜 - 多层线性 PEI 聚合物处理及肝素嫁接）、PAN 膜（聚丙烯腈）、PSF 膜（聚砜）、PES 膜（聚醚砜）、PMMA（聚甲基丙烯酸甲酯）、EVAL 膜（聚乙烯 - 乙烯醇共聚物）和 PEPA 膜（PES 聚酯聚合物合成）。

AN69-oXiris 膜是在 AN69 膜基础上采用多层线性聚乙烯亚胺聚合物处理，不仅使嫁接肝素成为可能，更由于强化的聚乙烯亚胺结构，能够在保持 AN69、AN69ST 的吸附能力的同时，通过离子键大量吸附表面为负电荷的内毒素。

7. ECMO联合CRRT治疗的新冠肺炎患者血管通路管理需要注意哪些方面?

（1）开始 CRRT 治疗后，应妥善固定导管，避免牵拉、扭曲影响血流。

（2）CRRT 管路与 ECMO 连接的三通处用无菌纱布包裹，操作时应严格注意无菌原则。

（3）如治疗过程中 ECMO 引血端管路出现颤动，多半是由于血容量不足导致，应立即通知医生，根据情况遵医嘱给予补液扩容治疗。

（4）每小时检查三通及管路连接处是否紧密、氧合器有无血浆渗出，保证治疗安全有效地进行。

8. 康复期血浆治疗过程中的护理要点有什么?

该危重症新冠肺炎患者采用被动免疫血浆治疗。经历新型冠状病毒感染而幸存的患者，体内已经对特异的病原体产生体液免疫，血液中通常含有高滴度的特异性抗体 IgM，而输注康复期血制品（convalescent blood products，CBP）的患者可因此获得被动免疫，中和（neutralise）特异性病原体，最终清除血液循环中的病原体。

康复期血浆治疗过程中，应按交叉配血次侧相容性原则输注，献浆者不规则抗体筛查阴性的血浆可直接进行 ABO 相容性输注，优先使用 ABO 同型血浆。输注起始的 15 分钟应当慢速输入，严密监测是否发生输血不良反应。若无不良反应，遵医嘱根据患者病情调整输注速度。

知识链接

被动免疫

被动免疫指机体被动接受抗体、致敏淋巴细胞或其产物所获得的特异性免疫能力。相较主动免疫，被动免疫的特点是效应快，不须经过潜伏期，一经输入，立即可获得免疫力，但维持时间短，主要用于疾病的治疗或紧急预防。新冠肺炎康复期血浆治疗属于被动免疫。

9.该患者为何行血浆置换治疗？

患者总胆红素 142.5 μmol/L，直接胆红素 106.2 μmol/L，考虑患者存在急性肝损伤。患者肝脏超声结果提示重症感染引起急性肝损伤，但同时不排除长期药物应用等因素，遵医嘱行血浆置换治疗。

知识链接

血浆置换的原理

血浆置换通过分离、弃除患者血浆或有害血浆成分，全面清除患者体内大、中、小各类分子量的毒素，是各种血液净化技术中清除毒素最为全面的。同时，补充正常人或康复者血浆有益于改善凝血异常、免疫紊乱等。因此，血浆置换也可用于新冠肺炎危重症患者清除分子量较大的炎症介质。

10. 血浆置换治疗过程中的护理要点是什么？

（1）治疗过程中密切观察患者意识变化，监测各项参数及生命体征，并做好记录。

（2）对于使用中心静脉导管进行血浆置换的患者，护理应注意以下几点。

1）穿刺部位的护理：每次治疗前观察局部有无渗液、出血、红肿、压痛、异味和积脓等。每次治疗结束后，用 3% 过氧化氢溶液局部清洗，然后用碘伏消毒。同时观察插管位置是否正确，最后用透明敷料包扎。禁止插管接触乙醇制剂，防止管路老化，缩短使用寿命。

2）导管护理：连接血路前，先将导管内保留的肝素抽出，并检查导管是否通畅，如有小血栓立即抽出，必要时用无菌生理盐水 10 ～ 20 mL 冲洗导管。治疗结束后用生理盐水 10 ～ 20 mL 冲洗导管，然后用肝素液分别注入封管。封管过程须快速注射，正压闭管。一经闭管，禁止打开管夹，否则需要重新封管。

（3）血浆置换治疗结束后，废弃的管路、滤器、灌流器等医用耗材应置于双层黄色医疗包装袋，分层，有效封口，包外标签应注明“新冠”警示标识。离开污染区前，应当对包装袋表面采用含有效氯 1 000 mg/L 的消毒液均匀喷洒消毒。

11. 患者在血浆置换治疗过程中常见的并发症及护理干预有哪些?

（1）过敏反应：由于血浆置换过程中，须输入大量的血浆，临床常见的不良反应为血浆过敏反应，出现畏寒、寒战、高热、皮疹等，个别患者还可能出现过敏性休克。从护理角度预防及处理应重视以下几点。

1）正确保存和融化血浆，备好的血浆应在 4 小时内输毕。

2）严格执行“三查八对”制度，以输同种血型为原则，查对血浆袋有无破损，血浆有无混浊、沉淀、漂浮物。

3）及时处理过敏反应：若有皮疹及瘙痒，可口服息斯敏 4 mg，严重者给予吸氧、地塞米松 5 mg 或异丙嗪 25 mg 静脉推注，如对症治疗无效者，应停止血浆置换。

（2）低血压：引起低血压的主要原因有置换液补充过缓，有效血容量减少；应用血制品引起过敏反应；补充晶体溶液时，血浆胶体渗透压下降。血浆置换中应注意血浆等量置换，即血浆出量应与置换液输入量保持相等。当患者血压下降时可先输入胶体溶液，血压稳定时再输入晶体溶液。要维持水、电解质的平衡，保持血浆胶体渗透压稳定。当患者出现低血压时可延长血浆置换时间，血流量应控制在 50~80 mL/min，血浆流速相应降低，血浆出量与输入的血浆和液体量保持平衡。

（3）出血：肝功能衰竭的患者凝血功能障碍，在进行血浆置换时，应尽量控制肝素用量，根据凝血检测指标来调整肝素使用量。通常重型肝炎肝衰竭患者肝素用量不超过 50 mg，对有明显出血倾向患者，治疗后应使用一定量的鱼精蛋白以中和患者体内残余肝素。

（4）低血钙：新鲜血浆含有枸橼酸钠，过多、过快输入新鲜血浆容易导致低血钙，患者会出现口麻、腿麻及小腿肌肉痉挛等低血钙症状，严重时发生心律失常。治疗前应常规静脉注射 10% 葡萄糖酸钙，注意控制枸橼酸钠输注速度，出现低钙反应时及时补充钙剂。

（5）破膜：血浆分离的滤器因为制作工艺的原因而受到血流量及跨膜压的限制，如置换时血流量过大，往往会导致破膜。故应注意维持血流量在 100~150 mL/min，每小时分离血浆小于 1 000 mL，跨膜压控制于 50 mmHg。预充分离器时注意不要用血管钳敲打，防止破膜。

12. 若新冠肺炎患者抢救无效最终去世，如何进行尸体料理及相关善终处理？

国家卫生健康委员会 2020 年第 1 号公告示，将新型冠状病毒感染的肺炎纳入《中华人民共和国传染病防治法》规定的乙类传染病，并采取甲类传染病的预防、控制措施。按照 2013 年我国修订的《中华人民共和国传染病防治法》第四十六条相关规定，《新型冠状病毒感染的肺炎患者遗体处置工作指引（试行）》（国卫办医函〔2020〕89 号）等要求，遵循严格消毒，遗体专车转送，就近火化，不能转运原则，新冠肺炎及新型冠状病毒核酸阳性或转阴患者去世均执行以下处理。

（1）患者经抢救无效，医生与患者家属沟通尸体处理事宜，如有特殊民族习惯或宗教信仰，也要按照国家规定执行，并签署同意立即火化知情同意书。

（2）由医生开具死亡证明后，联系殡仪馆车辆。由护理人员着三级防护立即进行尸体料理，以防尸体僵硬；做尸体护理时，态度严肃认真，尊重死者，满足家属合理要求。

（3）协助医生拔除各种管路，妥善处理各种伤口，缝合伤口，必要时予以更换敷料。

（4）患者取仰卧位，头下置一软枕；为患者清洁面部，整理仪容。

（5）护士使用含有效氯 3 000 mg/L 的消毒液浸泡棉球填塞口、鼻、耳、会阴及肛门等所有孔道；清洁患者全身，为其穿衣后使用双层尸体单包裹（均须用含有效氯 3 000 mg/L 的消毒液浸泡）；再应用双层尸体袋进行密封，密封后严禁打开，尸体袋外喷洒含有效氯 3 000 mg/L 的消毒液。

（6）处理完毕将遗体抬至平车，不可暴露遗体，并将其安置于自然体位。待殡仪馆车辆抵达，通过专用电梯运送遗体至转运车旁，将遗体抬入尸棺后用胶带进行密封，然后使用含有效氯 3 000 mg/L 的消毒液喷洒尸棺。与殡仪馆人员交接单据（死亡证明书、尸体转运单）。

（7）妥善料理遗嘱和遗物，将患者遗物用密封袋封存，放于病房污染区固定位置，并标注床号、姓名等信息，患者遗物暂时不可拿出病房，待消杀后通知家属取回。

第五章
护理应急管理

第一节　护理组织管理架构

2019 年底，我国暴发新冠肺炎疫情，确诊数量不断攀升，多地启动重大突发公共卫生事件一级响应。疫情防控事关人民群众生命健康，形势严峻，责任重大。作为省级定点救治医院之一，我院高度重视，迅速响应，第一时间成立新冠肺炎防控工作领导小组，制订方案，抽调专家，建立机制，规范流程，明确责任，采取最严密、最规范的防控救治措施，抽调最精干的医护团队，举全院之力，做好疫情防控，确保做到“早发现、早诊断、早隔离、早治疗”，切实保障和维护人民群众生命健康。

护理队伍是疫情防控工作中的中坚力量，在疫情防控工作中发挥着不可替代的作用。疫情期间，如何管理调配护理队伍、迅速建立护理应急管理组织反应机制，对有效落实疫情防控救治工作具有重要意义。

一、新冠肺炎防控护理领导小组

新冠肺炎疫情发生后，护理部快速反应，迅速行动，周密部署，全面启动应急预案，完善护理应急组织体系，构建“四线一网”组织管理架构（图 5–1），高效开展疫情防控救治工作，保障患者生命健康安全。

护理部成立新冠肺炎防控护理领导小组，护理分管院长担任组长，护理部主任、副主任担任副组长，护理部质量管理科科长、教学培训科科长、公共卫生医学中心护士长、呼吸与危重症医学科护士长、急诊医学科护士长、重症医学科护士长担任组员，明确工作职责，整体把控疫情防控工作，全面落实各项紧急救

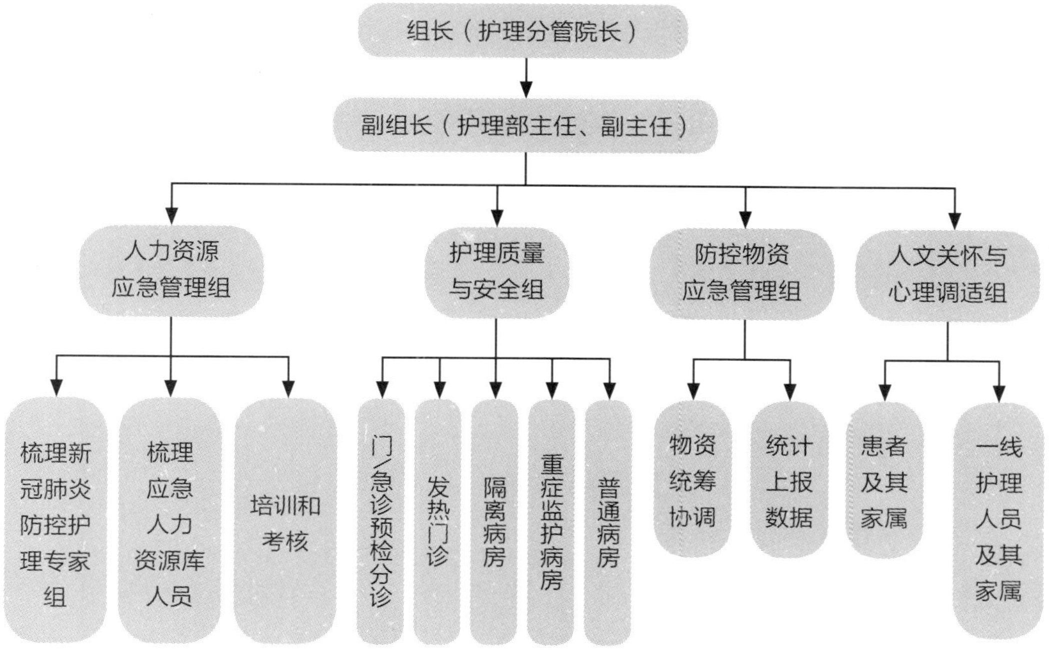

图 5-1　“四线一网”组织管理架构

治任务。

新冠肺炎防控护理领导小组工作职责：①在医院新冠肺炎防控领导小组的直接领导下，全面贯彻落实上级卫生行政主管部门防控工作重要决策部署，领导全体护理人员全力以赴、精准实施、科学高效开展防控工作。②落实应急处理责任制，及时防范，提前制订护理相关应急预案和工作流程，防止疫情的蔓延和扩大。做好疑似、确诊及密切接触者的救治处理、疾病防控等工作，及时传达政策、组织协调、监督检查、收集信息等，发现并解决工作中存在的问题。③与职能部门及各临床、医技科室通力配合，保证应急处理工作的有序进行。④紧急调配各临床相关科室的护理人员，迅速投入救治工作，保证救治一线的护理力量充足，确保医疗救治安全。⑤做好应急救治队伍的技术培训，建立一支反应迅速、机动灵活、素质优良、业务过硬的护理应急救治队伍。⑥大力开展新冠肺炎科普知识的宣传教育，提高医务人员对新冠肺炎识别及自我防护能力，最大限度减少新冠肺炎在医疗机构内的传播风险。

二、专项工作组

（一）人力资源应急管理组

梳理新冠肺炎防控护理专家组名单，涵盖公共卫生医学中心、急诊医学科、重症医学科、呼吸与危重症医学科、心血管内科、老年医学科、儿科等病区护士长，从专业、科学的角度对疫情防控及应急救治提供咨询、建议、技术指导和支持；梳理、筛选及派驻应急人力资源库成员，构建与实施多形式多层级实战式培训体系。

（二）护理质量与安全组

布控重点部门，包括门/急诊预检分诊、发热门诊、隔离病房、重症监护病房（感染ICU）、普通病房等；修订完善各项护理操作流程；发挥急诊、重症监护、血液净化、静脉治疗等专科护士的专业能力与业务优势，为救治工作保驾护航。

（三）防控物资应急管理组

统筹管理全院防控物资，保证有限的防控物资精准发放。

（四）人文关怀与心理调适组

落实疫情期间患者、一线护理人员及其家属的人文关怀举措，实施心理危机干预，做到对患者心理上关爱，对一线护理人员工作上关心、生活上关怀。

各组按照职责分工，高效推动疫情防控工作，为疫情防控工作提供良好组织保障。护理部学科建设科依托护理研究中心，进行文献查阅、证据汇总、现况调研等，为高效、合理开展工作提供科学依据。护理部大力弘扬全院护理人员主动请战一线、在疫情面前勇担责任、奋勇向前的崇高职业精神，总结分享抗疫一线宝贵经验，做好正向宣传报道。

第二节　人力资源应急管理

为全面落实各项紧急救治任务，科学高效调度护理人力，确保新冠肺炎的救治工作顺利进行，同时保证普通患者救治的质量与安全，基于文献循证，根据专家推荐意见，结合SARS期间护理管理经验及当前临床实际，总结护理人力资源应急管理策略如下。

一、人力资源应急管理策略

（一）护理人力需求评估

1. 疫情防控工作量评估　急诊预检分诊和发热门诊接诊量、疑似/确诊患者数量、疫情发展趋势等。

2. 现有工作量评估　院内普通病区收治患者数、急危重症患者数、手术量等护理工作量指标。

3. 人力结构和数量评估　掌握以下人员的数量、职务、职称和工作年限等信息：曾参与突发公共卫生事件的护士，感染性疾病科、呼吸与危重症医学科、老年医学科、心血管内科、肾内科、儿科等专业的护士，全院其他病区具有以上重点病区工作经历的护士和各病区感控护士。

4. 病区人力需求等级评估　根据疫情工作任务和护理人力现状评估结果，确定护理人力调配优先等级（表 5-1）。

表 5-1　护理人力调配优先等级

护理人力调配优先等级	派往区域
一级	外派医疗队
二级	隔离病房、感染ICU
三级	门/急诊预检分诊、发热门诊、呼吸门诊
四级	普通病区

（二）快速调配

1. 抽调人员组建梯队　从护理部人力资源应急储备库内抽调人员组建梯队，集中调配人力。

（1）人员选拔标准：相关专业工作年限≥ 2 年；护师及以上职称；年龄≤ 50 岁；身心健康，无严重基础疾病；工作认真，技术精湛，沟通能力及执行力强。

（2）人员排除标准：感冒、发烧、咳嗽、既往免疫力差、患有严重基础疾病、近 2 年内曾患重大疾病住院治疗、孕产期、哺乳期等人员。

（3）人员专业构成：感染性疾病科、呼吸与危重症医学科、老年医学科、心血管内科、肾内科、儿科等专业护士，全院其他病区具有以上重点病区工作经历的护士和各病区感控护士。

（4）人员梯队分级：将入选护士依据专业分为 3 个梯队（表 5-2）。

表 5-2　护理人员梯队分级

梯队顺序	专业要求
第一梯队	感染性疾病科、呼吸与危重症医学科
第二梯队	急诊医学科、重症医学科、老年医学科、心血管内科、肾内科、儿科
第三梯队	其他临床科室

（5）人员调配原则：依据护理人力调配优先等级，同时兼顾梯队人员专业、职务、职称和工作年限进行调配（图 5-2）。

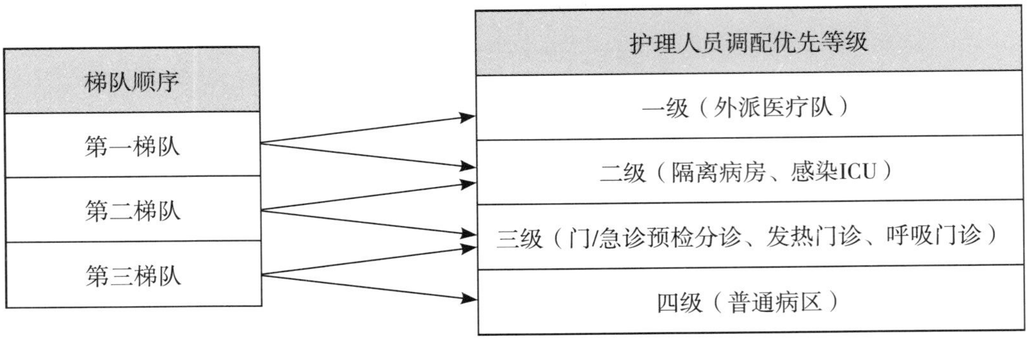

图 5-2　依据护理人力调配优先等级调配梯队人员的顺序

2. 专项培训　全员培训、梯队强化、严格考核。

（1）培训目标：线上知识人人掌握，防护技术全员过关。

（2）培训对象：全体护理人员。

（3）培训内容：面向全体护理人员的基础知识培训和面向人力储备库中梯队人员的强化技能培训，包括新冠肺炎相关知识、消毒隔离技术、防护技术、医疗废物处置等各类专项培训。

（4）培训方式：线上线下相结合，包括拍摄教学图片及视频、现场实操、模拟演练等。

（5）考核形式：理论知识在线考核；操作技能多站式考核，且要求考核合格 2 次以上。

3. 快速调配与动态调整　科学高效调度，动态调整人力。

（1）快速调配流程见图 5-3。

（2）动态调整：跟踪疫情发展，监控疑似 / 确诊患者数量，关注一线护士工作负荷及身心状况，动态调整护理人力，保证护理质量。

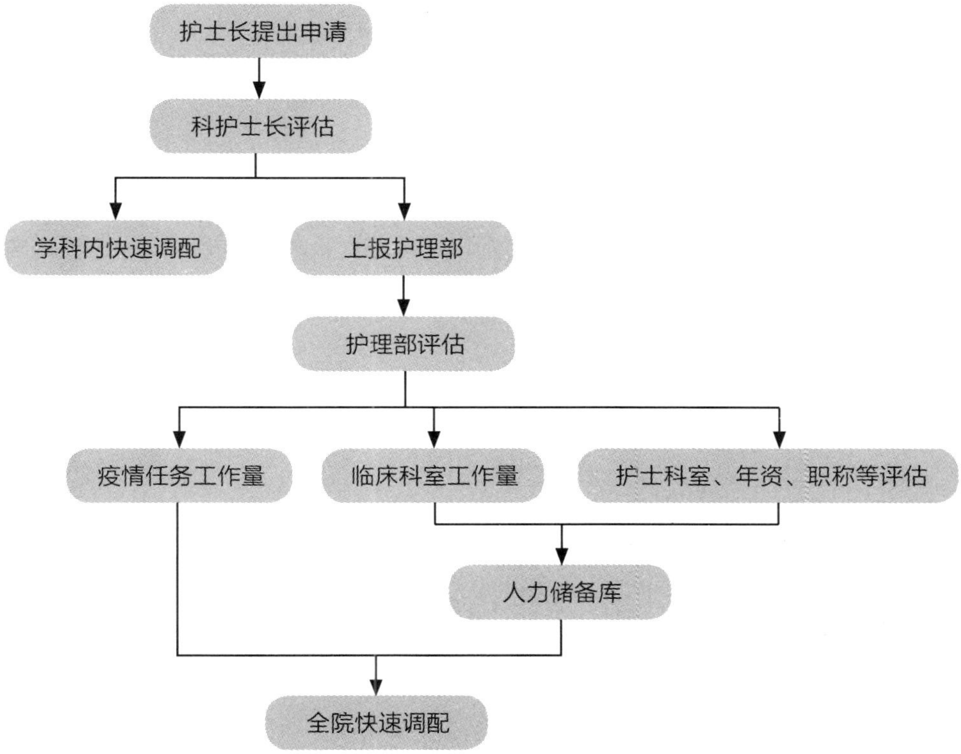

图 5–3　应急人力资源快速调配流程

（三）管理要点

1. 统筹兼顾　科学合理平衡疫情紧急救治及常规工作的人力需求，提高人力资源使用效率。

2. 动态调整　根据疫情发展和护士的数量、结构、身心负荷，动态监控并及时调整，确保质量与安全。

二、人员调配前的准备工作

（一）掌握内容

1. 新冠肺炎的相关知识　包括国家、省卫生健康委员会等上级部门印发的关于医疗机构内新冠肺炎预防与治疗相关文件，院内下发的新冠肺炎防控救治工作相关文件等。

2. 其他　拟调配地点的布局及环境，各区域消毒隔离原则及措施，高风险护理操作、职业安全防护、岗位职责和工作流程等。

（二）物品与个人准备

1. 生活用品准备　1 ~ 2 套舒适棉质衣服、牙刷、牙膏、毛巾、纸巾、手机充电线（充电宝）、洗衣液、洗发水、沐浴露、水杯、指甲剪、晾衣架、纸尿裤、换洗衣物、行李箱、若干袜子、女性生理期必备用品等。

2. 个人卫生准备　修剪指 / 趾甲、理发、去除饰品等。

第三节　防控物资应急管理

在疫情防控工作中，防控物资的储备、调配和管理是保障医务人员及患者生命健康与安全的基础。新冠肺炎疫情暴发时正值春节期间，多数医疗物资生产企业处于停工停产状态，防控物资全面告急，防控工作面临重大考验。防控物资应急管理组应做好统筹协调管理，优化分配，确保抗疫一线防控物资供应。

一、防控物资管理目标

在医院新冠肺炎防控工作领导小组和护理领导小组的指挥下，成立防控物资应急管理组，负责全院普通门（急）诊、普通病房和重点部门［发热门诊、急诊预检分诊、隔离病房、重症监护室（感染 ICU）、相关实验室］防控物资科学管理，全面掌握防控物资情况并及时、精准、按需发放，做到高效使用。

二、防控物资管理原则

按照“集中统筹、专业管理、保障急需”的原则管理防控物资，有效提高使用效率和使用价值。在防控物资管理过程中，充分明确集中统筹是核心、专业管理是保障、保障急需是重点，做好防控物资的科学管理。

（一）集中统筹，合理分配

根据防控级别确定防控物资的种类，由医院新冠肺炎防控工作领导小组统一管控、统一调配，通过信息化手段统计、发放。

（二）专业管理，确保安全

防控物资集中由医院医学装备部进行专业的管理和合理的储存，确保防控物资安全。

（三）保障急需，全程监控

按照保重点、保薄弱的原则，重点部门的防控物资申请按照快速申报流程，及时发放到位，做好防控物资的使用登记和闭环管理。根据疫情需要，在最短时间内将物资发放到位，简化工作流程，减少接触，保证防疫工作顺利开展。

三、防控物资需求评估

（1）重点部门每日评估疫情救治任务，根据收治患者、医务人员及病区工作人员的数量等预估物资需求量。

（2）各病区护士长评估现有防控物资种类、数量与质量，严格按照新冠肺炎医用防控物资使用规范进行上报。

（3）按医院工作区域、患者收治情况、风险等级评估，确定各区域防控物资级别。按照调配优先级别，一级为优先调配区域，以此类推（表 5–3）。

表 5–3　各区域防控物资调配优先等级

调配等级	防控级别	适用范围	防护工具
三级	一级防护	普通门（急）诊、普通病房，从事一般性诊疗活动	一次性工作帽、医用外科口罩、工作服、乳胶检查手套（必要时）
二级	二级防护	发热门诊，急诊预检分诊	一次性工作帽、医用防护口罩（N95）、护目镜或防护面屏、防护服或隔离衣、乳胶检查手套、一次性鞋套（必要时）
一级	三级防护	隔离病房、重症监护病房（感染 ICU）、相关实验室	一次性工作帽、医用防护口罩（N95）、护目镜或防护面屏、防护服、防渗一次性隔离衣、双层乳胶检查手套、工作鞋或胶靴、防水靴套、一次性鞋套、防护头罩（必要时）

四、防控物资上报要求

（一）数据精准

核实每人每日防控物资用量，确保各科室上报数据的准确性、规范、合理发放防控物资。

（二）责任到人

防控物资应急管理组设立 2 名负责人分别管理重点部门和普通门（急）诊、普通病房物资上报。各病区护士长按照“谁上报、谁领取、谁使用、谁负责”的原则申报防控物资；杜绝谎报、瞒报、迟报、漏报防控物资需求，造成严重后果的追究相关责任。

（三）双人核查

重点部门防控物资严格实行一人一物双核查制度，上报和领取均须重点部门物资负责人和病区护士长在“重点部门防控物资出入库统计单”上签署姓名和日期，落实双人核查制度。

（四）线上申请

所有的防控物资上报均须线上申请，确保填写信息正确。

五、防控物资上报流程

防控物资上报流程分为重点部门和普通门（急）诊、普通病房防控物资及特殊防控物资的上报流程（图 5–4）。

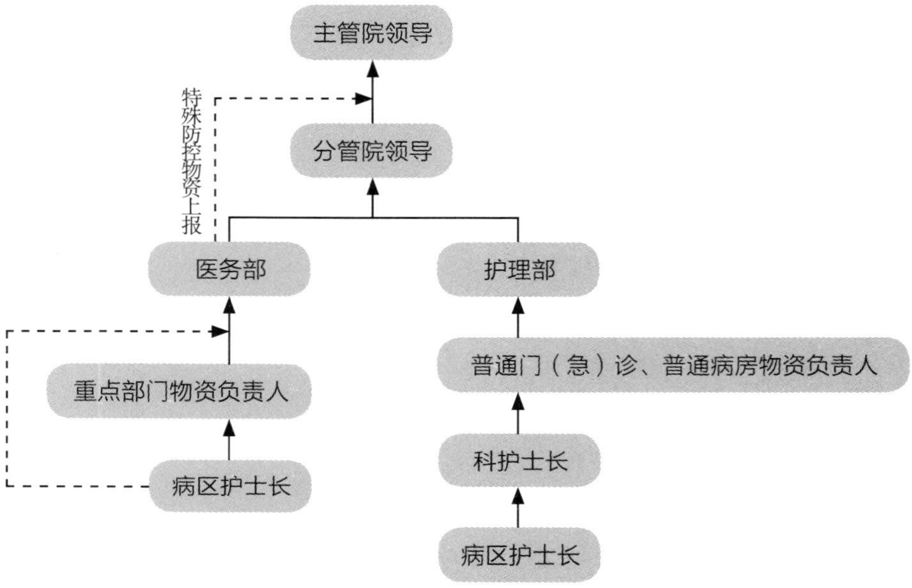

图 5–4　重点部门和普通门（急）诊、普通病房防控物资及特殊防控物资上报流程

（1）重点部门防控物资每日线上申报，由病区护士长按照需求上报至重点部门物资负责人，重点部门物资负责人汇总填写“重点部门防控物资需求计划表”（表 5–4）后上报至医务部，医务部审核后上报至分管院长，最后由防控物资主管院长审批。

（2）普通门（急）诊、普通病房防控物资每周线上申报 1 次，申请一周用量，由病区护士长上报需求至科护士长，以科室为单位由科护士长汇总填写“普通门（急）诊、普通病房防控物资需求计划表”（表 5–5）上报至普通门（急）诊、普通病房物资负责人，由普通门（急）诊、普通病房物资负责人汇总各科室需求计划表上报至护理部，护理部审核后上报至分管院长，最后由防控物资主管院长审批。

（3）特殊防控物资（正压通风头罩、尸体料理袋等）快速上报流程：第一时间由病区护士长将物资需求电话上报医务部，由医务部电话上报防控物资主管院长审核，及时发放，同时 2 日内完成线上上报。

表 5-4　重点部门防控物资需求计划表（××月××日）

科室	病区	护士长	护士人数	医生人数	医用防护口罩（个）	防护面屏（个）	防护服（件）	护目镜（个）	一次性工作帽（个）	系带医用外科口罩（个）	……	上报审核人

表 5-5　普通门（急）诊、普通病房防控物资需求计划表（××学科××月××日）

科室	病区	护士长	防控用品		
			一次性工作帽	医用外科口罩	乳胶检查手套

六、重点部门防控物资调配原则

（1）利用信息系统管控防控物资，综合协调，统一管理，优先保证重点部门物资使用。

（2）遵循防控物资应急储备基本规范，根据疫情评估结果，储备 2 日防控物资种类和数量。

（3）科学配置防控物资，形成医院、重点部门、普通门（急）诊、普通病房之间储备相互补充、动态调配的应对机制。

（4）合理调整人力，弹性排班，降低防控物资消耗。

（5）建立防控物资日结余量上报制度，掌握病区防控物资数量，供病区动态调整使用。

七、防控物资管理重点

（一）信息化助力

与医学装备部联合，通过信息化手段实时掌握防控物资库存量，动态核算上报物资，科学、高效地完成一线医务人员防控用品的配备。

（二）科学管理，定期督导

按照现场管理系统（OSM）有序存放，科学保管；重点部门防控物资专人保管，根据物资特性妥善存放，做好防潮、防火、防爆等工作；普通门（急）诊、病区防控物资由病区护士长统一负责管理，有效使用。防控物资应急管理组和 / 或医院防控物资管理组不定期督导防控物资申领及使用情况。

（三）登记存档

根据防控物资的用途分类建立档案，记录物资出入库、核销及使用情况；特殊防控物资按照审批流程上报，做好存档记录。

（四）统一调配，合理发放

医院防控物资共享，根据病区实际收治患者人数、医务人员实际出勤人数、工作量、可能产生气溶胶的操作量（留取咽拭子、吸痰、气管插管等），结合防控物资的适用范围按需发放。

（五）全院倡议，厉行节约

物资紧缺，不浪费，不过度防控。

第四节　护理质量与安全管理

护理质量安全是护理管理的核心。新冠肺炎疫情发生以来，护理部精心组织，周密部署，一手抓疫情防控，一手抓护理质量，尤其关注重点部门、关键环节的疫情防控管理。

一、急诊预检分诊管理

（一）功能定位

在新冠肺炎疫情期间，通过对患者进行流行病学史、症状、体征和病史的问诊，初步评估，迅速、准确地鉴别高风险患者，指导其选择正确的就诊区域，避免发生交叉感染。

（二）环境管理

1. 急诊分诊处　设置警戒线，提示患者不要随意靠近分诊台或触摸分诊处物品；分诊护士与患者、患者与患者之间保持 1 m 以上距离（测量生命体征时除外）。每天使用含有效氯 1 000 mg/L 的消毒液清洁消毒分诊台 2 次。

2. 急诊患者候诊区域　专人维持急诊候诊区域秩序，发热患者在指定区域测量体温，避免长时间停留。指导候诊患者及家属正确佩戴医用外科口罩。使用含有效氯 1 000 mg/L 的消毒液每天消毒候诊区域座椅和地面 2 次。加强空调新风系统清洗消毒，每天开窗通风 2 次，每次 30 分钟以上。

3. 急诊诊室　急诊患者必须经过预检分诊后才能到相应诊室就诊。诊室有空调系统时，医生处于上风口，患者处于下风口。医生与患者对话时尽量保持 1 m 以上距离（体格检查时除外）。严格落实一医一患一诊室，患者较多时，及时采取措施分流患者。每天使用含有效氯 1 000 mg/L 的消毒液清洁消毒诊室门把手、物品表面和地面 2 次，使用 75% 乙醇清洁消毒电脑屏幕、键盘等。

（三）人员管理

1. 工作人员管理

（1）防护管理：急诊预检分诊工作人员包括医生、护士、发热患者引领人员。疫情期间，急诊预检分诊工作人员二级防护。工作结束后，在就近指定地点脱隔离衣，放置于医疗废物收集桶内。

（2）人力资源配置：根据急诊患者就诊量，动态调整急诊预检分诊人力资源。急诊科优先内部调配，必要时护理部人力资源应急储备库内调配。选择有 5 年以上工作经验的护士承担急诊预检分诊工作，每组 2~3 人，弹性排班。

（3）体温管理：每天监测工作人员体温 2 次，体温 ≥ 37.3 ℃时和 / 或出现呼吸道症状时，立即停止工作，及时上报，并到发热门诊就诊检查。

（4）培训和考核：实施动态培训，及时更新掌握新知识、新标准，达到快速准确预检分诊。重点培训内容包括新冠肺炎流行病学特点、临床表现及诊断标准，新冠肺炎患者急诊预检分诊流程，医院急诊规范化流程，急诊预检分诊相关知识等。采用线上理论知识、线下分批技能培训相结合的方式进行培训和考核。

2. 患者管理　患者及其家属均须佩戴医用外科口罩。急诊科入口设置自动体温检测仪检测体温，体温 ≥ 37.3 ℃人员均由专人引领至急诊预检分诊处进行分诊、登记。凡经自动体温检测仪检测后，体温值与自觉症状不符者须进行体温复测。

（四）高风险环节管理

1. 急诊预检分诊设置双通道入口　急诊预检分诊处设置人行通道与救护车专用通道。轻症患者走人行通道，到达预检分诊处，由护士对其进行预检分诊；危重患者、救护车转运患者经救护车专用通道，到达“120”调度处，由医生对其进行预检分诊。

2. 动态设置发热患者预检分诊通道　急诊预检分诊设置有流行病学史患者、普通发热患者、非发热患者通道。根据急诊发热患者就诊量，动态增减发热患者预检分诊通道。

3. 指定发热患者转运路线　经过急诊预检分诊的发热患者，详细登记后，由专人按指定路线引领至发热门诊就诊，要求路线固定、标识醒目。

（五）制度与流程管理

根据急诊患者病情分级标准、新冠肺炎诊疗和防控方案的不断更新，及时完善相关防控制度和流程。

1. 急诊1级、2级患者预检分诊感染防控流程　见图5–5。

2. 急诊3级、4级患者预检分诊感染防控流程　见图5–6。

3. 急诊发热患者院内转运感染防控流程　见图5–7。

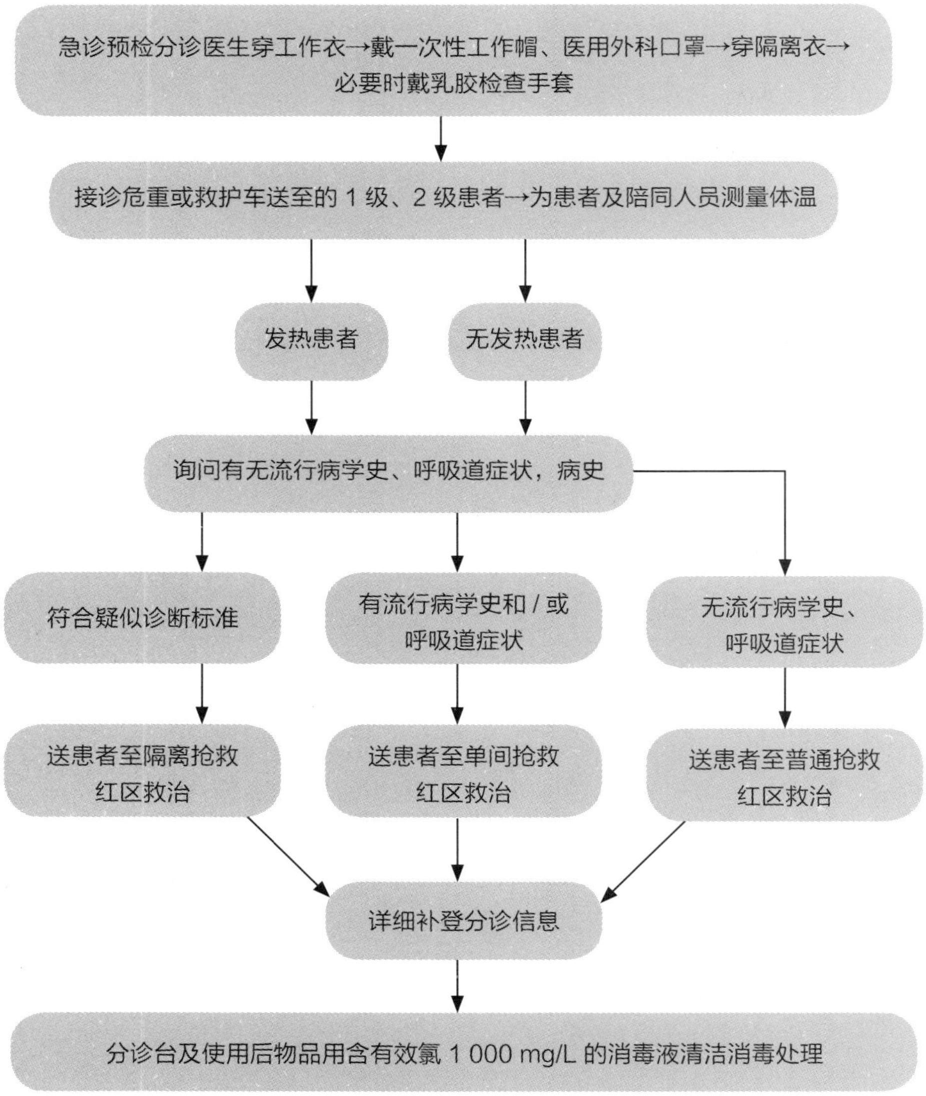

图5–5　急诊1级、2级患者预检分诊感染防控流程

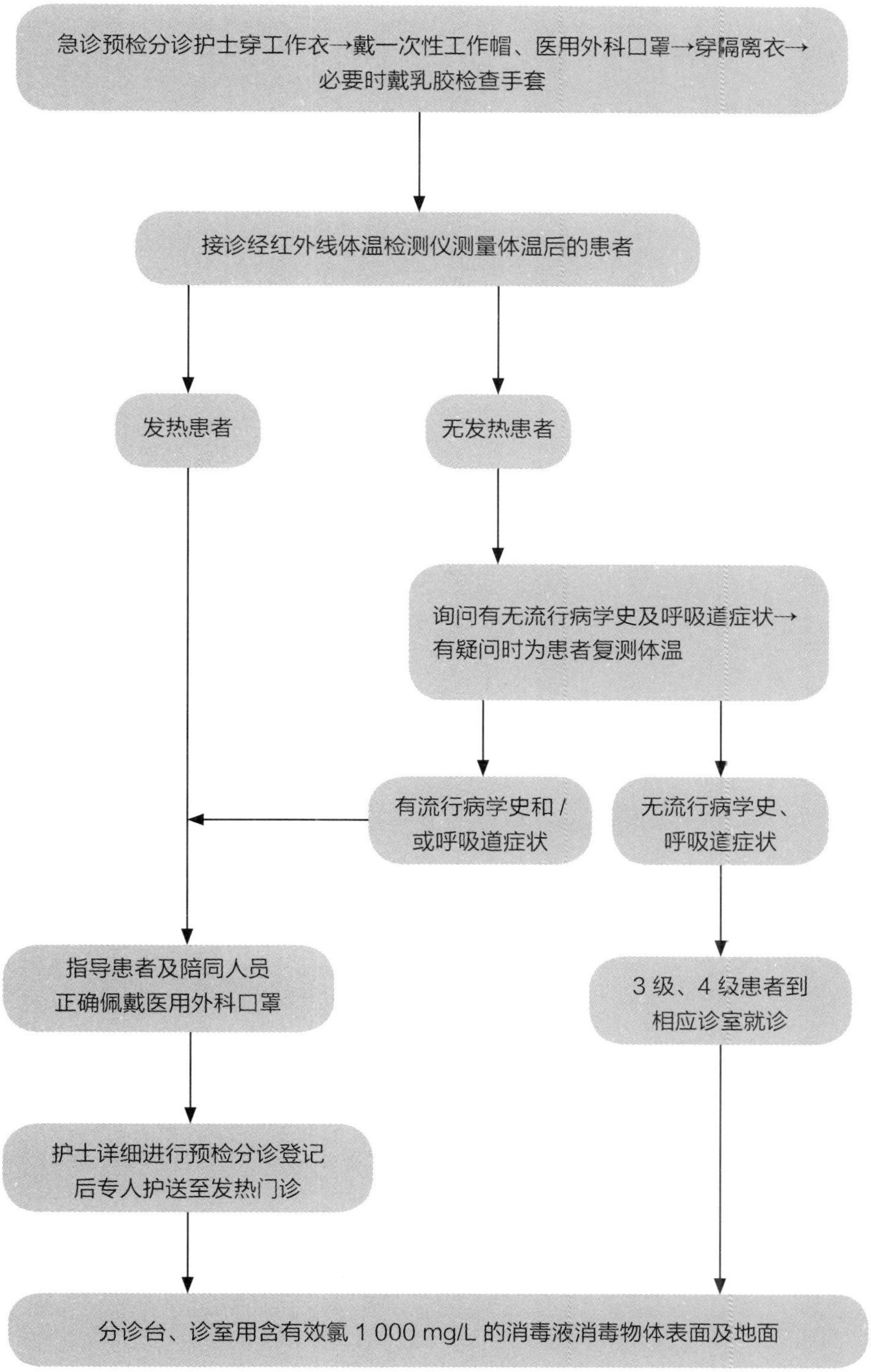

图 5-6　急诊 3 级、4 级患者预检分诊感染防控流程

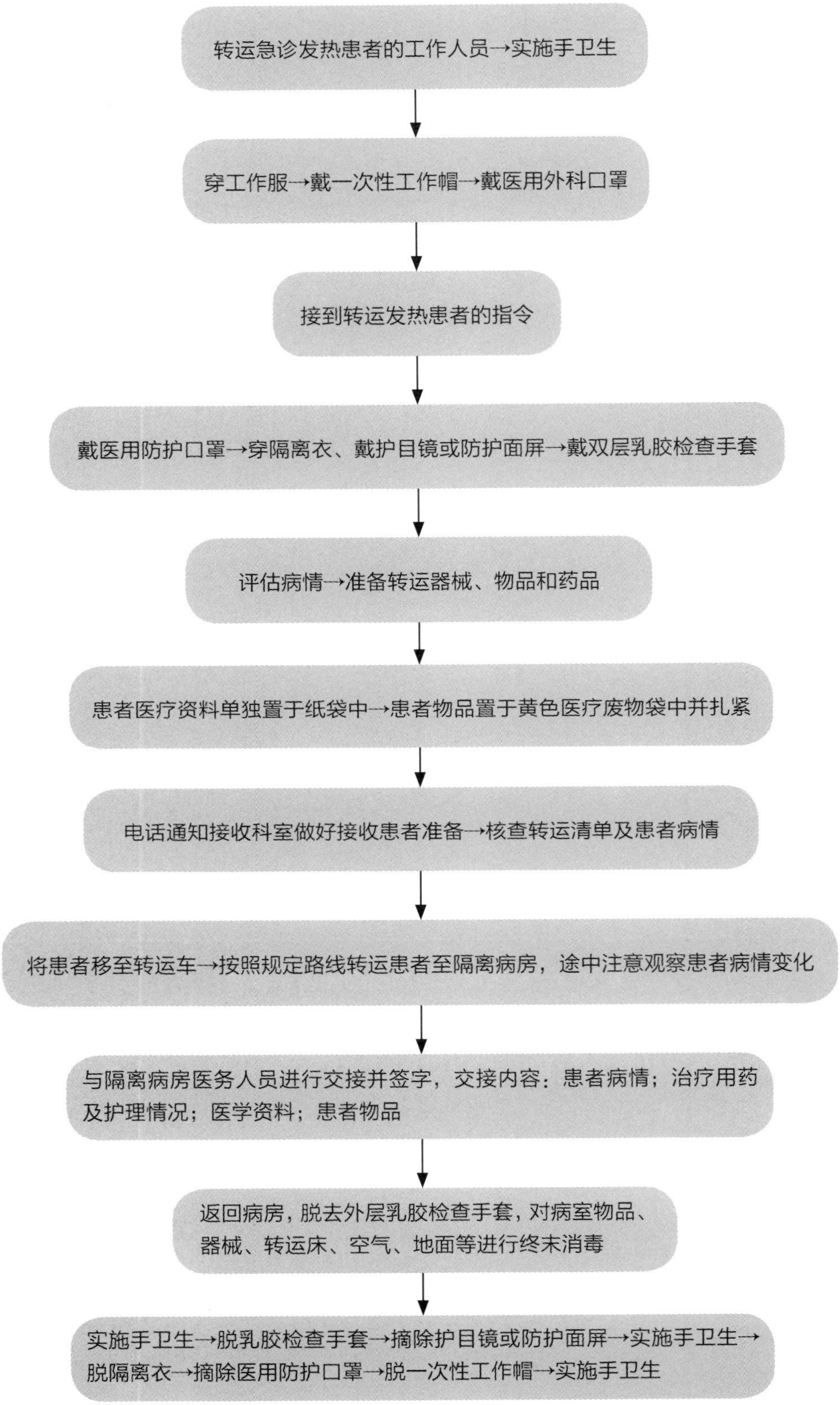

图 5–7　急诊发热患者院内转运感染防控流程

二、发热门诊管理

（一）功能定位

发热门诊负责新冠肺炎疑似患者的筛查，做到早发现、早隔离和早治疗，避免院内交叉感染。

（二）环境管理

发热门诊位置相对独立，设立两通道（医护人员通道、患者通道）和三区（清洁区、潜在污染区和污染区），各区之间设置缓冲间，界线清楚、物理隔断、标识明显。

1. 污染区　门诊候诊区、接待区、诊室、化验室、治疗室、处置室、留观室、药房、抢救间、第一缓冲间。

2. 潜在污染区　第二缓冲间。

3. 清洁区　更衣室、休息室、库房、卫生间、淋浴间。

4. 消毒与终末处置管理

（1）空气消毒：室内使用紫外线消毒机进行空气消毒，每日至少 2 次，每次≥ 30 分钟。

（2）物体表面消毒：物体表面采用含有效氯 1 000 mg/L 的消毒液或用含醇型消毒湿巾擦拭消毒，每日 2 次，含有效氯型消毒液作用 30 分钟后须用清水擦拭干净。

（3）地面、墙面消毒：地面和墙面用含有效氯 1 000 mg/L 的消毒液擦拭或喷洒消毒，每日 2 次。地面消毒由外向内喷洒，喷药量为 100~300 mL/m^2，作用 30 分钟后用清水擦拭干净。

（4）污染物（患者血液、分泌物和呕吐物）：少量污染物可用一次性吸水材料（如纱布、抹布等）蘸取含有效氯 5 000 ~ 10 000 mg/L 的消毒液（或能达到高水平消毒的消毒湿巾 / 干巾）小心移除。大量污染物应使用含吸水成分的消毒粉或漂白粉完全覆盖，或用一次性吸水材料完全覆盖后用足量含有效氯 5 000 ~ 10 000 mg/L 的消毒液浇在吸水材料上，作用 30 分钟以上，小心清除干净。清除过程中避免接触污染物，清理的污染物按医疗废物集中处置。患者的分泌物、呕吐物等应有专门容器收集，用含有效氯 20 000 mg/L 的消毒液，按物、药比例 1 ： 2 浸泡消毒 2 小时。清除污染物后，应对污染的环境物体表面进行消毒。盛放污染物的容器可用含有效氯 5 000 mg/L 的消毒液浸泡消毒 30 分钟，然后清洗干净。

（5）医疗废物处置：污染区所有废物视为医疗废物，医疗废物使用专用黄色包装袋双层盛装，外表面应当有“新冠”标识。

1）正确处置方法：在盛装医疗废物前，应当进行认真检查，确保包装袋无破损、无渗漏。医疗废物收集桶应为脚踏式并带盖。医疗废物装放量达到包装袋或利器盒容量的3/4时，应当有效封口，确保包装袋或利器盒的封口紧实、严密。应当使用双层包装袋盛装医疗废物，采用鹅颈结式封口，分层封扎。盛装医疗废物的包装袋和利器盒的外表面被感染性废物污染时，应当增加一层包装袋。分类收集使用后的一次性隔离衣、防护服等物品时，严禁挤压。每个包装袋、利器盒应当系有或粘贴中文标签，标签内容包括：医疗废物产生单位、产生部门、产生日期、类别，并在特别说明中标注“新冠”。

潜在污染区和污染区产生的医疗废物，在离开污染区前应当对包装袋表面采用含有效氯1 000 mg/L的消毒液喷洒消毒（注意喷洒均匀）或在其外面加套一层医疗废物包装袋；清洁区产生的医疗废物按照常规的医疗废物处置。

2）正确储存方法：医疗废物均应暂存于指定区域，有严密的封闭措施，设有专人管理，防止其他人员接触医疗废物。每天用含有效氯1 000 mg/L的消毒液对医疗废物暂存处地面和物体表面进行2次消毒，将使用后的擦拭地巾置于含有效氯1 000 mg/L的消毒液中浸泡30分钟后清洗干净，干燥保存。

3）正确转运方法：按照郑州市医疗废物集中处置中心对于新冠肺炎疫情期间交接收集的相关要求进行登记交接，交接时避开人流及人流密集时段。

（三）人员管理

1. 工作人员管理

（1）防护管理：发热门诊工作人员整体把控新冠肺炎患者的防控就诊工作，全面落实各项接诊、登记和转运任务。人员组成包括医生、护士、检验师、药师、保安、保洁等，各工作人员均二级防护。防护用品需穿戴合理、规范，做到各岗位无缝隙交接。体温≥ 37.3 ℃和 / 或出现呼吸道症状时，停止工作，立即上报，至发热门诊就诊。

（2）人力资源配置：基于岗位需求、工作负荷、疫情特点，实行合理配置、专岗专位、动态调配原则。根据就诊人数及护理工作量进行弹性排班。

（3）培训内容和考核：培训内容包括发热门诊相关流程及制度、发热门诊物品及设施设备的使用、发热门诊环境介绍、医院感染控制相关知识、新冠肺炎相关知识、宣教用健康卫生保健知识、心理健康教育知识等。定期线上考核，评估培训效果。

2. 患者管理

（1）候诊区患者管理：

设立专用候诊室，指定通道就诊，候诊室内配置电子挂号叫号系统、自助缴费机、电子版疫情相关宣教手册、感应式速干手消毒剂，座椅间距 1 m 以上。

（2）就诊区患者管理：

1）完善就诊患者信息：实名登记，包括个人资料、流行病学史、家庭人员组成等。

2）优化就诊流程，缩短就诊时间。

3）一医一患一诊室，禁止患者逗留。

4）及时完善相关检查：如血常规、鼻咽（咽）拭子、影像学检查等。

5）规范登记疑似患者传染卡。

6）及时掌握就诊患者去向，积极协调并及时转运须收治住院的疑似患者。

（四）高风险环节管理要点

1. 鼻咽（咽）拭子采集

（1）环境宽敞、通风良好。

（2）操作时限制人数。

（3）应避免在进食后 2 小时内采集标本；患者恶心时须暂停操作，防止发生呛咳、呕吐等现象。

2. CT 检查

（1）沿指定路线，乘专用电梯，到达专用 CT 检查室，避免与其他人员同乘电梯及近距离接触。

（2）陪检人员二级防护，防护用品如被污染应随时更换。

3. 疑似患者转运病房流程

（1）转运人员三级防护。

（2）经专用路线转运至相应病房，每次转运 1 位患者。

（3）转运人员完成转运后更换防护用品。

4. 外院疑似 / 确诊患者转入重症监护病房（感染 ICU）流程

（1）转运人员三级防护，必要时特殊防护。

（2）重症监护室医生、护士和 / 或呼吸治疗师、发热门诊护士共同组成接诊团队。

（3）做好转运设备及转运路线终末消毒工作。

（五）相关流程与制度

1. 疑似患者转运流程　见图 5–8。

2. 外院疑似 / 确诊患者转入重症监护病房（感染 ICU）流程　见图 5–9。

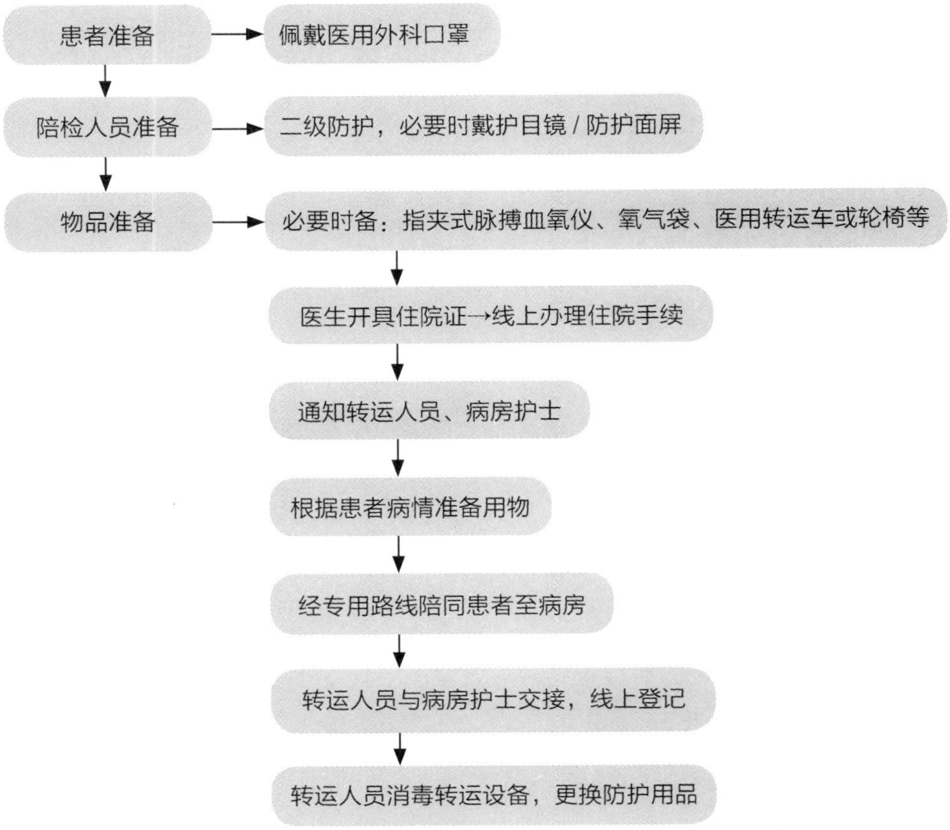

图 5–8　疑似患者转运流程

三、隔离病房管理

（一）功能定位

隔离病房收治新冠肺炎疑似 / 确诊患者。

（二）环境管理

病区通风良好，明确划分三区和两通道。三区：设立清洁区、潜在污染区和污染区。清洁区包括淋浴间、更衣室、值班室、餐厅，潜在污染区包括办公室、护士站、治疗室，污染区包括病房、处置室。两通道：医务人员通道和患者通道，避免交叉感染。设立两通道和三区之间的缓冲间。各区域张贴醒目标识，防止误入。

（三）人员管理

1. 防护管理　进入隔离病房，在严格遵守标准预防原则的基础上采取飞沫隔

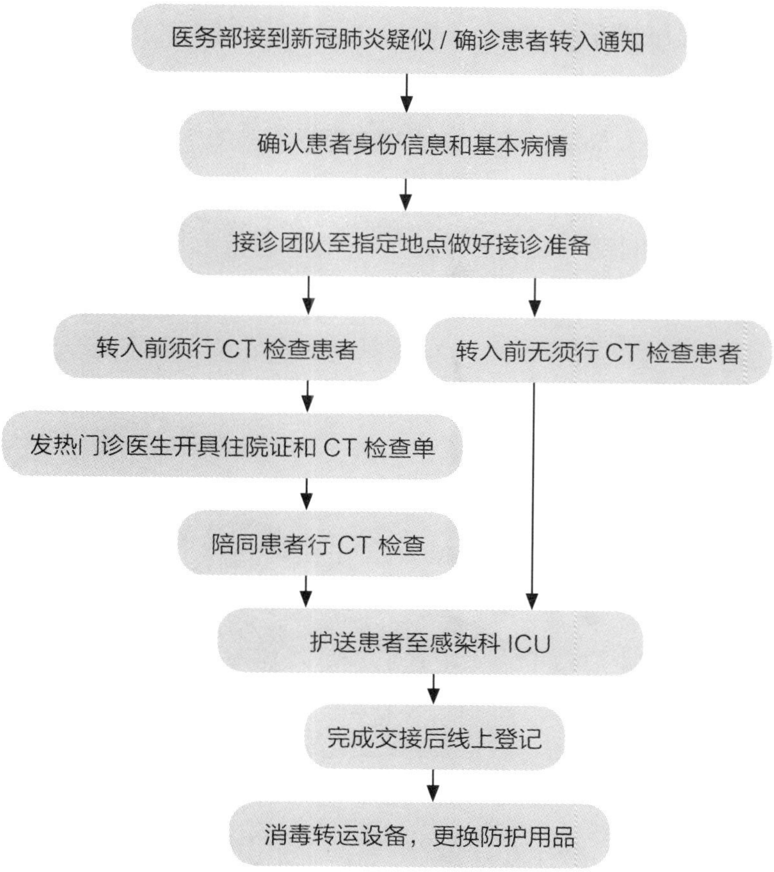

图 5-9　外院疑似 / 确诊患者转入重症监护病房（感染 ICU）流程

离、接触隔离和空气隔离等措施。工作人员三级防护，注意呼吸道、口腔、鼻腔和眼睛的卫生与保护。若体温≥ 37.3 ℃和 / 或出现呼吸道症状时，停止工作，立即上报，至发热门诊就诊。

2. 人力资源配置　护理排班遵循以实际工作量为基础，动态调整且人员相对固定的原则，实行每人每天工作 8 小时、每班次 4 小时工作制，每 14 天为一个人员调整周期，密切关注一线护士工作负荷及身心状况。病房内减少过多的人员流动，集中实施各项诊疗及护理操作，避免不必要的人力及物资资源浪费。

3. 培训和考核　培训内容包括新冠肺炎相关知识、技能及相关法律法规，隔离病房消毒隔离制度与技术，个人防护技术，高风险护理操作职业防护技能，隔离病房相关流程及制度，病房物品及设备管理制度等，同时提供心理健康等相关知识。采用线上和线下相结合的培训和考核方式，线上进行理论知识培训与考核，线下进行操作示范和演练，动态考核，重点防控技术要求人人过关。

4. 患者管理

（1）疑似 / 确诊患者按照指定路线由专人引导进入隔离区，应分区域安置。

疑似患者单间隔离，确诊患者可同室安置。

（2）患者进入病区前须更换患者服，个人物品及换下的衣服集中消毒处理后，存放于指定地点由医疗机构统一保管；疑似 / 确诊患者出院、转院时，应当更换衣服后离开。

（3）禁止探视和陪护，鼓励患者使用通信设备与外界沟通联系。

（4）严禁患者离开病房，可通过呼叫系统呼叫医生和护士。

（5）统一发放医用外科口罩，规范佩戴，每日更换，正确实施咳嗽礼仪和手卫生等。

（四）高风险环节管理

1. 院内标本转运

（1）将标本装入有生物安全标识的密封袋，双层密封、确认无渗漏后交与标本转运人员。

（2）标本转运人员二级防护，用 75% 乙醇对标本袋表面喷洒消毒，然后与采集者双人核对标本数量和信息，密闭转运并及时送检。

（3）转运过程中标本保持直立状态，避免颠簸。

2. 患者排泄物、分泌物处理

（1）医院应设有污水处理系统，可直接入污水池。

（2）无污水处理系统的，应用专门容器收集，用含有效氯 20 000 mg/L 的消毒液，按物、药比例 1 ： 2 浸泡消毒 2 小时，再进行处理。专用容器可用含有效氯 50 000 mg/L 的消毒液浸泡 30 分钟，然后冲洗干净。

3. 医疗器具管理

（1）听诊器、体温计、血压计等应当专人专用。

（2）重复使用的诊疗器械、器具应先消毒，后清洗，再消毒或灭菌；不耐高压高温消毒和化学消毒的诊疗器械、器具，宜用一次性保护套或一次性薄膜覆盖器械操作面，遵循一人一用一更换的原则。

4. 病房终末消毒　工作人员三级防护，消毒顺序应先外后内、先上后下，由洁到污，依次对门、地面、物体表面、墙壁等进行消毒；不同区域的抹布、拖把应标识清楚，严禁交叉使用。

5. 风险护理操作要点

（1）经鼻高流量氧疗：①患者经鼻高流量氧疗时，需佩戴医用外科口罩，减少气溶胶扩散。②建议使用一次性管路、湿化罐和鼻塞，专人专用，存在明显污染时立即更换，按医疗废物处理。仪器表面使用 75% 乙醇或含氯消毒液擦拭消毒。

（2）雾化吸入：①建议采用干粉吸入装置或压力定量吸入装置加储雾罐进行吸入治疗，以减少气溶胶产生。②无创正压通气雾化吸入时，在呼气阀与面罩之间连接病毒 / 细菌过滤器，排气孔朝向无人一侧，减少呼出气体对空气和人员的污染。③无创正压通气过程中需要雾化吸入治疗时，应使用 T 形雾化装置连接于呼吸机管路和面罩之间。

（五）相关流程与制度

1. 空气消毒流程　见图 5–10。

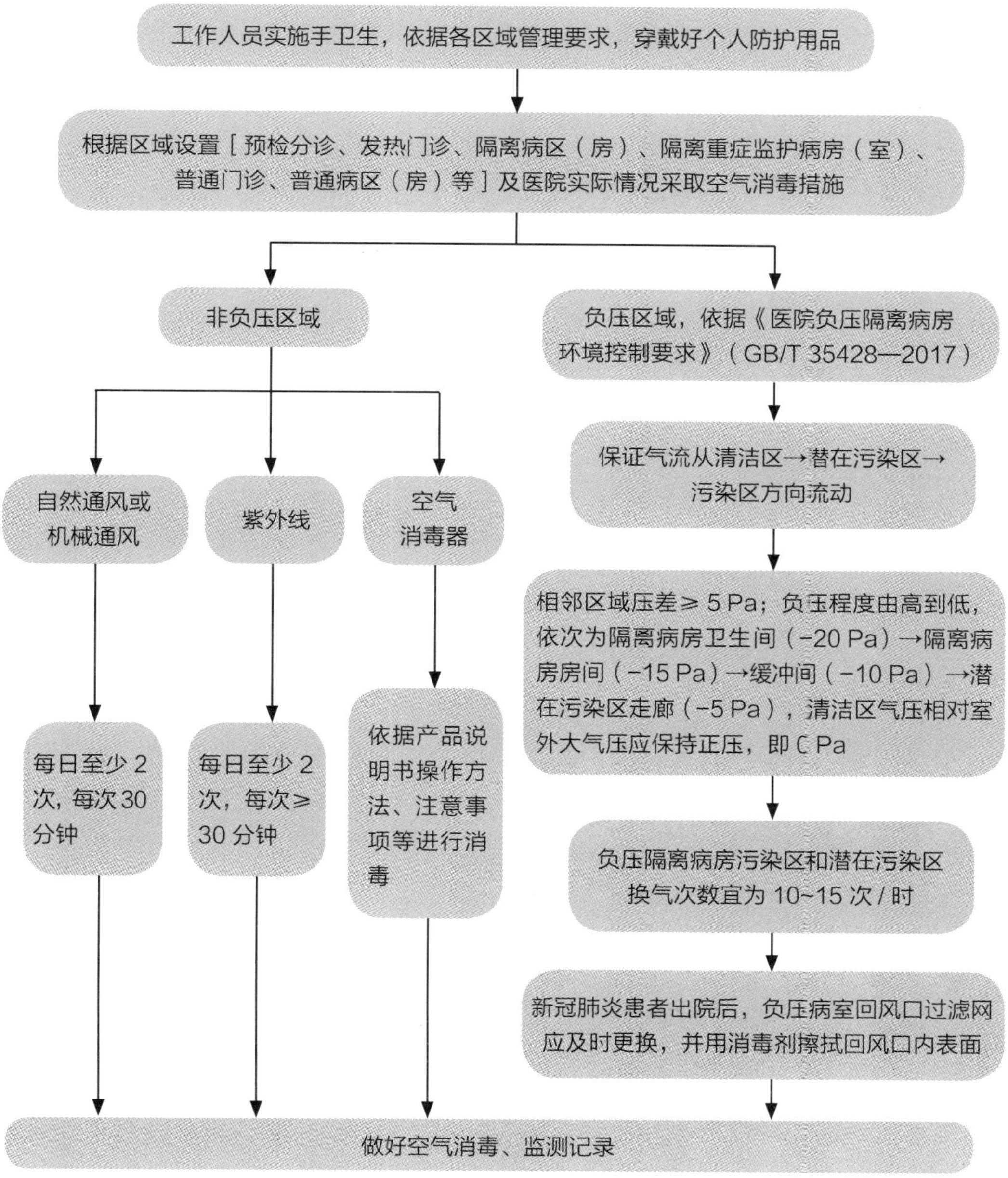

图 5–10　空气消毒流程

2. 环境物体表面清洁消毒流程　见图 5–11。

3. 临床科室（使用后）重复使用诊疗器械、器具和物品预处理流程　见图 5–12。

4. 使用后医用织物收集、交接、转运流程　见图 5–13。

5. 新冠肺炎出院患者床单元终末清洁消毒流程　见图 5–14。

6. 标本转运流程　见图 5–15。

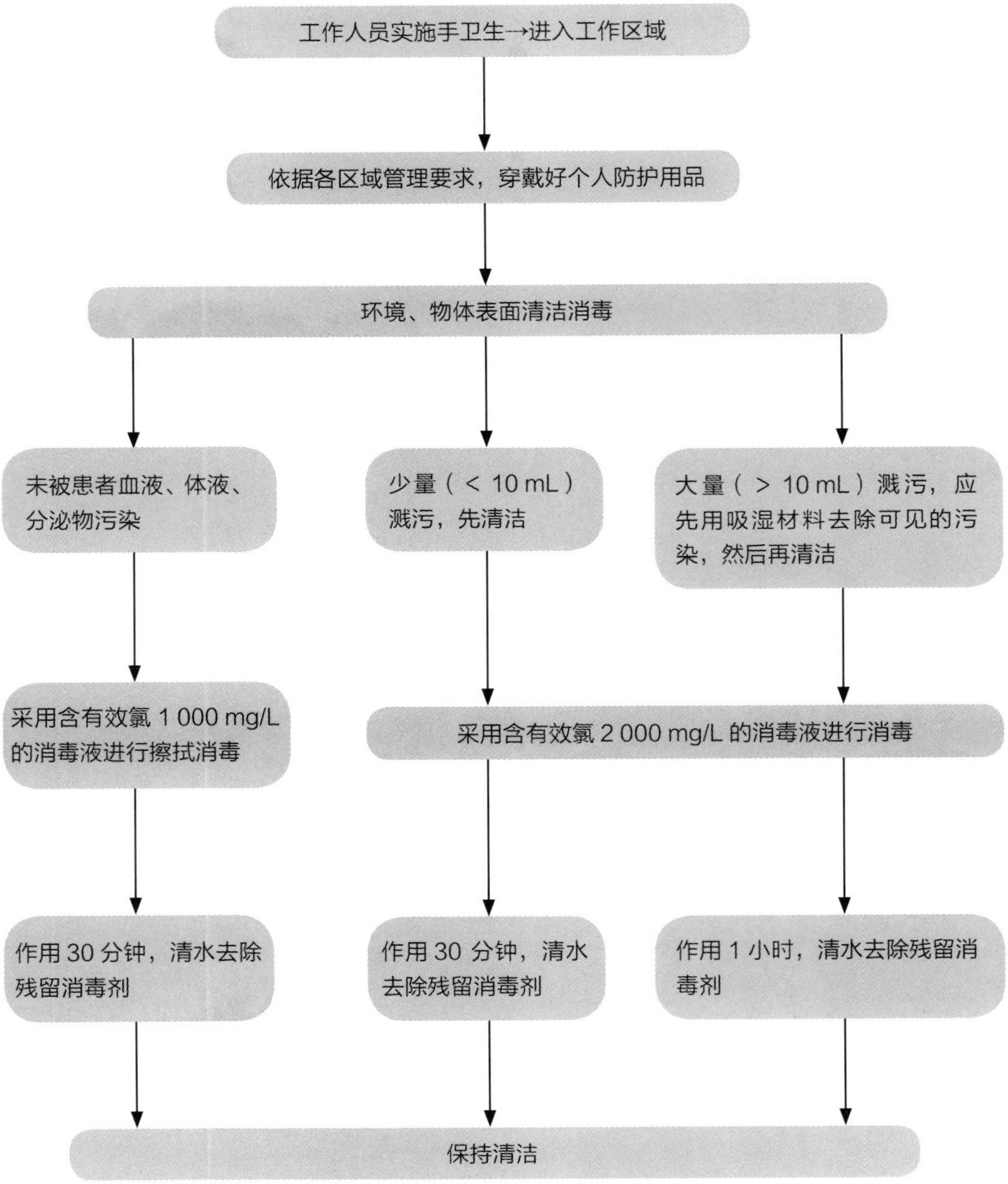

图 5–11　环境物体表面清洁消毒流程

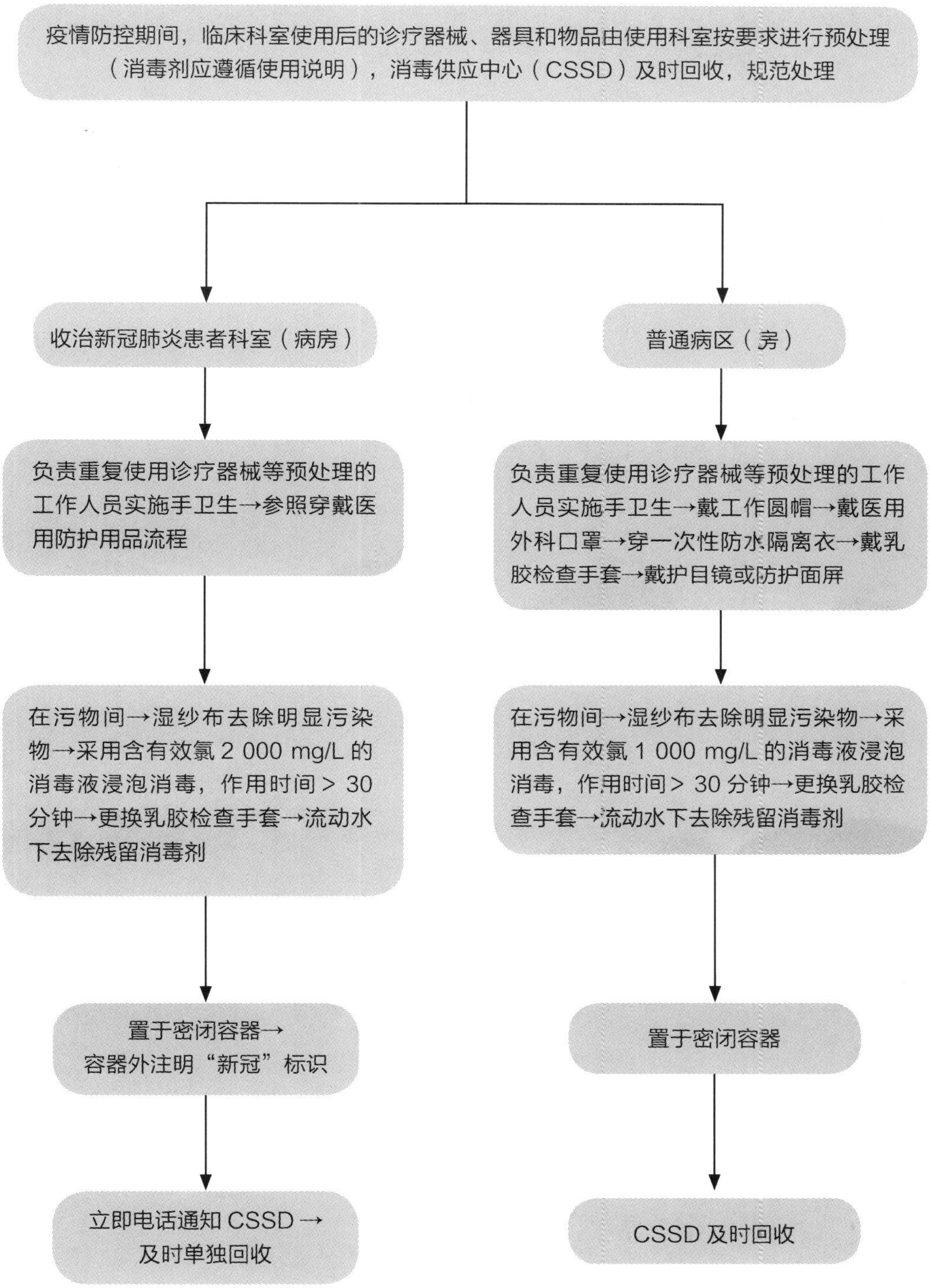

图 5-12　重复使用诊疗器械、器具和物品预处理流程

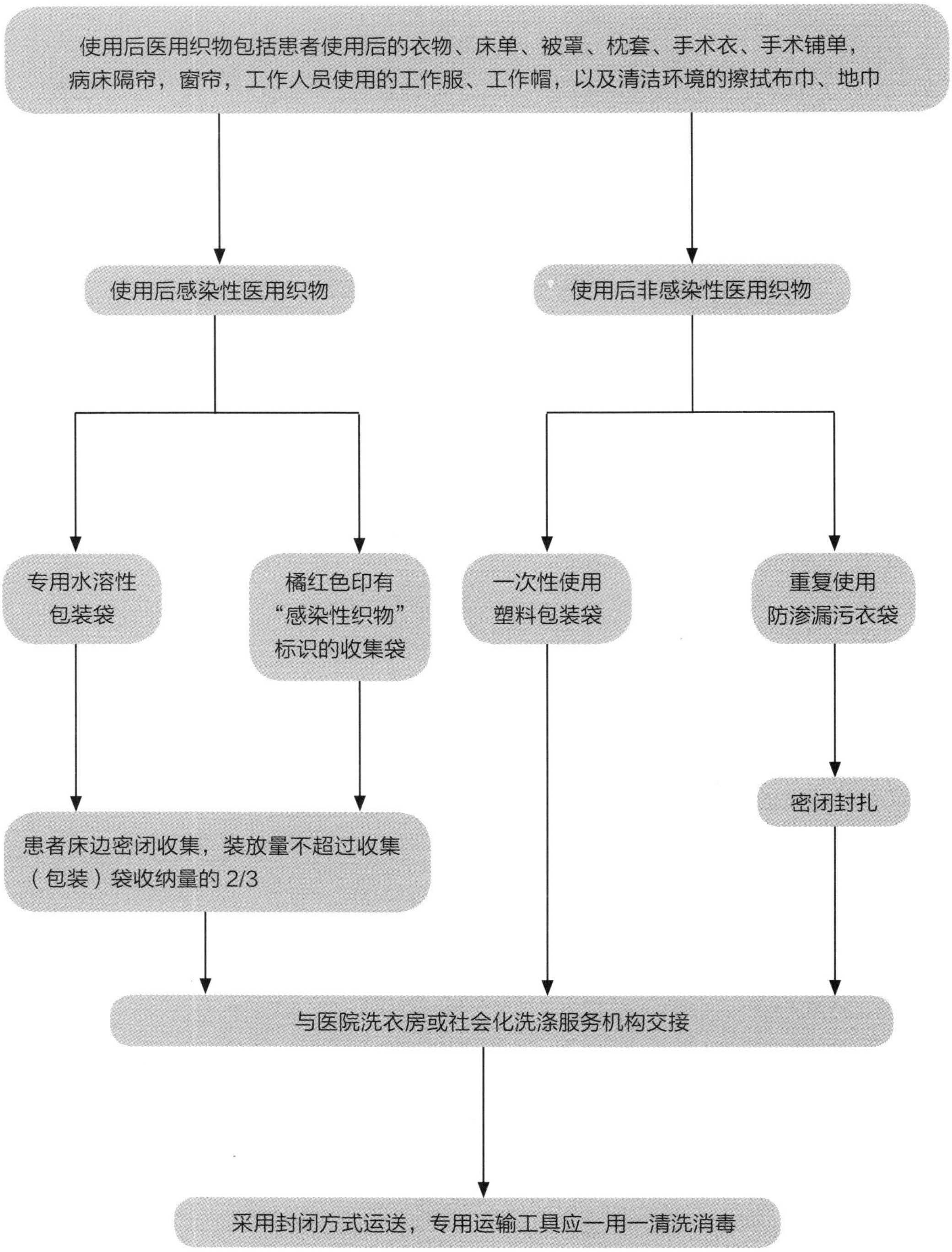

图 5–13　使用后医用织物收集、交接、转运流程

新冠肺炎患者出院后→病室开门窗通风 30 分钟，关闭门窗→开启紫外线或空气消毒器→消毒时间 60 分钟

↓

工作人员准备物品→实施手卫生

↓

戴一次性工作帽→戴医用防护口罩→穿医用防护服→戴乳胶检查手套

↓

使用含有效氯 2 000 mg/L 的消毒液浸泡的擦拭布巾依次擦拭

↓

擦拭呼叫器及按钮→折叠擦拭布巾→擦拭设备带

↓

更换擦拭布巾→擦拭输液架

↓

更换擦拭布巾→擦拭床旁桌（抽屉及夹层、桌面、把手及外壁）

↓

更换擦拭布巾→擦拭病床床头、两侧床栏、床尾板等

↓

作用 30 分钟→清水擦拭

↓

将用后的擦拭布巾浸泡于含有效氯 2 000 mg/L 的消毒液内 30 分钟

↓

清洗干净，干燥保存

↓

操作结束→依次脱去乳胶检查手套、医用防护服，摘除医用防护口罩、一次性工作帽→弃置于医疗废物装放容器内→实施手卫生

图 5-14　新冠肺炎出院患者床单元终末清洁消毒流程

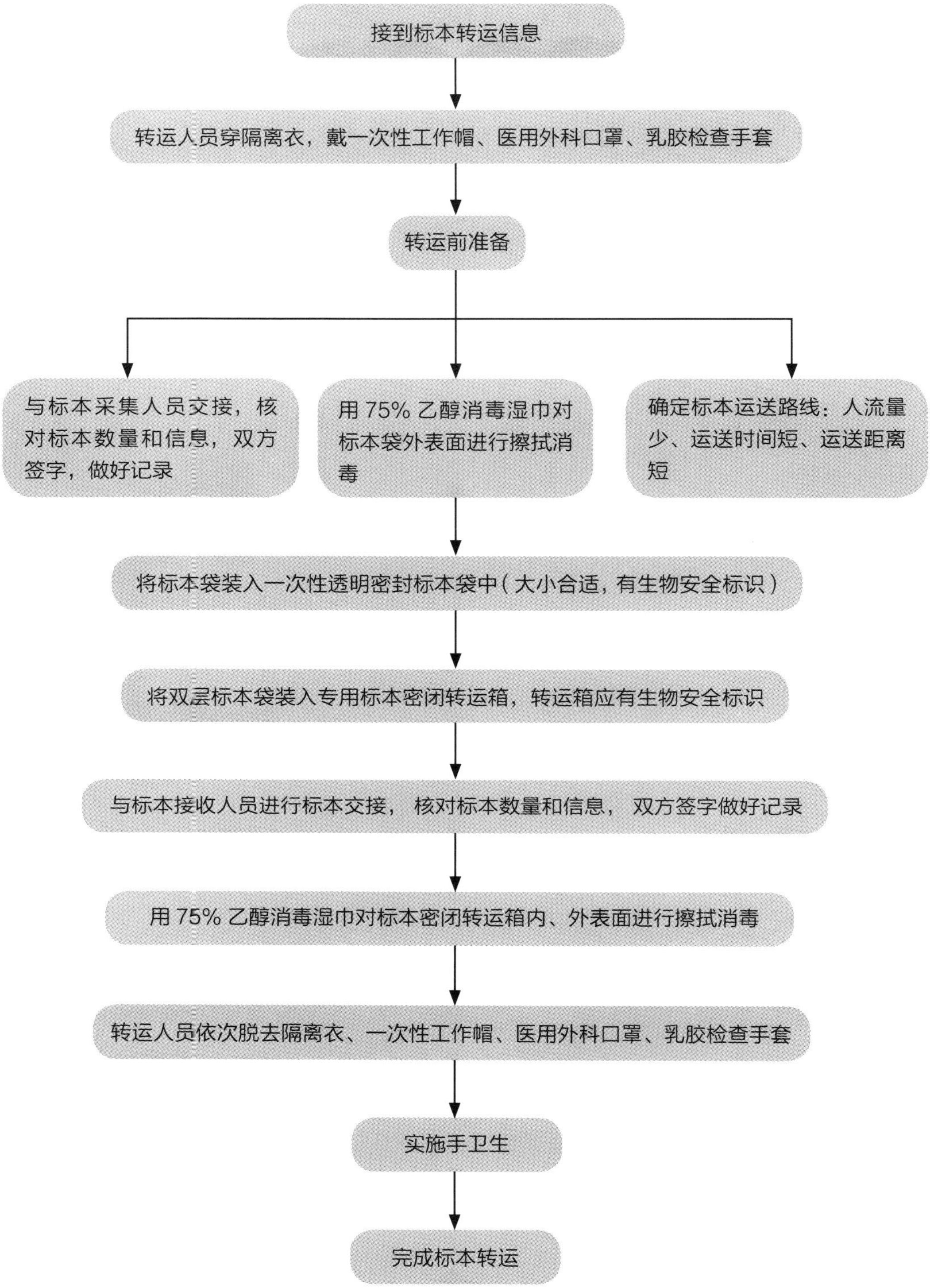
接到标本转运信息
转运人员穿隔离衣，戴一次性工作帽、医用外科口罩、乳胶检查手套
转运前准备
与标本采集人员交接，核对标本数量和信息，双方签字，做好记录
用 75% 乙醇消毒湿巾对标本袋外表面进行擦拭消毒
确定标本运送路线：人流量少、运送时间短、运送距离短
将标本袋装入一次性透明密封标本袋中（大小合适，有生物安全标识）
将双层标本袋装入专用标本密闭转运箱，转运箱应有生物安全标识
与标本接收人员进行标本交接，核对标本数量和信息，双方签字做好记录
用 75% 乙醇消毒湿巾对标本密闭转运箱内、外表面进行擦拭消毒
转运人员依次脱去隔离衣、一次性工作帽、医用外科口罩、乳胶检查手套
实施手卫生
完成标本转运

图 5–15　标本转运流程

四、重症监护病房（感染 ICU）管理

（一）功能定位

符合重型、危重型的患者均为重症监护病房（感染 ICU）收治范围。重症监护病房（感染 ICU）可提供规范、高质量的生命支持，提高抢救成功率，改善其生存质量。

（二）环境管理

（1）重症监护病房（感染 ICU）分为三区、两通道。三区分为清洁区、潜在污染区、污染区。两通道分别为医务人员通道、患者通道。

（2）各分区标识清晰，医务人员着装符合要求，清洁区着洗手衣、潜在污染区着二级防护、污染区着三级防护，必要时增加特殊防护。

（三）人员管理

1. 防护管理　①按照三级防护穿戴防护用品，由于高浓度的气溶胶快速扩散时，可能通过护目镜边缘缝隙进入眼结膜，因此在三级防护基础上使用医用胶布将缝隙粘贴密封，并由质控员协助、指导、监督、检查，合格后方可进入。在进行高风险操作时，须加戴特殊防护用品，如防护头套、正压送风头套系统等。②首次进入污染区人员撤出时由质控员进行督导，分区分步去除防护用品，并正确执行手卫生、正确处置护目镜和胶鞋。为避免独处时发生意外无法获知，须双人同时进入、撤出；如单人出入时，须通知监控处给予关注，及时发现突发状况。

2. 人力资源配置

（1）护士长全面掌握病房动态，须启动人力调配时及时上报护理部。

（2）人员调配要求：①重症专科护士：具有 2 年及以上重症工作经验，能力强、体力好、心理抗压能力强。②血液净化专科护士：具有 3 年及以上血液净化工作经验并熟练掌握重症患者持续性血液净化知识及相关仪器操作技术。③ ECMO 护士：熟练掌握 ECMO 相关知识及操作技能，如 ECMO 预冲、仪器参数调节等。

（3）人员配备原则：排班按照床护比 1 ∶ 6 配置护理人力，每班次 4 小时，班次间隔时间≥ 8 小时，每日 4 组轮流上班，每 14 天为一个调整周期，实行能级对应、分工协作、专科对应，同时密切关注护士工作负荷及身心状况。

3. 培训和考核

（1）进驻前，接受由护理部统一安排的岗前培训，培训内容主要包括新冠肺炎重型、危重型患者的诊疗及护理规范，熟练掌握防护服穿脱流程及各项突发状

况的应急预案等。

（2）进驻后，继续强化培训国家及省级最新诊疗方案及防控指南、医院感染管理相关规范、各种仪器的操作方法、各岗位和班次相关工作职责及流程等内容，培训后进行线上考核。

4. 患者管理

（1）禁止探视，可协助患者使用通信设备和家属联系。

（2）经鼻高流量吸氧患者统一佩戴医用外科口罩，每 4 小时更换一次。

（3）患者携带的个人物品经双人核查，集中消毒处理后存放于指定地点统一保管，出院时归还患者或其家属。

（四）高风险环节管理

1. 高风险护理操作的防控原则

（1）操作中可能受到患者血液、体液、分泌物等喷溅时，按照三级防护要求，增加穿戴防护面屏、防渗长袖隔离衣、乳胶检查手套，必要时佩戴防护头套。

（2）为患者实施可能产生气溶胶的护理操作（开放式吸痰、气管切开护理、无创通气、雾化吸入、气管插管等）时，须注意以下问题。

1）将患者置于负压病房，或病房内保证通风良好 [每小时至少要换气 12 次的负压病区，或至少达到 160 升 /（秒・人）的换气量的自然通风房间]。

2）检查佩戴防护用品是否完好。

3）操作时限制病房人数，在保证医疗护理安全的情况下，以最少人员进入。

2. 高风险护理操作的操作要点

（1）机械通气患者的护理：

1）呼吸机排气孔前端加装细菌过滤器，关闭湿化装置，观察呼吸机参数，呼吸阻力增大时及时更换。

2）呼吸机管路排气孔不能正对患者或医护人员。

3）呼吸机表面使用含有效氯 2 000 mg/L 的消毒液擦拭，作用 30 分钟后，用清水擦拭干净，每日 4 次。

4）对于重复使用的部件，预处理后用双层黄色包装袋盛装，标明“新冠”字样，密闭运送至指定地点，由专人回收至消毒供应中心进行消毒灭菌处理。

5）确诊患者呼吸机专病专用。

（2）吸痰护理：

1）对于气管切开及气管插管患者，宜使用密闭式吸痰管或采用密闭式吸痰技术。

2）收集痰液宜使用一次性密闭容器。未使用一次性密闭容器时，应在容器中加入含有效氯 20 000 mg/L 的消毒液，按物、药比例 1 ∶ 2 浸泡消毒 2 小时后倾倒。

（3）气管插管护理：

1）气管插管时，佩戴防护头套，安排能顺利完成该操作的最低护理人员数量。

2）建议使用一次性呼吸气囊在气管插管前行手动通气。若为循环使用呼吸气囊，用后放于双层黄色包装袋盛装，标明“新冠”字样，密闭运送至指定地点，由专人回收至消毒供应中心进行消毒灭菌处理。

（4）气管切开护理：

1）气切伤口消毒过程中，不能摘除密闭式吸痰管，避免操作中患者痰液喷溅出管路外。

2）更换封闭式吸痰管时，动作轻柔，避免刺激引起患者咳嗽。

五、普通病房管理

（一）功能定位

做好疫情期间普通病房各类人员出入管理、感控管理和质量安全管理，保证正常诊疗活动的同时，有效预防新冠肺炎引起的感染，保障病区安全。

（二）环境管理

统一楼宇入口：在各楼宇入口处进行体温监测和流行病学史询问，无发热症状、无流行病学史的人员方可进入；有发热症状人员立即由专人引领至预检分诊或发热门诊就诊。

病区实行 24 小时门禁管理：对病区各个通道进行评估，固定医务人员及患者出入通道，所有工作人员凭胸卡或工作证明出入。

（三）人员管理

1. 工作人员管理

（1）流行病学排查：排查对象为本病区所有工作人员，包括医生、护士、工勤人员等。其中医生包括实习医生、进修医生、规培医生、在读研究生；护士包括实习护生、进修护士、规培护士、在读护理研究生。排查以上人员近期有无国内、外疫区旅行史和接触史，有无发热、咳嗽等症状，无异常者方可按照医院统一规定时间返回工作岗位。

（2）每日体温监测和上报：除在楼宇入口处进行体温监测外，各病区分别按照医院要求，每日 2 次自测体温并上报，密切监测在岗职工健康状况。一旦发现发热、呼吸道感染症状者，要求其暂停上岗，并及时就医。

（3）疫情防控期间，根据病区收治患者人数和工作量，对医护人员实施弹性排班，建立值班制和备班制，避免带病上岗、长时间疲劳工作。所有医护人员不得离开居住地，并保持通信工具 24 小时畅通。

（4）严格执行手卫生，医务人员之间及与患者家属之间保持至少 1 m 以上距离（操作治疗时除外）。

（5）工作期间尽量不乘坐电梯或少乘坐电梯，建议使用清洁纸巾触摸电梯按钮，直接接触电梯按钮后要及时用速干手消毒剂消毒。

2. 住院患者及陪护管理

（1）原则上生活自理的患者不允许留有陪护人员；对于确须陪护的，由主管医生开立医嘱，仅限 1 名陪护人员并相对固定，由护士长配发专用陪护证，凭陪护证出入医院和病区；患者凭腕带出入病区。

（2）病区护士长对陪护人员进行严格排查和管理，具有以下情况之一者，不得作为陪护人员。

1）2 周内体温曾≥ 37.3 ℃或入科时测量体温≥ 37.3 ℃。

2）2 周内有湖北、国外或其他有本地病例持续传播地区的旅行史或居住史。

3）2 周内曾接触过来自湖北、国外或其他有本地病例持续传播地区的发热或有呼吸道症状者。

4）身边人有聚集性发病，或与新型冠状病毒感染者有流行病学关联者。

5）有其他可疑不适症状（如咳嗽、乏力等）。

确认无上述情况后，护士长可发放陪护证，并告知陪护证不得随意外借。详细记录陪护人员情况登记表，包括姓名、身份证号、家庭详细地址、来院方式、联系电话等，以便及时追溯。

（3）提高护理人员敏感性，加强对所有在院患者及陪护人员的观察和管理。

1）除按照护理常规对住院患者进行体温监测外，须每日 15：00 对陪护人员进行体温监测（有不适症状时随时测量），记录并保存陪护人员体温监测记录单。

2）对住院期间出现发热和 / 或呼吸道症状患者，立即转至病区内“应急观察病室”进行隔离；及时上报主管医生和科主任，做好进一步排查工作。

3）对于在院陪护期间出现发热和 / 或呼吸道症状的家属，由所在病区安排专人负责，及时引领至预检分诊或发热门诊就诊。在发热和 / 或呼吸道症状未治愈前，谢绝继续在院照顾患者，并记录其个人信息进行备案。

4）要求患者及陪护人员除进食、饮水外，须全程佩戴口罩，做好个人防护；

向患者及陪护人员宣教手卫生，提倡勤洗手；杜绝随地吐痰。

5）控制患者及陪护人员出入病区、医院频次，要求其不得随意进入其他病区和病房，不与其他病友或家属交谈，必要时，应与交谈人员保持 1 m 以上距离。不在病房内吸烟、打牌、下棋等，不大声喧哗，保持病房内安静。

6）要求患者及陪护人员须遵守医院各项规章制度，不得擅自翻阅病历及其他医疗文件和记录。陪护人员不得在病区内其他空床上躺卧、睡觉，离开病房时，须提前告知医护人员。

3. 第三类人员管理

（1）第三类人员包括来访者、外卖送餐人员、无意闯入人员等。

（2）原则上在各楼宇入口处均设有专职人员进行出入管理，第三类人员谢绝进入病区。

（3）特殊情况下确须进入病区时，需要对其进行体温测量，检查其相关证件并进行流行病学史排查，包括近期有无疫区旅行史和接触史，有无发热、咳嗽等症状，无异常者方可进入；填写来访人员信息登记表，详细记录各项内容，全程佩戴口罩，严禁长时间逗留。

（四）普通病房环境管理

1. 空气消毒

（1）办公室、值班室等区域首选自然通风，保持空气流通，每日开窗通风 1 ～ 2 次，每次 30 分钟。

（2）在门窗关闭、无人环境中，可用含有效氯 500 mg/L 的消毒液按 10 mL/m^3 的用量进行喷雾消毒，密闭 60 分钟后开窗通风；也可进行紫外线照射消毒，每日 2 次，每次 30 分钟。

2. 地面消毒　使用含有效氯 1 000 mg/L 的消毒液擦拭地面，每日 2 次。

3. 物体表面、设备仪器消毒

（1）物体表面：

1）治疗和办公区域桌面：使用含有效氯 1 000 mg/L 的消毒液擦拭或喷洒消毒，作用 30 分钟后再用清水擦拭，去除残留消毒液。

2）办公设备：电脑的键盘、鼠标、显示屏可使用 75% 乙醇清洁消毒，其他部件表面先用含有效氯 500 mg/L 的消毒液擦拭，作用 30 分钟后使用清洁湿抹布擦除残留消毒剂；传真机和打印机等也可使用上述方法进行处理。

3）治疗车：先用清洁湿布擦拭，由内向外、由上向下，依次擦拭治疗车上层、抽屉、把手等表面；再用含有效氯 2 000 mg/L 的消毒液擦拭，依次擦拭治疗车围栏和立柱、下层台面及底部，作用 30 分钟后，用清水擦拭。使用后擦拭布巾用含有效氯 250 mg/L 的消毒液浸泡消毒 30 分钟，清洗去除残留消毒剂，再用清洁剂清洗后待干备用。

4）垃圾桶：及时清运垃圾，未清运的垃圾要置于有盖垃圾桶内，每天用含有效氯 1 000 mg/L 的消毒液喷洒垃圾桶内外表面。

5）病房内物品：床档、床头柜、设备带、门把手、桌椅等，应每天使用含有效氯 1 000 mg/L 的消毒液擦拭消毒 2 次。

（2）仪器设备消毒：

1）诊疗设备消毒：诊疗器具（如听诊器、血压计、体温计）一用一消毒。听诊器用 75% 乙醇擦拭消毒；血压计袖带用含有效氯 1 000 mg/L 的消毒液擦拭消毒；体温计使用流动水清洗后，用 75% 乙醇或含有效氯 500 mg/L 的消毒液浸泡消毒 30 分钟，再次使用流动水清洗后干燥保存。

2）仪器表面：呼吸机、监护仪、微量泵等仪器表面，可使用 75% 乙醇每日擦拭 1 次。

（3）重复使用护目镜或防护面屏清洁消毒：流动水下清洗去除表面污渍，使用含有效氯 1 000 mg/L 的消毒液浸泡消毒≥ 30 分钟后，用清水冲洗去除残留消毒剂，干燥备用。

4. 终末消毒　按照非疫情期间普通病房终末处理措施进行。

（五）普通病房医务人员防护

1. 医务人员的培训与考核

（1）培训内容：新冠肺炎的相关知识及技能操作。

（2）培训方式：线上线下相结合，包括拍摄教学图片及视频、现场实操、模拟演练等。

（3）考核形式：理论知识在线考核，操作技能采用多站点考核。

2. 严格执行防护要求

（1）严格执行手卫生：医务人员在工作期间不戴饰物，严格落实手卫生。

（2）根据感染风险采取相应的防护措施：

1）接触普通患者（非新型冠状病毒感染患者）时，主要实施一级防护。

2）病区若发现不明原因发热和 / 或呼吸道症状的患者，第一时间单间隔离，为患者佩戴医用外科口罩，关闭房间中央空调，根据患者流行病学史和临床特征等结果进行综合判断。医务人员为患者进行必要诊疗操作（查体、注射、穿刺）时，实施二级防护；若排除新冠肺炎感染，实施一级防护；若为疑似新冠肺炎患者，立即转至隔离病房，根据检测结果采取相应防护措施。

（六）应急观察病室管理

1. 设置原则 依据《医疗机构内新型冠状病毒感染预防与控制技术指南（第一版）》，普通病区（房）应当设置应急隔离病室，用于疑似 / 确诊患者的隔离与救治，降低发生交叉感染的风险，保障患者和医务人员安全。我院每个病区选择相对独立的 1~2 个病房作为“应急观察病室”，用于收治住院期间出现未明原因发热和 / 或呼吸道症状患者，要求单人单间。

2. 物资配备 见表 5–6。

表 5–6 应急观察病室物资配备清单

物品名称	单位	数量
“应急观察病室”标识	个	1
医用防护口罩	个	2
一次性手术衣	件	2
护目镜或防护面屏	个	2
医用外科口罩	个	2
一次性工作帽	个	2
乳胶检查手套	双	10
一次性鞋套	双	10
速干手消毒剂	瓶	1
水溶性织物袋	个	2
小塑料桶	个	1
医疗垃圾桶	个	1
额温仪	个	1
体重秤	台	1
听诊器	个	1
血压计	台	1
对讲机	台	1

3. 人员配置 安排专人进行诊疗与护理，限制无关医务人员的出入。

4. 疑似患者转运管理

（1）主管医生评估患者病情，开立医嘱。

（2）告知患者转运信息，做好解释工作。

（3）转运前准备工作：①患者准备：佩戴医用外科口罩，穿一次性鞋套。②医护人员准备：戴一次性工作帽、医用防护口罩、护目镜或防护面屏，穿医用防护服，戴乳胶检查手套，穿一次性鞋套。

（4）评估患者病情：①轻症患者：由责任护士陪同。②重症患者：由医生、护士陪同，平车或轮椅转运，必要时配备心电监护仪、氧气袋 / 瓶、简易呼吸器等抢救设备，运送过程中密切观察患者生命体征、神志、面色等病情变化。

（5）携带患者病历或检查报告，再次确认转出时间。

（6）确定运送路线：选择人流量少、运送时间短、距离短的运送路线。

（7）注意事项：①转运患者：做好解释工作，加强人文关怀，注意保暖；②随身物品：随患者一起转运；③交接患者：有基础疾病、过敏史等的患者要详细交接。

六、普通门诊 / 检查科室候诊区 / 住院接诊处管理

（一）环境与人员管理

（1）医务人员与患者分通道进入，标识醒目。

（2）全面推行非急诊预约挂号，根据疫情动态调整预约号源，引导患者错峰就诊。

（3）患者及其家属全程佩戴一次性医用口罩，进入诊区前再次测量体温，如体温≥ 37.3 ℃，登记患者相关信息，将其引导至发热门诊就诊。

（4）严格控制进入诊区人员数量，确保“一医一患一诊”，原则上单人进入诊区，如需要照顾，可由 1 名家属陪同。

（5）引导患者线上缴费，缩短患者等待时间。

（6）粘贴醒目标识，引导患者保持 1 m 以上距离。

（7）利用候诊区电子显示屏进行科普宣教。

（二）清洁与消毒

（1）加强候诊区自然通风，每日 3 次，每次≥ 30 分钟。

（2）物体表面消毒：采用含有效氯 1 000 mg/L 的消毒液或含醇型消毒湿巾擦拭消毒，每日至少 2 次，含有效氯型消毒液作用 30 分钟后须用清水擦拭干净。一块擦拭布只能擦拭一个物体表面，使用后擦拭布用含有效氯 1 000 mg/L 的消毒液浸泡消毒 30 分钟，冲洗干净后干燥备用。

（3）地面消毒：采用含有效氯 1 000 mg/L 的消毒液喷洒消毒，作用 30 分钟后用清水拖布擦拭。

（4）当患者分泌物、排泄物、呕吐物等污染地面或物体表面时，应立即实施污点清洁与消毒。少量（＜ 10 mL）溅污，先清洁，然后用含有效氯 2 000 mg/L 的消毒液进行消毒，作用 30 分钟后，用清水去除残留消毒液。大量（＞ 10 mL）溅污，应先用吸湿材料去除可见的污染，然后再清洁，用含有效氯 2 000 mg/L 的消毒液进行消毒，作用 1 小时后，用清水去除残留消毒液。遇疑似病例立即采用含有效氯 2 000 mg/L 的消毒液进行环境和物体表面消毒处理。

（5）疫情防控期间，使用含有效氯 500 mg/L 的消毒液对垃圾桶进行消毒处理，每日至少 2 次。

第五节　护理人员安全防护

一、防护用品的分类和使用

1. 一次性工作帽　进入污染区域和清洁环境前、进行无菌操作时应佩戴一次性工作帽，主要预防病毒、细菌及各种微生物通过头发上的灰尘、头皮屑等途径污染环境和物品表面，污染或潮湿时更换。

2. 口罩　医用外科口罩、医用防护口罩。

（1）医用外科口罩（图 5-16）：预检分诊、普通门诊及全院诊疗区域工作人员须正确佩戴，污染或潮湿时更换。

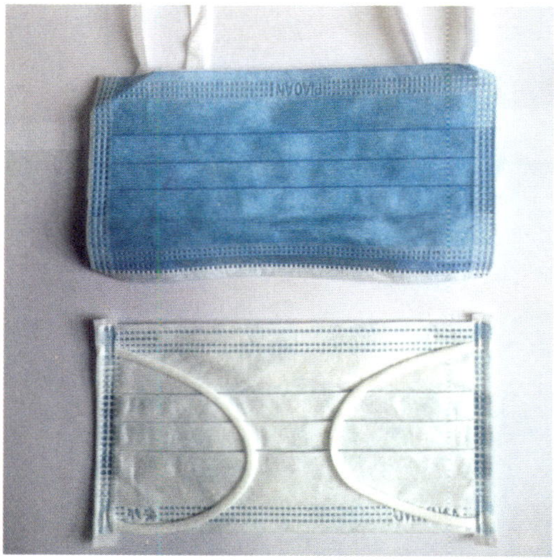

图 5-16　医用外科口罩

（2）医用防护口罩（图 5–17）：发热门诊、隔离病房、重症监护病房（感染 ICU）工作人员，对确诊病例、疑似病例进行流行病学调查的工作人员佩戴，污染或潮湿时更换。

3. 防护面屏（图 5–18）/ 防护面罩　发热门诊、隔离病房、重症监护病房（感染 ICU）工作人员，诊疗操作中可能发生血液、体液和分泌物等喷溅时使用。防护面屏 / 防护面罩如为可重复使用的，应消毒后方可再用；如为一次性使用的，不得重复使用。禁止佩戴防护面屏 / 防护面罩离开上述区域。

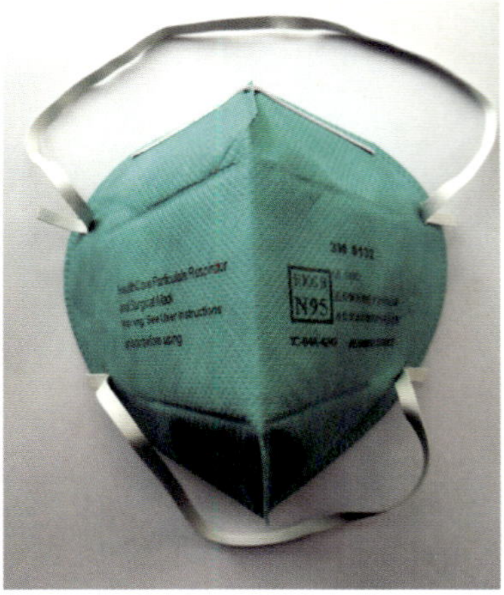

图 5–17　医用防护口罩

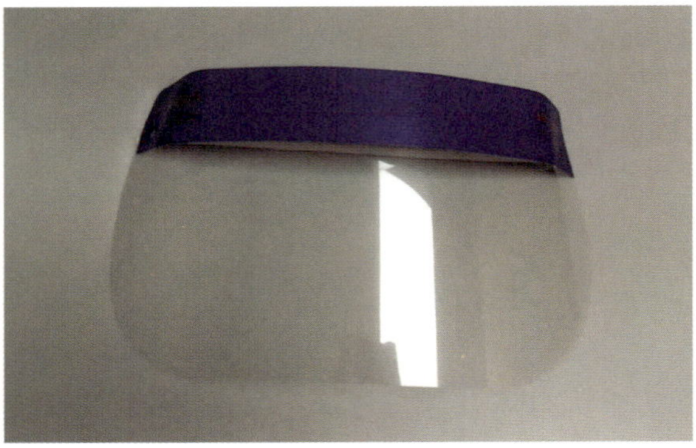

图 5–18　防护面屏

4. 护目镜（图 5–19）　发热门诊、隔离病房、重症监护病房（感染 ICU）等区域，以及采集呼吸道标本、气管插管、气管切开、无创通气、吸痰等可能出现血液、体液和分泌物等喷溅操作时使用。禁止佩戴护目镜离开上述区域。如护目镜为可重复使用的，应当消毒后再复用。其他区域和其他诊疗操作原则上不使用护目镜。

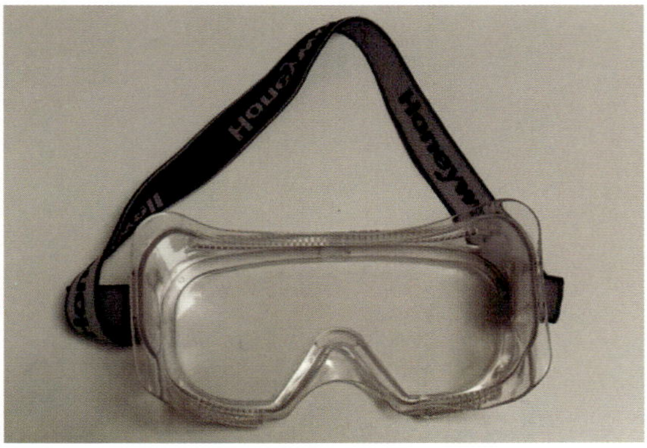

图 5–19　护目镜

5. 乳胶检查手套（图 5–20） 在门 / 急诊预检分诊、发热门诊、隔离病房和重症监护病房（感染 ICU）等区域使用，须规范穿戴和脱摘，注意及时更换。禁止佩戴乳胶检查手套离开上述区域。佩戴乳胶检查手套不能取代手卫生。

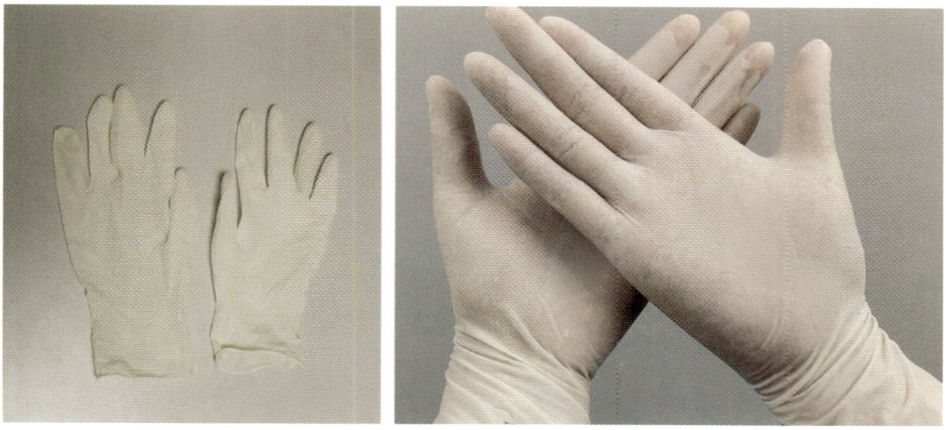

图 5–20 乳胶检查手套

6. 隔离衣 普通门 / 急诊、预检分诊、发热门诊使用普通（可复用）隔离衣（图 5–21）；隔离病房、重症监护病房（感染 ICU）使用防渗一次性隔离衣（图 5–22），一次性隔离衣不得重复使用。如使用可复用的隔离衣，按规定消毒后方可再次使用。禁止穿隔离衣离开上述区域。

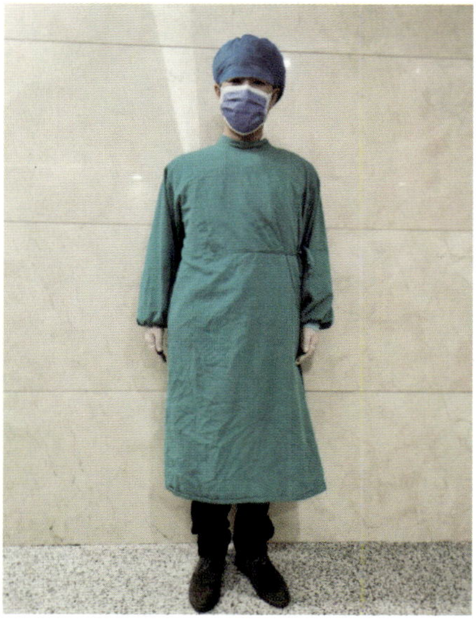

图 5–21 普通隔离衣

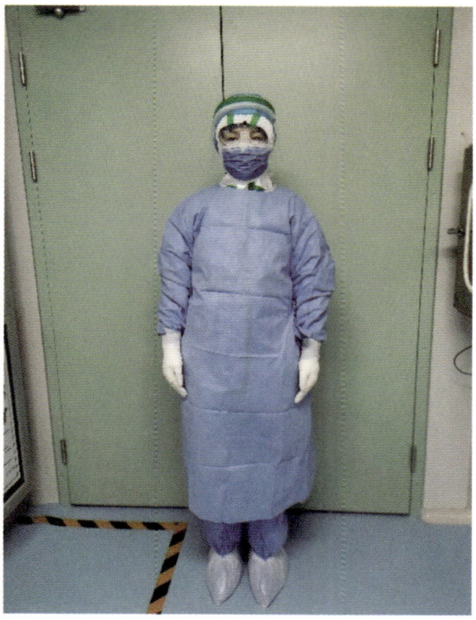

图 5–22 一次性隔离衣

7. 防护服（图 5–23） 隔离病房、重症监护病房（感染 ICU）使用，防护服不得重复使用。禁止穿防护服离开上述区域。

8. 长筒靴或一次性靴套　发热门诊、隔离病房、重症监护病房（感染ICU）使用。

（1）长筒靴（图 5–24）：需具有良好的防水、防滑、防针刺伤作用，避免血液、体液及其他化学物品渗透，发现破损时应及时更换。使用后可用含有效氯 1 000 mg/L 的消毒液浸泡鞋底 30 分钟，鞋面使用 75% 乙醇或含氯消毒湿巾擦拭，晾干备用。

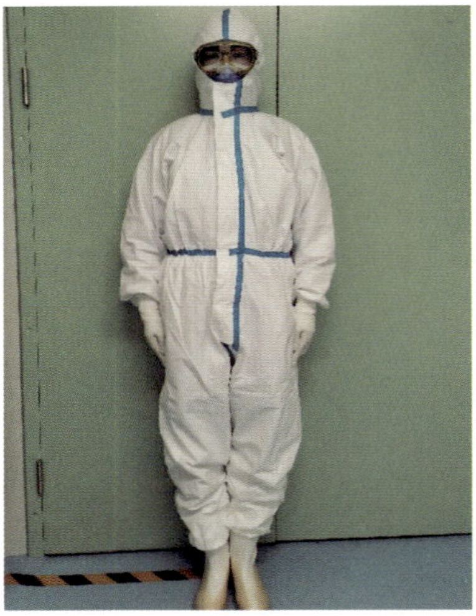

图 5–23　防护服

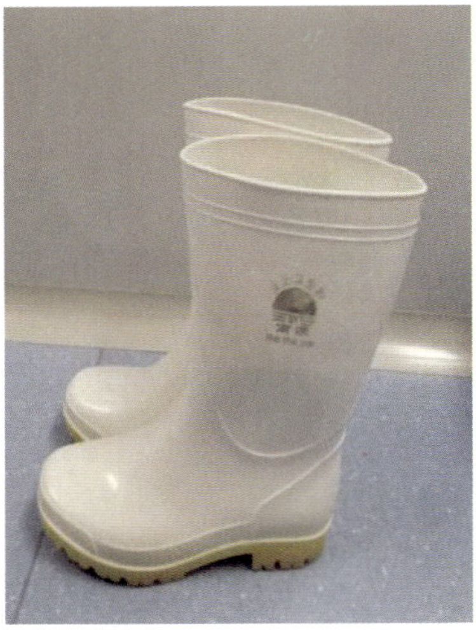

图 5–24　长筒靴

（2）一次性靴套（图 5–25）：具有良好的防水性能，并一次性使用。离开上述区域时应及时脱掉，发现破损时应及时更换。

9. 速干手消毒剂（含乙醇）：全院各诊疗区域均应使用，医务人员诊疗操作过程中，手部未见明显污染物时使用。

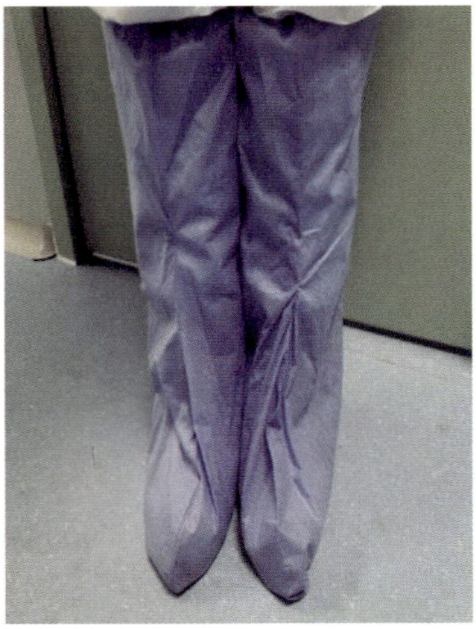

图 5–25　靴套

二、防护用品相关职业伤害的防护

（一）防护用品致医疗器械相关性压力性损伤的防治

医疗器械相关性压力性损伤（medical device related pressure injury，MDRPI）：全球三大顶级权威机构即欧洲压疮咨询委员会（European Pressure Ulcer Advisory Panel，EPUAP）、美国压力性损伤咨询委员会（National Pressure Injury Advisory Panel，NPIAP）和泛太平洋地区压力性损伤联盟（Pan Pacific Pressure Injury Alliance）联合发布了《压力性损伤预防和治疗指南》2016版和2019版，将MDRPI定义为：由于使用用于诊断或治疗的医疗器械而导致的压力性损伤，损伤部位形状与医疗器械形状一致。

临床工作中，医务人员在进行个人防护时，由于口罩、护目镜、防护面屏等防护用品层层叠加和长时间佩戴，导致接触部位，如头面部出现了不同程度的压红和破溃，即医疗器械相关性压力性损伤。

1.MDRPI的发生原因

（1）压力：使用口罩、护目镜、防护面屏等造成头面部皮肤直接受压。

（2）剪切力和摩擦力：为达到防护用品的密闭性，口罩、护目镜、防护面屏等均采用牢固的橡皮绳固定，且在额部、鼻部会同时使用多种防护用品，而额部、鼻部、面颊和耳后等部位皮肤薄弱，易受剪切力和摩擦力的影响。

（3）潮湿：防护用品须阻水隔菌，透气性差，长期佩戴易引起头面部大量出汗，导致皮肤处于潮湿环境，局部皮肤耐受力降低。

（4）受压时间：使用医疗器械时应每隔2小时更换受压部位，而医务人员使用防护用品时间过长，局部组织长期受压易造成压力性损伤。

2.MDRPI的临床表现　受压部位皮肤出现红斑、红肿、硬结、瘀紫、水疱、破溃、渗出，另外可能还伴随局部感觉麻木、疼痛、烧灼、瘙痒等症状。

3.MDRPI的好发部位　与医用防护口罩塑形处接触的鼻梁部、脸颊部，与护目镜或防护面屏边缘接触的额部（图5-26）；与医用防护口罩系带接触的耳郭后部（图5-27）等。约70.3%的MDRPI发生在头面部和颈部，可能与这些部位的脂肪组织较为薄弱有关。

4.MDRPI的预防措施

（1）评估：

1）皮肤的评估：评估皮肤的完整性、颜色、感觉、温度及湿度，器械接触部位皮肤的感、知觉，皮下脂肪厚度等。

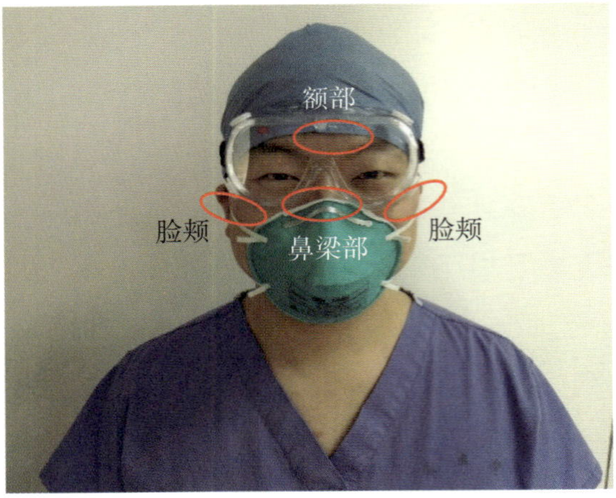

图 5-26　额部、鼻梁部与脸颊部

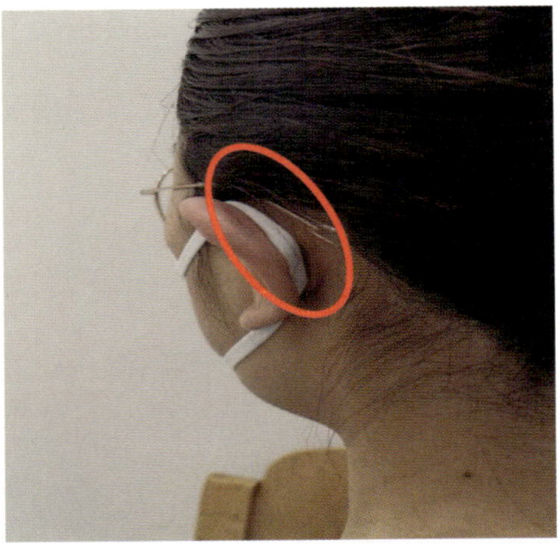

图 5-27　耳郭后部

2）器械的评估：评估现有的防护用品的类型、材质的软硬度、透气性、过敏性、贴合度、器械持续使用的时间等方面。

（2）正确佩戴防护用品：

1）佩戴防护用品前，先使用生理盐水或流动水进行皮肤清洁，包括清除受压部位的皮屑、皮脂等；清洁后擦干皮肤，保持皮肤清洁干燥；在头面部易受损区域涂抹含有亚油酸、亚麻酸、维生素 E 等的液体敷料进行保护，轻拍至皮肤吸收。必要时可使用皮肤液体保护膜，以防皮肤过度潮湿。

2） 按照标准要求正确佩戴和固定防护用品，松紧适宜，避免多层叠加和过度受压。

3）尽量选择宽沿口罩，有条件的可以交替使用不同规格、不同类型的口罩。或在佩戴防护用品时，可以交替使用不同固定方式，避免同一部位反复摩擦受压（图 5–28）。

（3）采取局部减压措施：

1）在保证防护效果的前提下，建议至少每 2 小时或受压部位有疼痛、麻木等不适感时，变换、调整防护用品位置，使局部压力重新分配，或摘除后重新佩戴。

2）在保证防护用品密闭性的同时，可在防护用品下使用预防性敷料降低压力性损伤发生的风险。敷料优先选择不致敏、黏性合适的超薄型泡沫或水胶体敷料，将其进行裁剪并置于额部、鼻梁部、面颊和耳后等处来预防医疗器械相关性压力性损伤。

3）取超薄型泡沫或水胶体敷料，根据防护用品及受压部位形状、大小进行敷料的剪裁，可参考下图所示形状裁剪（图 5–29）。

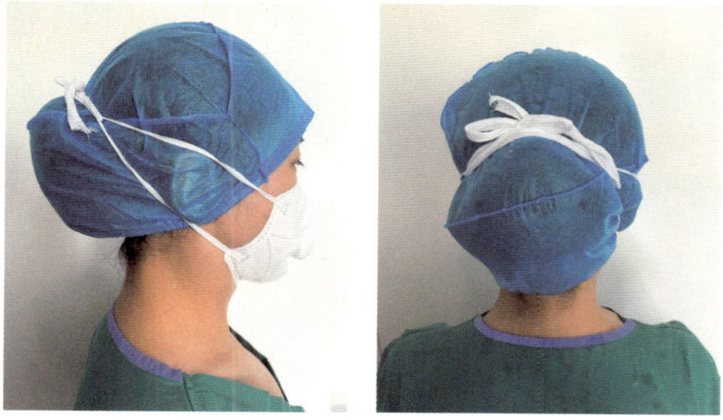

A. “线式”挂耳式口罩改良系带法

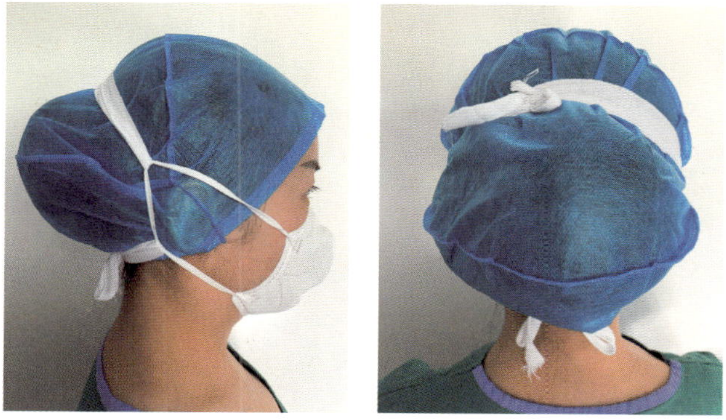

B. “环式”挂耳式口罩改良系带法

图 5-28　挂耳式口罩改良系带法

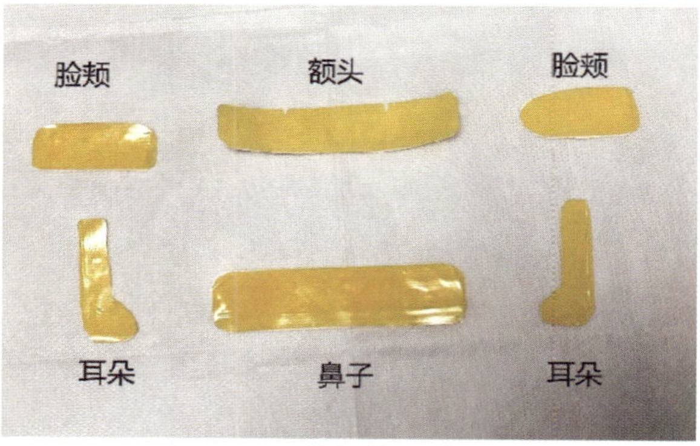

图 5-29　敷料的剪裁形状

4）采用无张力粘贴方法，将超薄泡沫敷料或水胶体敷料贴于易发生压力性损伤的重点部位，如脸颊、鼻梁及耳后部位（如是头戴式口罩则耳后可不使用），尽量保证粘贴平整，并注意避免敷料层叠过多（图 5-30）。在鼻翼上方使用水胶体透明贴时，可剪出两个缺口，以便固定，固定后按压数分钟。

5）佩戴医用防护口罩、护目镜等防护用品，并调整至舒适位置，检查防护用品的密闭性（图 5-31）。

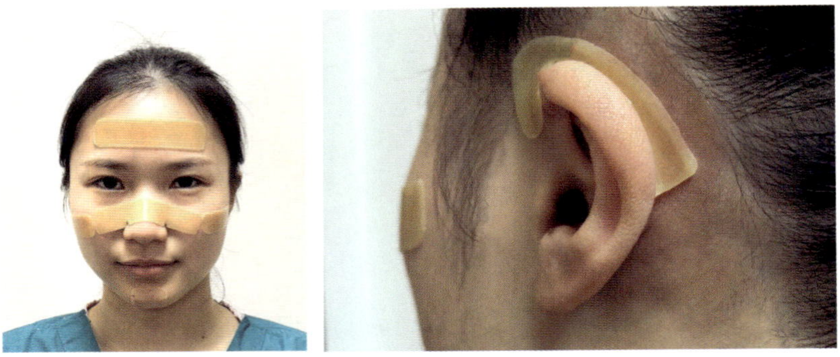

图 5-30 敷料粘贴位置

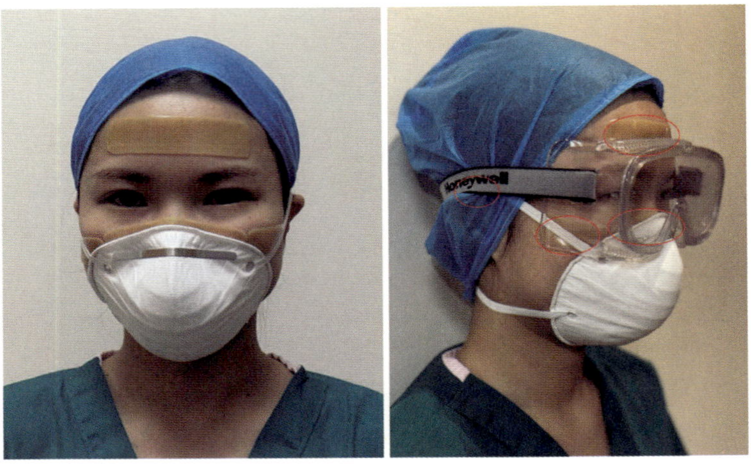

图 5-31 敷料粘贴后效果

6）预防性敷料仅作为预防压力性损伤使用，建议在下班时取下。去除敷料时，一手按压皮肤，另一手撕除敷料，避免皮肤撕脱伤，必要时可使用黏胶剥离剂；撕除敷料后清洗皮肤，去除残留黏胶；可使用含亚油酸、亚麻酸、富氧脂肪酸、维生素 E 的液体敷料进行皮肤保护。

5. 治疗措施：如皮肤已发生 MDRPI，建议按照不同分期进行处理。

（1）对于局部发红的区域，可在局部清洁后涂抹含亚油酸、亚麻酸、富氧脂肪酸、维生素 E 的液体敷料进行保护，以加速表皮修复，增加皮肤耐受力。避免对局部红肿部位用力按摩。

（2）对于局部有破损的区域，可行聚维酮碘消毒后，用生理盐水清洁，可使用水胶体敷料，促进湿性愈合，加速皮肤修复。根据皮肤受损部位、形状及伤口大小进行裁剪，范围大于发红或破损区域 1~2 cm。更换的间隔时间可根据敷料保持好坏和吸收渗液的饱和情况来定，常规更换时间为每 3 天更换 1 次。当敷料的外观转变为乳白色透明状或出现卷边、无黏性等情况时，须及时更换处理。

（3）对于局部有破损而无相关伤口敷料时，可使用百多邦软膏、复方多黏菌素 B 软膏或艾洛松软膏（建议使用时间不超过 3 天），将软膏涂抹于局部区域，注意软膏涂抹不宜太厚。

（4）出现过敏现象时，寻找过敏原因并更换相关用品。

（二）防护用品致职业相关性皮炎的防治

职业相关性皮炎（occupational related dermatitis，ORD）是指作业环境接触有刺激和 / 或致敏作用的职业性因素所致急、慢性皮肤炎症性疾病。医疗、卫生、保健等机构人员在职业活动中，接触某些防护物品或物质出现的皮肤炎症，即职业相关性皮炎。

1. 职业相关性皮炎的分类　按照发生机制的不同，职业相关性皮炎可以分为以下几类。

（1）接触性皮炎：

1）刺激性接触性皮炎（图 5-32）：长期佩戴医用防护口罩、乳胶检查手套及穿着防护服等防护用品时，面部和 / 或手部皮肤由于长时间受到化学性刺激而出现的皮肤炎症反应，是一种不产生特异性抗体的超敏反应。接触的物品直接损伤皮肤细胞，或破坏皮肤脂膜，通过非免疫机制引起皮肤损伤，或者通过激活表皮细胞，释放炎症介质或吸引其他炎症介质聚集到皮肤损伤部位引发皮肤损伤。

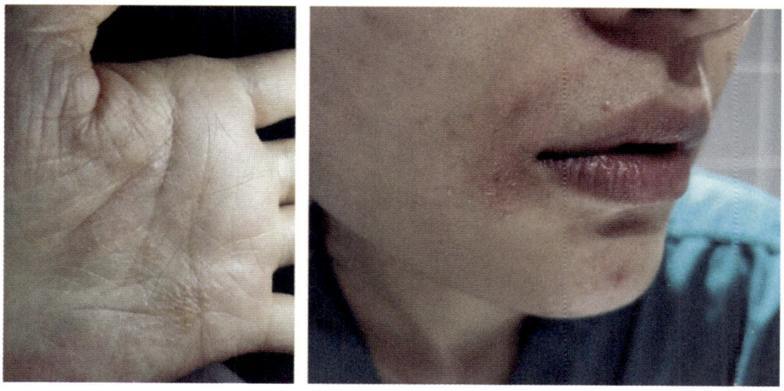

图 5-32　刺激性接触性皮炎

2）变应性（过敏）接触性皮炎（图 5-33）：由于皮肤对接触到的化学性成分产生超敏反应而导致的皮肤炎症，是一种由 T 细胞介导的Ⅳ型超敏反应，须预先致敏才能发生。初次接触后到致敏需 5 ～ 14 天，致敏后再次接触多在 24 小时内发病。

（2）乏脂性皮炎：因皮脂分泌减少，皮肤屏障能力下降，手部和 / 或躯干部位皮肤出现的炎症。产生机制：①由于频繁实施手卫生，长时间洗热水澡，使用

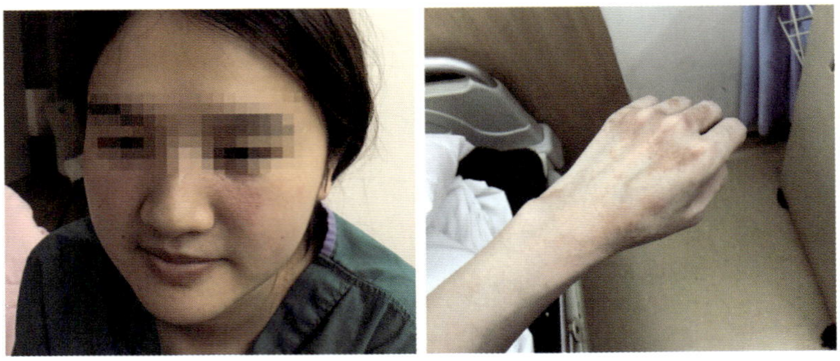

图 5-33　变应性（过敏）接触性皮炎

碱性洗浴用品，破坏皮肤屏障，表皮水合作用减弱，经皮水分丢失增加，导致皮肤表面水分脱失，皮脂分泌减少。②神经系统功能失调。交感神经和副交感神经系统功能失调会引起表皮脂类分泌减少、经皮水分丢失增加，表皮对外界的高温和低温刺激更加敏感。隔离病房由于工作需要，工作人员的作息时间不同于平常，部分人员可能出现交感、副交感神经系统功能失调。

（3）潮湿相关性皮炎（图 5-34）：由于长时间穿戴密闭性强的防护服、防护口罩、乳胶检查手套等物品出现的皮肤炎症、糜烂，伴或不伴发感染。防护用品的密闭性较高，皮肤蒸发的水分无法散发，导致皮肤长时间暴露于潮湿环境中，表皮的角质层破坏，皮肤屏障功能降低，尤其是皮肤皱褶处。皮肤皱褶可以影响皮肤呼吸、弱酸性环境的维持和正常菌群的维持，易发感染。同时皱褶处的摩擦力会进一步加重皮肤损伤。

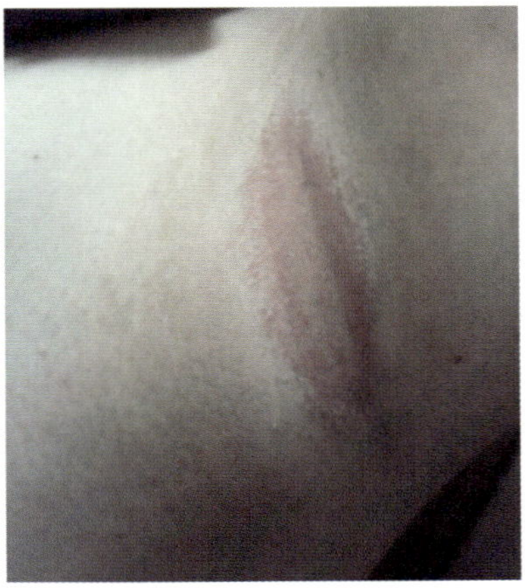

图 5-34　潮湿相关性皮炎

2. 职业相关性皮炎的临床表现

（1）接触性皮炎：接触性皮炎包括刺激性接触性皮炎和变应性接触性皮炎。二者皮损表现相似，急性炎症表现为面部、手部皮肤出现红斑、水肿、丘疹等，部分出现水疱或大疱，破溃后出现糜烂、渗液、结痂。慢性改变者呈现不同程度浸润、增厚、脱屑或皲裂。

二者不同之处在于，刺激性皮炎皮损局限于接触面，界线清楚，多有自限性，病因解除后即可自愈，再次接触病因可再发。同样条件下，接触病因者常有多人发病；变应性接触性皮炎皮损初发于接触部位，界线清或不清，可向周围及远隔部位扩散，严重时泛发全身。皮肤反应程度与致敏物的致敏强度和个体素质有关。同样条件下，接触致敏物者较少发病。病程可能迁延，再接触致敏物即能引起复发。

（2）乏脂性皮炎：表现为皮肤干燥、瘙痒、粗糙，皮肤鳞屑、甚至蜕皮、红斑、水疱、破溃糜烂、皮肤感觉减退等皮炎症状。

（3）潮湿相关性皮炎：表现为轻度的皮肤红斑、浸渍和瘙痒，典型者在皮肤皱褶处呈现“镜面”现象。可发展为严重的炎性反应，伴有破溃、糜烂、渗出、结痂等现象。部分伴有疼痛、瘙痒、烧灼感等。好发于皮肤皱褶处如颈部、腋窝、腹股沟、乳房下缘等。

3. 职业相关性皮炎的预防措施

（1）评估：

1）皮肤评估：评估全身或局部皮肤油脂分泌情况及有无破损、瘙痒、干燥、皮疹等。

2）防护用品评估：评估拟使用的防护用品类型、软硬度、过敏性、透气性、贴合性和使用部位等。

3）穿戴时间评估：评估该防护用品可能穿戴的时间，若时间过长须进行加强防护。

4）评估护理人员有无过敏史。

（2）预防：

1）接触性皮炎：预防的原则是隔离皮肤与刺激源，保护皮肤屏障。措施：①新的外科口罩、防护服等防护用品打开包装后展开在空气中放置片刻，使灭菌用的环氧乙烷气体散发，降低刺激性气体的浓度。②佩戴防护口罩前，在皮肤上使用皮肤保护膜，或使用其他可粘贴的物品如水胶体、超薄泡沫等，避免防护口罩直接接触皮肤。③穿防护服前，尽量选择棉质、长袖、质地柔软的衣裤贴身穿戴后再穿防护服，减少防护服与皮肤的接触。④乳胶检查手套尽量选用无粉手套；佩戴乳胶检查手套之前可涂抹隔离性乳霜、润肤剂或皮肤保护膜；佩戴型号合适的乳胶检查手套，时间应尽可能短；条件允许时可在乳胶检查手套内戴薄的露指头棉布手套。

2）乏脂性皮炎：预防原则是保护皮肤屏障。措施：①每次用流动水洗手、洗澡后，涂抹润肤剂、隔离性乳霜，减少水分丢失，保护皮肤屏障。②控制洗浴的水温，不要过热。选用与皮肤 pH 值相近的弱酸性洗浴用品。③重新建立规律作息。结合工作时间，尽量调整自己的作息时间，按照昼夜规律进行作息，避免神经功能紊乱。

3）潮湿相关性皮炎：预防原则是控制室温，减少出汗，增加吸收。措施：①调节室温，避免室温过高，引起出汗过多。由于穿戴防护服后身体厚重，活动后易出汗，可根据实际情况调节合适的室温。②尽量选择棉质、长袖、质地柔软的衣裤贴身穿戴后再穿防护服，在出汗后可以马上吸收，减少汗液在皮肤上停留的时间。③如果需要穿纸尿裤等卫生用品，则要选择吸水快、防反流的产品，保持会阴部环境干爽。

4. 职业相关性皮炎的治疗措施

（1）接触性皮炎：

1）去除刺激源。该类皮炎在去除刺激源后多能自愈。

2）药物治疗。可外用中强效糖皮质激素如糠酸莫米松、卤米松乳膏等，对于比较重的，有系统症状者可以给予口服抗组胺药（如氯雷他定、依巴斯汀、左西替利嗪等）与糖皮质激素治疗。当有继发感染时，应局部或系统性使用抗生素。必要时请皮肤科医生会诊。

3）创面处理。如果皮损部位出现破溃、渗出，则首先用生理盐水清洗干净后用高渗盐水湿敷，减少渗出；然后采用超薄泡沫粘贴于创面处，吸收渗出，保护创面，同时避免皮肤与刺激源再次接触。

（2）乏脂性皮炎：同预防措施。

（3）潮湿相关性皮炎：

1）采用结构化皮肤护理方案。①清洗：温和清洗皮肤多余的水分、刺激物和微生物。选择 pH 值接近皮肤的弱酸性清洗液。②修复：采用润肤剂，增加皮肤油脂，保持皮肤湿润。③保护：采用皮肤保护剂，如油膏或乳霜类产品、氰基丙烯酸酯类等，增加皮肤与潮湿环境的隔离屏障，避免皮肤暴露于潮湿环境中。皮肤皱褶处可在穿戴防护用品前使用皮肤保护剂。

2）转移、吸收、排出湿气。采用高吸收性、垂直吸收的产品，包括纸尿裤、护理垫、短裤、棉质贴身衣服等。部分研究建议在腋窝、颈部、腹股沟等处放置吸收性强的棉质布料，用以吸收汗液，但会增加摩擦力。

（三）护目镜预防起雾的技巧

1. 护目镜起雾发生的原因

（1）二级防护及以上防护级别时，需要配合使用密闭性能良好的口罩，但是随着佩戴时间延长、操作和交流的进行，口罩密闭性降低，导致部分气体从鼻梁两侧逸出，由口罩上缘进入护目镜中，使护目镜起雾、能见度降低、视线受阻。

（2）当材料和环境之间出现明显温差，表面就会凝结水雾。这是由于气温降低，水的饱和蒸气压减小，低于空气中的水蒸气分压，使水蒸气凝结成水滴。医护人员在二级防护下进行操作时，人体体温均高于室内的温度．护目镜内外层温差大，所以容易导致护目镜产生雾气。

2. 护目镜起雾的预防措施

（1）密封口罩：用留置针敷贴封闭口罩上缘。将敷贴裁剪成条状，并水平粘贴于口罩上层边缘和下眼睑皮肤上，确保口罩上缘与面部皮肤贴合。

（2）用防雾剂涂抹镜片：使用护目镜前 30 分钟，用凉水冲洗镜片内侧，倒掉镜片里的水，使镜片湿润；把防雾剂对着镜片均匀喷一下，等待 8 分钟，镜片里的防雾剂半干，取少量凉水在镜片里轻晃，使防雾剂均匀附在镜片上，再倒掉凉水甩干水珠，待镜片风干，可以得到很好的防雾效果。

（3）用洗涤剂类用品擦拭镜片：取适量洗涤剂用棉签或纱布均匀涂抹于镜片内层，静置晾干备用；佩戴护目镜前，用纱布将先前涂抹好并已经变干的洗涤剂擦掉。佩戴护目镜操作中，残留的洗涤剂遇水蒸气会形成一层透明薄膜，可以起到破坏水滴表面张力的作用，从而使护目镜不易起雾。各洗涤剂均含有表面活性剂，可以降低水滴表面张力，但不同洗涤剂所含的表面活性物质不同，效果存在轻微差别。

（4）用碘伏涂抹镜片：将碘伏均匀涂抹在防护镜内层，待碘伏干燥后佩戴。原理是碘伏涂抹表面后离子碘变成分子碘，发挥氧化作用形成保护膜。有研究证实，含碘的水溶液可以作为护目镜消毒剂，并且不影响护目镜的寿命和使用。

（5）用速干手消毒剂涂抹镜片：在佩戴前，将速干手消毒剂均匀地涂抹在护目镜内层，待消毒液变干，再用纱布擦净。

（6）用凡士林或液体石蜡涂抹镜片：佩戴前，将少量凡士林或液体石蜡均匀地涂抹在护目镜内层，保证镜片表面有薄薄一层凡士林或液体石蜡覆盖。

以上每个方法都有优缺点，可以根据实际操作中的需要，采取更合适的方法，防止护目镜起雾，确保医护人员操作顺畅，避免操作中的污染，减轻医护人员工作中的心理压力。

三、预防护理人员感染管理策略

（一）成立科室护理感控小组

1. 护理感控小组架构

在医院感染管理科领导下设立科室护理感控小组，由科护士长担任组长，小组成员由 3 名病区护士长和 3 名护士组成，共同承担科室的感染防控工作，强化科室的规范管理，减少感染。

2. 护理感控小组工作职责

（1）督促医院感染防控工作方案的落实。

（2）结合实际情况制订疫情期间感控小组职责与工作计划，提交医院感染管理科审核后执行。

（3）利用微信、视频等网络信息化手段，有针对性地培训感染相关知识、制度，以及国家、省卫生健康委员会等上级部门印发的关于医疗机构内新冠肺炎预防与治疗相关文件的更新内容。

（4）负责科室护理人员健康管理，督导执行情况，包括生活起居、医疗救治等涉及的卫生和防护工作措施。

（5）针对重型、危重型患者的感控风险环节做好预防、监督和控制。

（6）负责防控措施的落实和督导，包括定期或随机检查，确保措施落地。

（二）风险管理重点

1. 高风险环节管理重点　《新型冠状病毒肺炎诊疗方案（试行第七版）》中明确指出经呼吸道飞沫和密切接触传播是新冠肺炎主要的传播途径。在相对封闭环境中长时间暴露于高浓度气溶胶情况下存在经气溶胶传播的可能。由于在粪便及尿中可分离到新型冠状病毒，应注意粪便及尿对环境污染造成的气溶胶或接触传播。因此重点防控飞沫传播和接触传播，兼顾防控空气传播。

（1）飞沫传播预防重点：

1）应按照防护分级正确佩戴防护用品，严格检查防护用品严密性，在进行吸痰、采集咽拭子标本、气管插管、雾化吸入等有飞沫传播可能的操作时应严格执行三级预防，佩戴护目镜或防护面屏、呼吸面罩或正压通风头罩。

2）病房内保持通风，每日采用紫外线消毒机进行空气消毒。

3）人员交流时应保持在 1 ～ 1.8 m 以上的社交距离。打喷嚏、咳嗽时应用纸巾捂住口鼻，使用后的纸巾立即扔到医疗垃圾桶内，并立即进行手卫生。

（2）接触传播预防重点：

1）严格落实《医务人员手卫生规范》，按照“两前三后”的时机执行手卫生，并选择合适的干手方法。穿戴防护用品前，摘脱防护用品每一步均应认真执行手卫生。严禁医务人员用可能污染的手直接接触皮肤及眼、口、鼻等皮肤黏膜。

2）对医疗器械及物体表面和环境消毒时重点关注频繁接触部位，如鼠标、电话、电脑键盘、门把手、床单位、治疗车等。

3）听诊器、温度计、血压计等诊疗器械尽量使用一次性的或专人专用，防止交叉感染。

（3）空气传播预防重点：在密闭局促的环境中，在进行某些可产生大量气溶胶的诊疗操作时，医务人员的职业防护措施提升至三级防护。

2. 低风险区域管理重点　医疗机构按照感染风险划分，抗疫一线工作人员就餐室、值班室、会议室、办公区等生活区域为低风险感染区。为了避免医务人员交叉感染，低风险区域的防控管理不容忽视，严格按照抗疫一线各区域流程要求执行。

（1）生活区域管理要点：

1）单间住宿，保证休息；每日开窗通风。

2）在病房脱掉防护用品后，进入浴室（清洁区）先洗手再沐浴，注意清洁耳道、鼻腔和眼睛，沐浴时间大于 30 分钟。

3）更换清洁衣裤鞋子，佩戴新的医用外科口罩，穿上外出衣裤和鞋子，做手卫生后离开病房。特别注意，在触碰电梯按钮及其他公共物品后要立即用速干手消毒剂做手卫生。

4）抵达生活区域门口时先用速干手消毒剂做手卫生。

5）生活区域门口配备体温枪，自行测量体温后进行手卫生再进入生活区，如有异常及时报告感控小组。

6）外出衣物和鞋子悬挂在门外的专用区域。

（2）就餐流程：

1）餐前应使用流动水洗手。

2）避免聚集就餐，尽量将三餐取回休息室房间食用。如在餐厅就餐，尽量选择错峰就餐，避免两人面对面进餐，两人间隔距离 1.5 m 以上，避免交谈。

3）取餐时须佩戴医用外科口罩，取餐人员间隔 1 m 以上，不互相交流。

4）进餐后用流动水洗手，佩戴医用外科口罩离开。

5）合理膳食，多饮水，保持良好的身体状态。

（3）护理人员行为管理：

1）全体护理人员避免外出，确有必要外出须报备病区护士长。

2）离开房间（包括在走廊、餐厅等）必须随时佩戴医用外科口罩。

3）避免区域内随意走动，面对面交流时保持 1 ~ 1.8 m 以上的社交距离，避免握手。

4）避免集中开会，尽量举行网络会议。

5）禁止佩戴首饰，每日使用 75% 乙醇擦拭消毒眼镜、手机，遇污染随时进行消毒。

6）注意保暖，防止感冒，保证良好的睡眠和休息。

（三）新冠肺炎疫情期间护理人员感染监测与应急处置

科学做好预防护理人员感染相关监测,能有效预防医务人员感染性职业暴露，是保持医疗救治、持久有效防控疫情的关键环节。建立新冠肺炎疫情期间护理人员身心状态日报告制度，可保护护理人员身心健康，避免医务人员交叉感染。

1. 体温及躯体症状监测　科护士长组织本科室护理人员每日自我监测体温和躯体症状，如有发热（≥ 37.3 ℃）或典型症状，如干咳、乏力、腹泻等，立即报告科室感控小组。

2. 每日心理健康调查　科护士长组织本科室护理人员每日进行自我心理状态评估，评估工具为疫情期间护理人员身心健康自评日报表（表 5–7）。每人每日自觉如实填写。

表 5–7　× 月 × 日疫情期间护理人员身心健康自评日报表

病区	姓名	体温（℃）	心理状态（根据您的心理状态在相应的脸谱下打“√”）					
			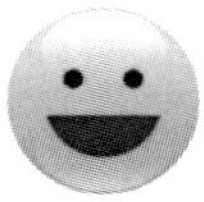	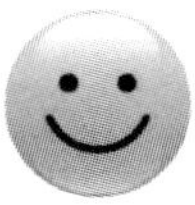	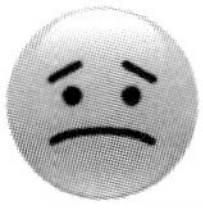		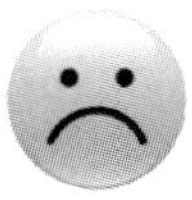	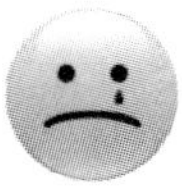
×病区								

3. 每日健康评估　医院成立由呼吸、传染、重症和心理等医疗专家组成的感染评估专家组。科护士长每日收集护理人员健康评估情况，将护理人员体温、自我心理状态和躯体症状监测评估结果进行统计汇总后，由科室护理感控小组进行初筛，初筛后将有症状的人员名单反馈给感染评估专家组，并通知该人员立即返回自己房间进行单间隔离。有症状的护理人员由感染评估专家组进行逐一评估，并提供专业的医疗服务和心理咨询。

4. 评估处理流程　感染评估专家组进行风险评估，根据评估进行处理。①危险因素：工作中较明确的危险暴露（如黏膜暴露、锐器伤、防护服破损、口罩脱落暴露口鼻、手套破损或滑脱等）。②主要症状：发热、干咳、乏力等。③其他症状：鼻塞、流涕、咽喉痛、腹泻等。④同时具备上述第①条和第②条考虑高风险，行胸部 CT 检查，影像学高度可疑者，立即行新型冠状病毒核酸检测。只具备上述第③条考虑低风险，应密切观察，对症处理并单间隔离；解除隔离时间也由专家组根据新冠肺炎诊疗方案评估决定。⑤新型冠状病毒核酸检测阳性者，由医疗专家组进行处理。感控小组立即开展针对确诊护理人员的流行病学调查，对与确诊护理人员有接触者进行风险评估，确定高风险者，对其进行单间隔离观察，出现可疑症状立即由专家评估进行进一步检测。

护理人员感染评估处理流程见图 5-35。

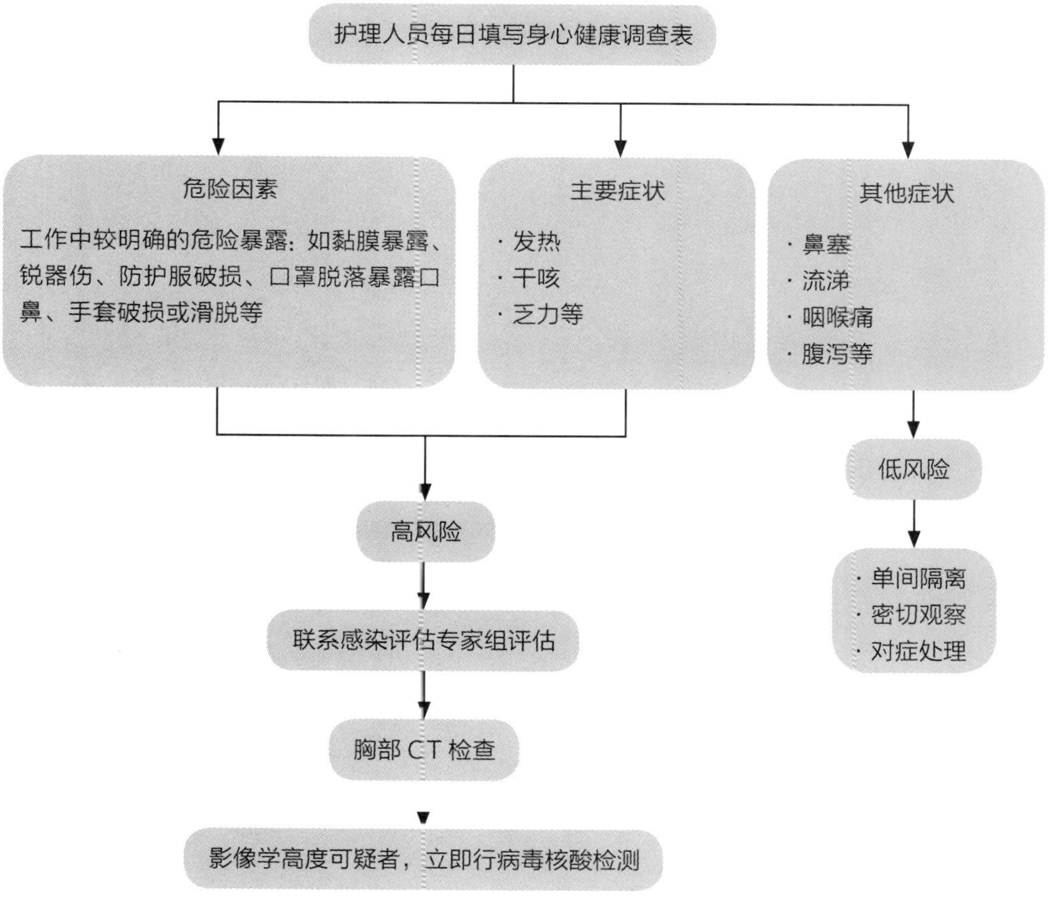

图 5-35　护理人员感染评估处理流程

（四）职业暴露应急处置

1. 高风险暴露

（1）暴露类型：

1）锐器伤：直接接触确诊患者体液、血液、分泌物或排泄物等污物的锐器刺伤。

2）皮肤和黏膜暴露：被肉眼可见的患者体液、血液、分泌物或排泄物等污物直接污染皮肤和黏膜。

3）呼吸道直接暴露：在确诊患者 1 m 范围内口罩脱落，露出口或鼻。

（2）处理流程（图 5-36）：若发生职业暴露，紧急处置后及时报告科室感控小组进行评估。若为高风险暴露，立刻撤离隔离区并安排暴露人员进行单间隔离观察，按医院职业暴露流程处理。隔离人员应自我监测，如有异常及时报告科室感控小组，感控小组立即上报医疗专家组对其进行评估，决定是否进行进一步检查、检测和治疗。如无异常，隔离观察满 14 天后解除隔离。

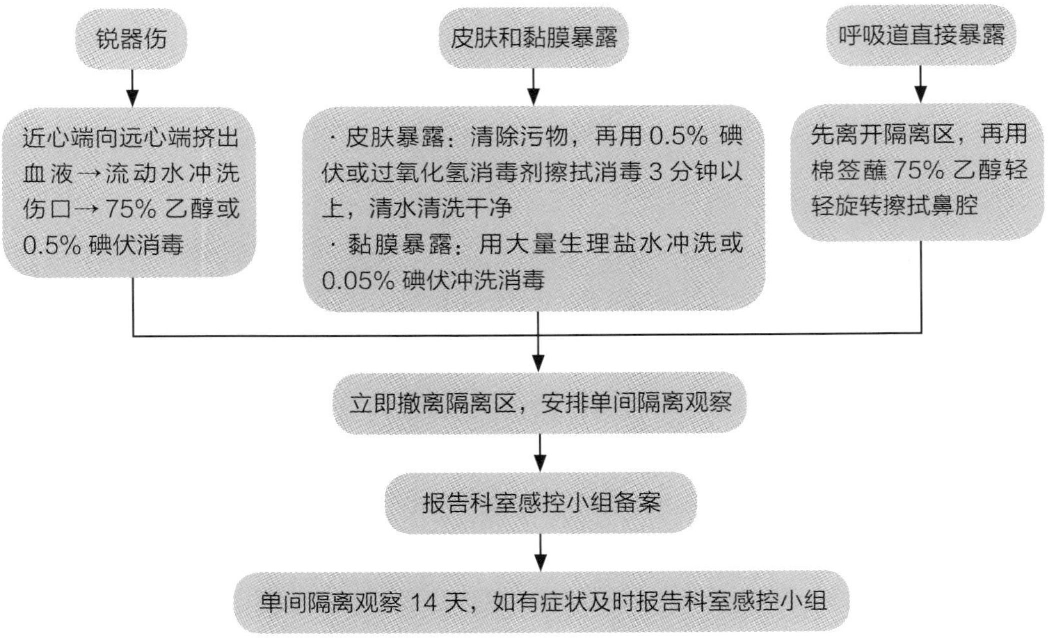

图 5-36　高风险暴露处理流程

2. 低风险暴露

（1）暴露类型：

1）手套破损或滑脱：手套破损或滑脱后露出皮肤，但未发生肉眼可见的污物直接接触皮肤。

2）脱除防护用品时接触皮肤或头发：脱除防护用品时，外层污染的防护用品接触皮肤或头发，但无肉眼可见的污物。

3）防护服破损：防护服破损，未发生肉眼可见的污物直接接触皮肤。

4）呼吸道间接暴露：在确诊患者 1 m 范围以外口罩脱落，露出口或鼻。

（2）处理流程（图 5–37）：若发生职业暴露，紧急处置后及时报告科室感控小组进行评估。若为低风险暴露，则对暴露护理人员进行备案，暴露护理人员可继续上班不隔离，但须自我监测，如有异常立即报告科室感控小组，进行隔离观察及进一步处置。

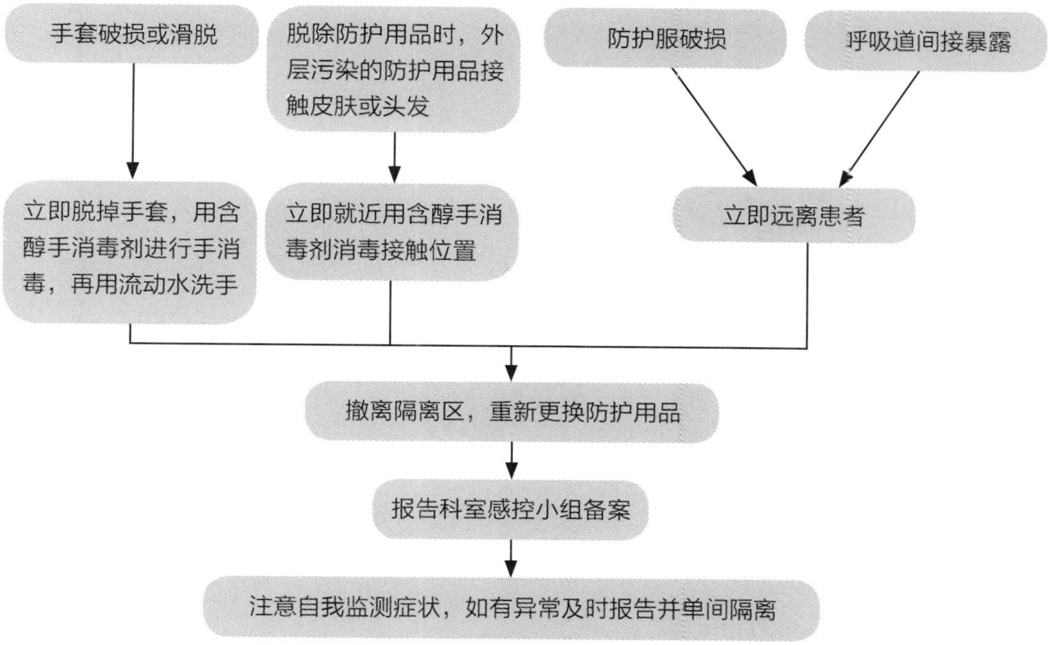

图 5–37　低风险暴露处理流程

第六节　人文关怀与心理调适

新冠肺炎疫情危及的不仅仅是感染者的身体，也危及感染者及相关人员的心理，还危及家庭、社会团体、企业、政府等，给人民群众的身心健康和生命安全带来严重的危害。对患者来说，就医模式和制度的改变、社会支持保障体系的变化，使其出现不同程度的焦虑 / 紧张、抑郁、孤独等心理问题。对于医务工作人员来说，尤其是奋战在抗疫一线的医护人员，工作压力大、强度高、心理和生理负荷重，难免产生不良的负面情绪；因此如何保障患者与一线医护人员的生理照护和心理健康，帮助人们更好地应对各类负性情绪，成为抗疫工作的重要一环。

一、患者人文关怀

新冠肺炎疫情期间，隔离病房收治的患者需要面对来自家庭、社会、心理等多方面的压力，加上陌生的环境和对疾病知识的匮乏，个别患者会随之产生病耻感，多数患者出现不同程度的心理负担，生活质量也受到一定的影响。医院应采用现代护理管理理念，根据患者的生活习惯与个性特点，为患者提供生理、心理等多方面的护理人文关怀，减少患者的消极心理，提高其治疗配合度。

（一）医疗环境

营造舒适的住院环境，单间居住，病室墙壁张贴与新冠肺炎疾病相关的宣传报，提供书刊、报纸等读物，以缓解患者对医院的陌生感。如确诊患者为家庭聚集性发病，将同一家庭患者安排在同一间病室双人居住，提高患者就医体验。

（二）饮食营养

新冠肺炎患者机体免疫力较弱，在救治过程中，营养治疗不容忽视。入院 24 小时内责任护士需要对患者进行初次营养评估。护士每日观察患者用药期间是否出现胃部不适、恶心、呕吐等症状，给予其足够热量、优质蛋白质；少量多餐；多吃新鲜蔬菜、水果；建立患者饮食登记本，记录饮食、营养方案，满足患者饮食多样化的需求。对于高营养风险或严重营养不良患者，必要时由营养专科医生会诊，给予最佳营养治疗方案。

（三）生活照护

医院为患者提供牙膏、牙刷、洗发水、沐浴露、拖鞋、睡衣等生活必需用品。对于行动不便的患者，下床、如厕等日常活动均由护士全程协助；对病情允许的患者，责任护士指导其每日进行适当锻炼，如打太极拳等运动。责任护士对患者换下的衣服用双层黄色医疗废物袋封口，并标注“新冠”字样，交由医院统一消毒处理，患者治愈出院时交还。

（四）心理疏导

护士每日与患者进行沟通，了解患者的心理状况，建立个性化的心理档案。向确诊患者介绍新冠肺炎的相关知识，加深其对自身疾病的了解，消除患者的恐惧。对于伴有抑郁情绪的患者，采用放松训练的心理辅导，通过使用手机与家人每日视频通话的方式，缓解患者自身抑郁的现象；对于抑郁程度严重的患者，医院通过护理心理学组，为患者及时提供本体感觉练习、心理稳定化技术等专业心理治疗技术，降低抑郁程度。另外，护士要全面了解确诊患者家庭其他成员的生活状态，了解是否存在困难，必要时通过医院相关保障部门协助解决。针对家庭聚集性发病的确诊患者，护士更要全面了解每一位患者的发病、治疗及康复情况，积极应对因治疗的不可预期结果给患者带来的负性情绪。

（五）健康宣教

护士将自己的姓名书写在隔离衣上，方便患者辨识，用生动的比喻向患者宣讲隔离、留观的目的，隔离病房的要求，日常消毒的方法，佩戴口罩的要求等。并将“七步洗手法”“正确佩戴口罩的方法”制作成图谱张贴在病室内，使患者主动配合治疗。

（六）延伸服务

护士每日通过手机向患者家属通报病情，告知患者的病情、生活、饮食、情绪、用药等情况。呼吸道症状明显好转、肺部影像明显改善及连续2次呼吸道标本新型冠状病毒核酸检测阴性即达到出院标准的患者，以及来院的新型冠状病毒可疑职业暴露者，经过专业医生筛查后须居家隔离医学观察，护士要进行详细的信息登记，开展电话或者借助信息化平台进行跟踪随访。

二、护理人员人文关怀

新冠肺炎疫情发生以来，护理人员纷纷主动请缨，义无反顾投身到疫情防控最前沿，英勇奋战在疫情防控第一线，体现了护理人员的高度责任心和使命担当。在繁重的疫情防控和医疗救治任务面前，医院通过一系列有力举措，保障医务人员身心健康和生命安全。

（一）医院层面

医院应高度重视医务人员身心健康和生命安全，周密部署，全院各部门上下联动，从安全防护到物资供应，从服务保障到身心抚慰，通过一系列有力举措，为抗疫医务人员提供贴心、温馨、暖心的全方位关怀。

1. 全面落实关心爱护医务人员的各项举措　全面落实薪酬待遇、工伤认定、职称评聘倾斜、一线医务人员生活保障、加强个人防护、轮换休整、心理调适疏导、有困难家庭照顾帮扶、创造更加安全的执业环境、开展先进表彰等工作举措。

2. 全力做好医务人员院感防控　落实落细责任分工，实行24小时轮值督导制，制定相关流程和制度，对重点科室和区域进行不间断巡查，对医务人员感染风险和防护问题追踪管理，有针对性地进行培训和全覆盖的现场指导。

成立采供保障工作组和捐赠管理工作办公室，出台管理办法，实行预警制和日报制，保证医务人员防护到位，实现“医务人员零感染”目标。

3. 合理调配医务人力资源　科学调配人力资源，批次进驻，梯次排班，对生病、孕期、哺乳期等职工均不安排防控一线任务；为隔离病区医务人员注射提高免疫力针；开展职工身体状况排查工作；完善落实心理健康保障方案。

4. 全方位实施人文关怀　例如，成立志愿服务队，关爱抗疫一线职工家庭，协助解决职工子女和老人照顾、生活必需品采购等实际问题，送去慰问物资，建立一对一联系；在援鄂医疗队员家属生病时，予以看望，志愿者跟踪服务；做好医务人员生活保障，主动了解其饮食及生活需求，提高配餐水平；为过生日的医务人员送上蛋糕和生日祝福；院领导班子对进驻前、撤出后的医务人员进行送行、迎接，组织安排轮值医务人员体检、休息；汇聚多方力量关爱医务人员，慰问抗疫医务人员家属并送上感谢信；配合社会群众团体为援鄂医疗队员家庭送去暖心包和爱心菜；联系培训机构为医务人员子女在培训学习中提供学费减免等支持；协助金融机构为抗击疫情的医务人员免费投保；沟通美发机构和打车平台，为职工免费理发，为路途较远的医务人员提供阶段性免费乘车活动。

5. 立体化宣传，为医务人员加油鼓劲　借助各类媒体平台，及时、全面报道医院疫情防控和医疗救治的进展、经验和事迹，展现白衣战士的风采。

（二）护理部层面

为切实做好对抗疫一线护理人员的关心关爱和支持保障，鼓舞士气，传递正能量，彰显医院护理文化，护理部制订并落实系列人文关怀举措。

1. 做到五个“一”　护理部主任为每位一线护理人员送上一封慰问信；为恰逢在一线工作期间过生日的护理人员过一次生日，送上生日祝福；每位进驻一线工作的护士原病区护士长每周至少与一线护理人员微信交流一次，了解其工作、生活、休息及心理状况；进驻一线工作的护士原病区护士长与一线护理人员家属建立一个微信群，经常进行慰问交流，主动了解其家中的具体问题和困难，采取有效措施予以协调解决，有特殊情况及时上报护理部；进驻一线工作的护士原病区护士长每周与一线护理人员家属通电话至少一次，把医院的关心和温暖送到其家中。

2. 保证“两”次见面　在每批护理人员进驻一线前及撤离一线后，护理部主任亲自和护士们见面，慰问鼓励，加油打气，了解问题和困难，征求意见和建议，坚定大家打赢疫情阻击战的信心和决心。

3. 实现“三”个保障　护理心理学组关注一线护理人员心理状态，持续做好一线人员的心理健康保障和心理支持；护理部主任做好一线护理人员的后勤保障，为其提供良好的生活、工作和休养条件，保障一线护理人员的身体健康和生命安全；进驻一线工作的护士原病区护士长做好一线护理人员家属的支持保障，尽全力帮助其家庭解决困难，使其没有后顾之忧，以最佳状态全身心投入抗疫工作。

三、一线护理人员心理调适案例分析

案例1

护士A，新冠肺炎疫情暴发之前的2个月稍有入睡困难、纳差、胃部及腰背部疼痛，偶有胸闷，反复做体格检查并未发现异常。疫情暴发时主动请缨支援抗疫前线，报名后入睡困难、纳差、胃部及腰背部疼痛、胸闷等症状加重，出现烦躁、易发脾气、失眠。

◆护士参加抗疫一线工作之前，应对其做哪些心理评估？

本着筛选身心健康的护士进驻抗疫一线工作的目的，可选择的心理评估工具有病人健康问卷抑郁量表（PHQ-9）、广泛性焦虑量表（GAD-7）、躯体化症状自评量表（SSS）、匹兹堡睡眠质量指数量表。

◆该护士目前出现了哪些心理问题？

本案例中，对于护士A来说，暴发的新冠肺炎疫情是一个危机事件。当她报名参加支援抗疫前线后，原有的躯体化症状加重（入睡困难、纳差、胃部及腰背部疼痛、胸闷等症状加重），并出现明显的焦虑情绪，如烦躁、易发脾气、失眠，显示自行应对无效，出现了心理危机。

◆该护士目前是否还能支援疫情一线，为什么？需要对她提供哪些心理援助？

心理测评结果显示，其抑郁、焦虑、躯体化症状得分均在中度以上，暂时不适合支援疫情一线。如果强行进入疫情一线工作，高负荷的工作可能加重她的焦虑、抑郁及躯体化症状，影响患者的治疗和护理，甚至增加其自身感染的可能性。所以，一方面不应安排护士A参加抗疫一线工作任务；另一方面，需要心理治疗师为其提供心理咨询，帮助她缓解焦虑、抑郁情绪，恢复正常的身心状态。

案例2

疫情暴发时正值春节，护士B告别至亲，满腔激情、主动请缨支援抗疫前线，不计生死、不计报酬在生死状上签字，怀着激动的心情、一遍遍地参加支援前的培训及学习，恨不得即刻就到一线，晚上躺在床上睡不着，脑袋里一遍遍浮现可能出现的疫情一线工作情景。

◆**该护士目前的心理状态是否正常，哪些会给后续的工作带来隐患?**

专家学者总结分析参与疫情防控阻击战护士的心理活动特点，将其分为振奋期（主动请缨到出征宣誓）、静默期（踏上征程到抵达疫区）、忐忑期（诸多首次到事必躬亲）、忘我期（全情投入到不知疲倦）、疲惫期（超常运转到身心俱疲）。每个时期心理活动特点因人而异，都可能存在一些不利于心理健康的影响因素。

根据该护士目前的心理活动特点，判断其处于振奋期，表现为主动请缨支援前线、情绪亢奋，属于正常的应激/激情反应。但是这种心理状态，也有可能导致其无法全面、理性地思考即将面对的重任，或过度地消耗其自身能量，为后期一线工作的心理防疫埋下隐患。

◆**在开始抗疫一线工作之前，应对其进行哪些方面的心理健康教育?**

除疫情相关疾病知识及防控知识之外，该护士还应接受专业人员对其进行疫情之下心理防护的培训，包括：疫情中常见的应激反应及其应对方法、心理自助方法、自我保健与保护、团队支持及医患沟通技巧等。有条件时，可进行应激的预防性晤谈，帮助她缓解亢奋期的过度兴奋，给予其相应的支持和安慰，帮助当事人在认知、情感等方面对疫情有所心理准备。

针对该护士，可以通过心理防护培训，使她能够正确识别自己的心理状态，教她学会渐进式肌肉放松、正念呼吸放松、音乐治疗等方法，引导她全面自省，明确自己的工作职责，增加其心理防疫能力，使她在以后的疫情前线工作中可以轻松应对。

案例3

护士C，报名前往抗疫前线，全情投入工作并身兼数职，近日稍有头晕、疲惫、入睡困难。一天下午值班时，C看到一名同事因晕倒被抢救后，突然感觉头晕加重、心慌、胸闷、气喘，休息、吸氧1小时后上述症状缓解。至此开始担心自己被感染，不明原因地紧张害怕，失眠，做噩梦，易醒，醒后难以再次入睡。

◆**该护士目前出现了哪些心理问题?**

该护士出现了急性应激反应。由于首次支援疫情一线，自豪感和职业价值感使其全情投入工作，不知疲倦；又因此次工作的特殊性，护士多身兼护士、护工、保洁员及陪护等数职，以往的睡眠习惯被打乱；加上身着厚重防护服的不适感，该护士需要一个适应过程，前期难免出现头晕、疲惫、入睡困难。支援一线都有被感染的概率，该护士内心本身存在恐惧情绪，当看到同事突然晕倒被抢救后，内心的恐惧猛然剧增，出现了急性应激反应的一系列症状，主要表现为焦虑、恐惧、身体不适及睡眠问题。

◆该护士如何进行自我疏导和调节？

该护士可以从以下几个方面进行自我疏导和调节。

（1）认识到自己出现恐惧、焦虑是非正常状态下的正常反应，目前的情绪状态会随着危机的解除、自我调节能力的恢复渐渐自行消失。

（2）调整自己进入疫情前线后的工作作息，尽快适应环境和工作流程，张弛有度，避免过度劳累和缺乏睡眠。

（3）学习并掌握渐进式肌肉放松、催眠技术及正念呼吸放松、蝴蝶拍等技术，有效地应对应激引起的不良情绪，同时有效缓解身体与大脑疲劳，改善睡眠。

（4）如果焦虑、恐惧、身体不适及睡眠问题逐渐加重，而且无法通过自我调适得到改善，需要尽快向专业人员寻求帮助。

案例4

护士D，在抗疫前线工作14天后前往医院指定地点进行为期14天的隔离。隔离的前2天，D觉得特别放松，尽情地睡觉、看手机、看电视，隔离的第4天D开始感觉孤单、无聊、心烦、失眠、做噩梦，前线工作的场景经常在梦中出现而被惊醒，总担心自己被感染，反复洗手，反复监测体温，稍高于自己平时体温就紧张、害怕，并出现咽喉部不适、心慌、胸闷等躯体不适，反复到医院做检查并未发现病理性疾病。

◆该护士目前出现了哪些心理问题？

该护士出现了睡眠障碍、焦虑、强迫行为、闪回等应激反应。撤离一线进入隔离的前几天，由紧张的工作状态突然放松下来，疲惫的身体需要大量的睡眠促进恢复，如果14天的隔离独处时间没有做好详细的规划，会有种无所事事的无聊，甚至孤独感，白天睡眠时间较多也会影响夜间睡眠质量；疫情期间手机、电视里都会有铺天盖地的关于疫情的各种报道，对于密切接触过感染患者的D来说也是一种应激，有可能引发D出现焦虑、恐惧、闪回等症状，D焦虑，害怕自己会被感染，因此会出现反复洗手的强迫行为及反复检查的疑病状态。当然也有可能跟遗传因素、早期创伤性经历或近期压力事件有关。

◆该护士如何进行自我疏导和调节？

该护士最好由心理治疗师给予陪伴和治疗，帮助其改善以上的一系列应激反应，同时可以帮助其从以下几个方面进行自我疏导和调节。

（1）针对睡眠障碍问题，须合理安排时间，白天午睡时间最好不要超过 1 小时，非睡眠时间最好不要躺在床上，建立起床与睡觉的联结。

（2）针对无聊感，可以制订“14 天拯救计划（SAVERS）”：Silence——早晨醒来起床之前先闭目做 10~15 分钟的冥想练习；Affirmation——每天对自己说一句很有活力的话；Visualization——用想象力来排练今天的工作计划及最重要事情的整个完成过程；Exercise——用你平时喜欢的运动方式让自己动起来；Reading——读书；Scribing——书写昨天的心情，做事的心得，今天心中的期待。

（3）针对孤独感可以与亲朋好友视频或者电话聊天。

（4）学习并掌握渐进式肌肉放松、催眠技术及正念呼吸放松、蝴蝶拍等技术，有效缓解身体与大脑疲劳，改善睡眠。

案例5

护士 E，疫情暴发后前往抗疫前线支援。护理过一个病情较重的患者，该患者出现呼吸衰竭、心搏骤停，当时紧急给予胸外心脏按压及气管插管，插管过程中患者有呛咳，E 参与了救治的整个过程。经过积极救治，患者病情逐渐好转时，E 则连续 3 天发热，新型冠状病毒核酸检测为阳性，现已治疗十几天，想出院回家，但 3 次复查核酸均为可疑阳性，一次次的核酸检测使其内心经历一次次的希望、失望、绝望的心情。E 逐渐出现心情烦躁，对同事发脾气，发火后又产生内疚感、自责，还伴有入睡困难。

◆该护士目前出现了哪些心理问题？

焦虑、恐惧、孤独、悲伤和委屈是 E 目前出现的主要应激反应。参与救治患者却唯独自己被感染，难免会有悲伤、委屈、紧张、担心疾病的预后，对病情变化变得敏感；由护士角色突然转变为患者角色，被隔离十余天，角色适应困难、孤独；经过积极治疗，核酸检测转为可疑阳性，对下一次的检测结果会抱有极大的期望，无法接受自己的健康状况摇摆于正常与危险之间，需要急切地寻求某种确定性的答案，从而表现出更强烈的焦虑症状，表现为烦躁，对身边的人发泄情绪，事后又会自责、内疚。

◆该护士如何进行自我疏导和调节？

（1）认识、接纳自己目前的情绪，更好地与自己的负性情绪相处，认识到目前的情绪状态会随着危机的解除、自我调节能力的恢复渐渐自行消失。

（2）E 可以通过学习和掌握渐进式肌肉放松、正念呼吸放松、蝴蝶拍等稳定化技术帮助其快速有效地应对焦虑、恐惧、孤独、内疚和自责等一系列负性情绪。同时可以通过音乐放松技术来缓解自己的悲伤情绪。

（3）可以通过电话、微信与家人和朋友联系，向他们倾诉自己的感受，同时诉说自己在疫情期间救援的故事、当时当下的内心感受等，缓解负性情绪。

知识链接

心理危机

心理危机干预的鼻祖 G.Caplan 在对心理危机进行系统的理论研究之后，于 1964 年首次发表心理危机的定义。他认为，当一个人面对困难情境，而他先前处理问题的方式及其惯常的支持系统不足以应对眼前的处境时，这个人会产生暂时的心理困扰，这种暂时性的心理失衡状态即心理危机。该定义至今仍广为接受。之后，心理危机研究者们尝试从不同的角度去定义心理危机，但是其实质都包括三个基本部分：发生危机事件；危机个体感受到危机事件并因此痛苦；以前解决问题时的方法对目前问题的解决无效，引起危机个体意识、行为和情感方面的功能失调。

需要注意的是，心理危机的产生不但与应激事件有关，还取决于个体解决应激的有效资源及个体对自己应对困难情境能力的评估。后者也是在危机干预中干预者的主要工作内容，即帮助求助者处理与应激事件相关的情绪和想法，而不是处理具体事件。

知识链接

渐进式肌肉放松方法

渐进式肌肉放松可以帮助我们放松身心，减少紧张、恐惧等情绪的不良影响，消除疲劳、恢复体力。

渐进式肌肉放松的方法：在安静的地方舒服地躺好，然后按照下面的步骤练习。

（1）首先，做 3 次腹式深呼吸，呼气时要慢，边呼气边想象全身的紧张感开始从体内流走。

（2）攥紧拳头，保持 7 ～ 10 秒，然后松开拳头 15 ～ 20 秒。

以同样的时间间隔放松其他肌肉群。

（3）双手前臂抬起，前臂与上臂尽量靠拢，绷紧肱二头肌，保持，然后放松。

（4）双手手臂向外伸展至水平位置，伸肘，拉紧肱三头肌（上臂后侧肌肉），保持，然后放松。

（5）尽量抬高眉毛，收缩前额肌肉，保持，然后放松。放松时，想象前额肌肉慢慢舒展、松弛。

（6）紧闭双眼，绷紧眼周肌肉，保持，然后放松。想象深度放松的感觉在眼睛周围蔓延。

（7）张大嘴巴，拉伸下颌关节周围的肌肉，绷紧下巴，保持，然后放松。张着嘴，让下巴自然放松。

（8）头向后仰，尽量靠向后背，收紧脖子后面的肌肉，专注于收紧颈部肌肉的动作，保持，然后放松。脖子后面的肌肉常处于紧张状态，所以最好做 2 次这样的"收缩—放松"活动。注意做这一步时动作要轻，以免肌肉受伤。

（9）做几次深呼吸。注意感觉头部的重量。

（10）双肩同时最大限度地向上耸起，绷紧肩部肌肉，保持，然后放松。

（11）双肩外展，尽量向背部中线靠拢，绷紧肩胛骨周围的肌肉。让肩胛处的肌肉保持紧绷，然后放松。因为肩胛处肌肉经常处于紧张状态，可以重复做 2 次"收缩—放松"活动。

（12）深吸一口气，绷紧胸部肌肉，坚持 10 秒。然后慢慢呼气。想象胸部的过度紧张感随气息的呼出而流走。

（13）收紧腹部肌肉，保持，然后放松。想象一阵放松感遍及腹部。

（14）背部弓起，拉紧下背部肌肉，保持，然后放松。如果下背疼痛，可以省略这部分练习。

（15）收紧臀部，保持，然后放松。想象臀部肌肉慢慢放松。

（16）收缩大腿肌肉，保持，然后放松。感觉大腿肌肉完全舒展、放松。大腿肌肉与骨盆相连，所以收缩大腿肌肉时必须同时绷紧臀部。

（17）向自己的方向用力伸脚趾，绷紧小腿肌肉，保持，然后放松。做这个动作时要小心，以免抽筋。

（18）蜷起脚趾，绷紧脚面，保持，然后放松。

（19）感觉一下自己的身体是否还紧张，对于仍感到紧张的部位，重复做 1 ～ 2 次"收缩—放松"活动。

（20）现在，想象放松的感觉慢慢遍布你的全身，从头到脚，逐渐渗透到每块肌肉。

知识链接

正念呼吸放松技术

正念呼吸放松技术被广泛用于减压，应对紧张、恐惧、心烦、失眠、悲伤、绝望、无助等焦虑抑郁情绪。

正念呼吸的方法如下。

（1）采取基本姿势：坐在椅子上，稍微挺直背部，离开椅背。腹部放松，手放在大腿上，双腿不交叉。闭上眼睛。如果采用睁着眼睛的方式，则双眼望向前方 2 m 左右的位置。

（2）用意识关注身体的感觉：感受与周围环境的接触（脚底与地板、臀部和椅子、手和大腿等）。感受身体被地球重力吸引。

（3）注意呼吸：注意与呼吸有关的感觉（通过鼻孔的空气、因空气出入而导致胸部与腹部的起伏、呼吸与呼吸之间的停顿、每一次呼吸的深度、吸气与呼气的空气温度差异等）。不必深呼吸，也不用控制呼吸，感觉就像是“等着”呼吸自然到来。为呼吸贴上“1”“2”……“10”的标签也很有效果。

（4）一旦发现自己浮现杂念，就将注意力重新放到呼吸上（呼吸是“意识的锚”）。产生杂念是很正常的，不必苛责自己。

关键点：5 分钟也好，10 分钟也好，重要的是每天持续实践。要在同一时间、同一地点进行（大脑最喜欢“习惯”）。

知识链接

蝴蝶拍技术

蝴蝶拍技术可以快速有效地帮助我们应对恐慌感、紧张、忧伤、无力感、疲乏感、失眠等问题，促进情绪稳定，增加安全感。

方法：双手臂在胸前交叉，以左右交替的方式轻拍上臂；左右各 1 次为 1 轮，4 ~ 12 轮为 1 组；轻拍的节奏较慢。停下来，深吸一口气。如果好的感受不断增加，可以继续下一组蝴蝶拍。从日常生活中或既往经历中选择一件觉得愉快、有成就感、感到被关爱或其他正性体验的事件。回想这个事件。找到一个最能代表这种积极体验的画面，以及这种体验在身体的部位及身体感受。想到这个画面，体验身体的积极感受，然后开始以上述方式进行左右交替轻拍 4 ~ 12 轮，在这个过程中对头脑和身体的变化顺其自然。1 组结束后稍停，如果注意到的内容是积极的，可以继续以上述方式进行蝴蝶拍直到积极的内容不再变化为止，或直到自己感觉充分为止，或直到出现中性的内容为止。如果在轻拍的过程中出现负性的内容，可以告诉自己“现在只需留意到积极的方面”，负性的内容可以再进行处理。这样的处理后如果出现的内容转为积极或中性，则可继续进行；如果处理后仍为负性体验，则用容器技术对负性体验进行打包封存，留待以后处理。结束蝴蝶拍后可以用一个线索词来代表这个事件，对线索词用蝴蝶拍的方式来强化。

知识链接

音乐治疗

音乐可以通过特有表达方式走进人的内心，把人带入想象的情境或意向，影响心理状态，缓解不良情绪。

方法：当你感到委屈和悲伤的时候，请给自己10分钟的时间，静静地感受一下那个委屈和悲伤的部分，聆听久石让的《Mother》。让自己的悲伤、委屈在音乐的抱持下，充分、自由地流动。如果在聆听过程中，你感觉情绪不能完全释放的话，可以多听几遍。当你能够充分察觉这份委屈和悲伤的时候，继续聆听另一首曲子，《Scent of A Morning》，在音乐中慢慢接纳自己的情绪。曲子的开头是流水一般的细碎的吉他声，像清晨里穿过湿漉漉的森林中的一缕阳光。凡是阳光所到之处，弥漫着潮湿的、生机勃勃的雾气。紧接着，出现跳动、轻柔的钢琴曲，仿佛在阳光照射下，出现了一片片饱满有力的、绿油油的叶子。它们每一片都积极地、努力地向上伸展着，细细的根茎向远处自然地延伸着，叶片舒展，可以看到上面清晰的纹路；叶尖轻轻地垂下，柔软而富有弹性；叶子的末梢还挂着一颗晶莹的露珠。在阳光的折射下，那一粒粒饱满的、滚动的露珠，发出彩虹般的光芒，每一粒都绽放得那么美丽、自然。此时此刻，让我们静静地欣赏脑海中出现的场景，体会音乐背后的生动画面，带给我们的情绪反应。当你沉浸于音乐中，体验你的悲伤和委屈在哪里。在这个安全的，由音乐营造的画面中，体会那些一直以来，你都在回避的、忽略的悲伤和委屈的部分。我们可以敞开自己，让那些委屈和悲伤的体验有机会浮现出来，让我们以不同的视角重新认识它们。它们可能是画面中的一颗颗的晨露，抑或是一片片的新叶，也可能是穿过树林的丝丝凉风。在这里，在这个音乐构建的美丽的清晨，聆听它们传送的信息。让我们安住在这个美丽的、充满生机的清晨。体会音乐带来的平和与喜悦。

参考文献

[1] 国家卫生健康委员会 . 新型冠状病毒感染的肺炎诊疗方案（试行第三版）[EB/OL].（2020-01-22）[2020-03-10].http：//www.nhc.gov.cn/xcs/zhengcwj/202001/f492c9153ea9437bb587ce2ffcbee1fa/files/39e7578d85964dbe81117736dd789d8f.pdf.

[2] 国家卫生健康委员会，国家中医药管理局 . 新型冠状病毒感染的肺炎诊疗方案（试行第五版）[EB/OL].（2020-02-04）[2020-03-10].http：//www.nhc.gov.cn/yzygj/s7653p/202002/3b09b894ac9b4204a79db5b8912d4440/files/7260301a393845fc87fcf6dd52965ecb.pdf.

[3] 国家卫生健康委员会 . 新型冠状病毒肺炎防控方案（第六版）[EB/OL].（2020-03-07）[2020-03-10].http：//www.nhc.gov.cn/jkj/s3577/202003/4856d5b0458141fa9f376853224d41d7/files/4132bf035bc242478a6eaf157eb0d979.pdf.

[4] 国家卫生健康委办公厅 . 新型冠状病毒肺炎诊疗方案（试行第七版）[EB/OL].（2020-03-03）[2020-03-10].http：//www.nhc.gov.cn/yzygj/s7653p/202003/46c9294a7dfe4cef80dc7f5912eb1989/files/ce3e6945832a438eaae415350a8ce964.pdf.

[5] HUANG C，WANG Y，LI X，et al. Clinical features of patients infected with 2019 novel coronavirus in Wuhan，China[J].The Lancet，2020，395（10223）：497-506.

[6] JIANG S，XIA S，YING T，et al. A novel coronavirus （2019-nCoV） causing pneumonia-associated respiratory syndrome[J/OL].Cell Mol Immunol，2020，17（5）：554.

[7] Kim J Y, Choe P G, Oh Y，et al.The First Case of 2019 Novel Coronavirus Pneumonia Imported into Korea from Wuhan，China：Implication for Infection Prevention and Control Measures[J]. Journal of Korean medical science，2020，35（5）：e61.

[8] 丁小强 . 连续性肾脏替代治疗临床规范 [M]. 北京：人民卫生出版社，2016.

[9] SUNG H，YONG D，KI C S，et al.Comparative evaluation of three homogenization methods for isolating middle east respiratory syndrome coronavirus nucleic acids from sputum samples for real-time reverse transcription PCR[J]. Ann Lab Med，2016，36（5）：457-462.

[10] TAMEZ-PÉREZ H E，QUINTANILLA-FLORES D L，RODRÍGUEZ-GUTIÉRREZ R，et al.Steroid hyperglycemia：Prevalence，early detection and therapeutic recommendations：A narrative review[J].World J Diabetes，2015，6（8）：1073-1081.

[11] 郭弯，丁怡，袁耀膺，等 . 左氧氟沙星注射液对老年住院病人血糖的影响 [J]. 药学服务与研究，2016，16（1）：56-58.

[12] 赵前思，王砚，黄立，等 . 左氧氟沙星致慢性阻塞性肺疾病急性加重期合并 2 型糖

尿病患者血糖升高一例报道 [J]. 临床合理用药杂志，2018，11（27）：115–116.
［13］罗伟，魏茂刚，魏海龙，等 . 重症新型冠状病毒肺炎合并糖皮质激素诱导性糖尿病一例及糖皮质激素使用初探 [J]. 中国呼吸与危重监护杂志，2020，19（2）：176–180.
［14］冯波 . 新型冠状病毒肺炎疫情期间糖尿病患者的管理及注意事项 [J/OL]. 同济大学学报（医学版），2020：1–4.（2020–03–02）[2020–03–11].http：//kns.cnki.net/kcms/detail/31.1901.R.20200228.1943.002.html.
［15］国家卫生健康委办公厅 . 新冠肺炎重型、危重型患者护理规范 [EB/OL].（2020–02–29）[2020–03–10]. http：//www.nhc.gov.cn/yzygj/s7653p/202003/8235a35f35574ea79cdb7c261b1e666e/files/f4269c33b5a94135a124609252595613.pdf.
［16］马翠，严兴科 . 新型冠状病毒肺炎疫情的心理应激反应和防控策略研究进展 [J/OL]. 吉林大学学报（医学版），2020：1–6.（2020–03–09）[2020–04–02].http：//kns.cnki.net/kcms/detail/22.1342.r.20200306.1635.002.html.
［17］倪忠，秦浩，李洁，等 . 新型冠状病毒肺炎患者经鼻高流量氧疗使用管理专家共识 [J]. 中国呼吸与危重监护杂志，2020，19（2）：110–115.
［18］朱运贵，邓紫薇，刘丽华，等 . 新冠肺炎诊疗方案治疗药物信息汇编（第一版）[J]. 中南药学，2020，18（3）：345–358.
［19］杨月欣，杨晓光，马爱国，等 . 新型冠状病毒肺炎防治营养膳食指导建议 [J]. 营养学报，2020，42（1）：1–2.
［20］中华医学会肠外肠内营养学分会 . 新型冠状病毒肺炎重症患者的肠内肠外营养治疗专家建议 [J]. 中华医学杂志，2020，100（12）：889–892.
［21］李舍予，黄文治，廖雪莲，等 . 新型冠状病毒感染医院内防控的华西紧急推荐 [J]. 中国循证医学杂志，2020，20（2）：125–133.
［22］国家卫生健康委办公厅 . 医疗机构内新型冠状病毒感染预防与控制技术指南（第一版）[J]. 中国感染控制杂志，2020，19（2）：189–191.
［23］中国康复医学会，中国康复医学会呼吸康复专委会，中华医学会物理医学与康复学分会心肺康复学组 .2019 新型冠状病毒肺炎呼吸康复指导意见（第二版）[J/OL]. 2020，43.（2020–03–03）[2020–04–02].http://rs.yiigle.com/yufabiao/1183323.htm.
［24］王一梅，沈波，张咏梅，等 . 新型冠状病毒感染期间连续性肾脏替代疗法的传染防控和临床治疗策略 [J/OL]. 上海医学，2020：1–6.（2020–02–20）[2020–03–08]. http：//kns.cnki.net/kcms/detail/31.1366.r.20200218.1412.002.html.
［25］ARABI Y M，FOWLER R，HAYDEN F G. Critical care management of adults with community–acquired severe respiratory viral infection［J］. Intensive Care Med，2020，46（2）：315–328.
［26］刘晔 . 临床护理路径在血液净化患者深静脉导管感染预防中的应用 [J]. 河南医学研究，2017，26（6）：1128–1129.

[27] 程晁，王宁燕，陆笼辉 . 盲法与超声引导股静脉置管行血液透析学习曲线的比较 [J]. 东南国防医药，2018，20（4）：409–411.
[28] 富霞，隋春雨，贾新玲，等 . 1 例股静脉置管血液透析患者护理体会 [J]. 中国继续医学教育，2019，11（25）：194–196.
[29] 柳淑贞，翟丽惠，崔银杰. 脑血管意外病人维持性血液透析抗凝治疗的护理体会 [J]. 齐鲁医学杂志，2011，26（1）：73–74.
[30] 谭红莲 . 床边 CRRT 危重症患者的护理 [J]. 内科，2012，7（2）：196–197.
[31] 杨新娜，李冬梅，石凌峰 . 妊娠期糖尿病饮食疗法中碳水化合物比例的变迁 [J]. 实用妇科内分泌电子杂志，2015，2（10）：190–191.
[32] 谭芳芳，高小梅 . 健康教育联合心理疏导对冠心病伴焦虑抑郁患者心理状态的影响 [J]. 临床医药文献电子杂志， 2017， 4（86）：16896.
[33] 中华医学会糖尿病学分会. 中国 2 型糖尿病防治指南（2017 年版）[J]. 中国实用内科杂志，2018，38（4）：292–344.
[34] 中国医生协会内分泌代谢科医生分会，中国住院患者血糖管理专家组 . 中国住院患者血糖管理专家共识 [J]. 中华内分泌代谢杂志，2017，33（1）：1–10.
[35] 中华医学会糖尿病学分会 . 中国血糖监测临床应用指南（2015 年版）[J]. 中华糖尿病杂志，2015，7（10）：603–610.
[36] 国家卫生健康委办公厅 . 新型冠状病毒感染的肺炎防控中常见医用防护用品使用范围指引（试行）[EB/OL].（2020–01–27）[2020–04–02].http：//www.nhc.gov.cn/yzygj/s7659/202001/e71c5de925a64eafbe1ce790debab5c6.shtml.
[37] 国家卫生健康委办公厅 . 新型冠状病毒实验室生物安全指南（第二版）[EB/OL].（2020–01–23）[2020–04–02].http：//www.nhc.gov.cn/qjjys/s7948/202001/0909555408d842a58828611dde2e6a26.shtml.
[38] 国家卫生健康委办公厅，国家中医药管理局办公室 . 新型冠状病毒感染的肺炎诊疗方案（试行第四版）[EB/OL].（2020–01–27）[2020–04–02].http：//www.nhc.gov.cn/yzygj/s7653p/202001/4294563ed35b43209b31739bd0785e67.shtml.
[39] 国家卫生健康委办公厅，国家中医药管理局办公室 . 新型冠状病毒肺炎诊疗方案（试行第五版 修正版）[EB/OL].（2020–02–08）[2020–04–02].http：//www.nhc.gov.cn/yzygj/s7653p/202002/d4b895337e19445f8d728fcaf1e3e13a.shtml.
[40] 应对新型冠状病毒感染的肺炎疫情联防联控工作机制 . 新型冠状病毒感染的肺炎疫情紧急心理危机干预指导原则 [EB/OL].（2020–01–26）[2020–04–02].http：//www.nhc.gov.cn/jkj/s3577/202001/6adc08b966594253b2b791be5c3b9467.shtml.
[41] 国家卫生健康委办公厅 . 国家卫生健康委办公厅关于做好新型冠状病毒感染的肺炎疫情期间医疗机构医疗废物管理工作的通知 [EB/OL].（2020–01–28）[2020–04–02].http：//www.nhc.gov.cn/yzygj/s7659/202001/6b7bc23a44624ab2846b127d146be758.shtml.

[42] 国务院应对新型冠状病毒感染的肺炎疫情联防联控机制 . 不同人群预防新型冠状病毒感染口罩选择与使用技术指引 [EB/OL].（2020-02-04）[2020-04-02].http：//www.nhc.gov.cn/jkj/s7916/202002/485e5bd019924087a5614c4f1db135a2.shtml.

[43] 国家卫生健康委办公厅 . 新冠肺炎出院患者康复方案（试行）[EB/OL].（2020-03-04）[2020-04-02].http：//www.nhc.gov.cn/yzygj/s7653pd/202003/d4558d2cc35e44d5b9adba7c911e0b4c.shtml.

[44] 国家卫生健康委办公厅 . 关于做好新型冠状病毒肺炎出院患者跟踪随访工作的通知 [EB/OL].（2020-02-19）[2020-04-02].http：//www.nhc.gov.cn/yzygj/s7653p/202002/0572eef930d5441c96181c44a1fca878.shtml.

[45] 国家卫生健康委办公厅 . 消毒剂使用指南 [EB/OL].（2020-02-18）[2020-04-02].http：//www.nhc.gov.cn/zhjcj/s9141/202002/b9891e8c86d141a08ec45c6a18e21dc2.shtml.

[46] 国家卫生健康委员会 . 新型冠状病毒感染的肺炎实验室检测技术指南（第二版）[EB/OL].（2020-01-22）[2020-03-22].http：//www.nhc.gov.cn/jkj/s3577/202001/c67cfe29ecf1470e8c7fc47d3b751e88/files/7db05db9e315401389bc8b69252c25ef.docx.

[47] 张瑞，李金明 . 如何减少新型冠状病毒核酸检测的“假阴性”[J]. 中华医学杂志，2020，100（11）：801-821.

[48] 白浪，王铭，唐小琼，等 . 对新型冠状病毒肺炎诊疗中的热点问题的思考 [J]. 华西医学，2020，35（2）：125-131.

[49] 陈倩，裴茂华，王瑶，等 . 糖皮质激素在新型冠状病毒肺炎中应用的利与弊 [J/OL]. 武汉大学学报（医学版），2020：1-5.（2020-03-09）[2020-03-13].https：//doi.org/10.14188/j.1671-8852.2020.0136.

[50] 陈泳伍，唐丽琴，张圣雨，等 . α 干扰素雾化治疗在新型冠状病毒肺炎中的合理使用及药学监护 [J/OL]. 中国医院药学杂志，2020：1-5.（2020-02-25）[2020-03-13].http：//kns.cnki.net/kcms/detail/42.1204.R.20200224.1905.007.html.

[51] 国家卫生健康委员会 . 新型冠状病毒感染的肺炎防治营养膳食指导 [EB/OL].（2020-02-08）[2020-02-28].http：//www.nhc.gov.cn/xcs/fkdt/202002/a69fd36d54514c5a9a3f456188cbc428.shtml.

[52] 临床营养联盟：关于新型冠状病毒肺炎的营养治疗建议 [J]. 中国科技产业，2020（2）：16.

[53] 赵倩，胡彩虹，冯仁杰，等 . 新型冠状病毒肺炎患者的焦虑抑郁情绪和躯体症状 [J/OL]. 中华神经科杂志，2020，53.（2020-03-05）[2020-03-13].http：//rs.yiigle.com/yufabiao/1183762.htm.

[54] 卞崔冬，何筱衍，钱洁，等 . 患者健康问卷抑郁症状群量表在综合性医院中的应用研究 [J]. 同济大学学报（医学版），2009，30（5）：136-140.

[55] 叶小文，何冬黎，程万清 . 洛匹那韦 / 利托那韦临床应用概述 [J/OL]. 中国医院药

学杂志：2020：1-6.（2020-02-29）[2020-03-11].http：//kns.cnki.net/kcms/detail/42.1204.r.20200228.1134.002.html.

[56] 姜赛平，李璐，茹仁萍，等.2019冠状病毒病（COVID-19）重型、危重型患者用药管理经验[J/OL].浙江大学学报（医学版），2020：1-15.（2020-03-09）[2020-03-11].http：//kns.cnki.net/kcms/detail/33.1248.R.20200309.1139.002.html.

[57] 陆再英，钟南山.内科学（第7版）[M].北京：人民卫生出版社，2008：251-266.

[58] 蔡后荣.2011年特发性肺纤维化诊断和治疗循证新指南解读[J].中国呼吸与危重监护杂志，2011，10（4）：313-316.

[59] 朱蕾，胡莉娟.新型冠状病毒肺炎患者呼吸支持技术的合理应用[J/OL].复旦学报（医学版），2020：1-3.（2020-03-09）[2020-03-11].http：//kns.cnki.net/kcms/detail/31.1885. R.20200307.1520.002.html.

[60] 中华医学会.临床诊疗指南－呼吸病学分册[M].北京：人民卫生出版社，2009：9-11.

[61] 中华医学会急诊分会院前急救学组.新型冠状病毒感染病例院前急救转运方案[J].中华急诊医学杂志，2020，29（2）：161-163.

[62] 中华医学会急诊医学分会感染学组，中国医学协会急诊医师分会感染学组，首都医科大学急诊医学学系.可疑呼吸道传染性疾病急诊医学科应对方案[J].中华急诊医学杂志，2020，29（2）：158-160.

[63] 陶凯雄，张必翔，张鹏，等.新型冠状病毒肺炎背景下普通外科诊疗防控工作建议[J].中华外科杂志，2020，58（3）：170-177.

[64] 鲁梅珊，余昆容，李洪娜，等.密闭式吸痰装置更换频率对呼吸机相关性肺炎影响的Meta分析[J].中华护理杂志，2018，53（9）：1122-1126.

[65] 中华医学会呼吸病学分会呼吸治疗学组.新型冠状病毒感染重型及危重型患者呼吸治疗相关操作防护措施专家共识[J/OL].中华结核和呼吸杂志，2020，17.（2020-02-20）[2020-03-13].http://rs.yiigle.com/yufabiao/1182334.htm.

[66] SIMONDS A K，HANAK A，CHATWIN M，et al. Evaluation of droplet dispersion during non-invasive ventilation，oxygen therapy，nebuliser treatment and chest physiotherapy in clinical practice：Implications for management of pandemic influenza and other airborne infections[J]. Health Technol Assess，2010，14（46）：131-172.

[67] FOWLER R A，GUEST C B，LAPINSKY S E，et al. Transmission of severe acute respiratory syndrome during intubation and mechanical ventilation[J]. Am J Respir Crit Care Med，2004，169（11）：1198-1202.

[68] 中国研究型医院学会感染与炎症放射学专业委员会，中国性病艾滋病防治协会感染（传染病）影像工作委员会，中华医学会放射学分会传染病学组，等.新型冠状病毒肺炎影像学辅助诊断指南[J/OL].中国医学影像技术，2020：1-11.（2020-03-02）

[2020-03-09].https：//doi.org/10.13929/j.issn.1003-3289.2020.03.001.

［69］中华医学会呼吸病学分会呼吸危重症医学学组 . 急性呼吸窘迫综合征患者机械通气指南（试行）[J]. 中华医学杂志，2016，96（6）：404-424.

［70］中国医师协会呼吸医师分会危重症医学专业委员会，中华医学会呼吸病学分会危重症医学学组 . 体外膜式氧合治疗成人重症呼吸衰竭推荐意见 [J]. 中华结核和呼吸杂志，2019，42（9）：660-684.

［71］王一梅，沈波，张咏梅，等 . 新型冠状病毒感染期间连续性肾脏替代疗法的传染防控和临床治疗策略 [J/OL]. 上海医学，2020：1-6.（2020-02-20）[2020-03-09].http://kns.cnki.net/kcms/detail/31.1366.r.20200218.1412.002.html.

［72］许程飞，刘彦飞，陈韵芳，等 . 体外膜肺氧合联合连续性肾脏替代疗法治疗急性呼吸窘迫综合征患者的护理 [J]. 护士进修杂志，2018，33（22）：2080-2082.

［73］王滨，崔永超，侯晓彤 . 重症超声在体外膜肺氧合中的应用 [J]. 中华诊断学电子杂志，2017，5（3）：168-170.

［74］谢佩佩，杨富国，潘新亭，等 . 血浆置换联合连续性肾脏替代疗法在重症急性胰腺炎患者中的应用研究 [J]. 中华危重症医学杂志（电子版），2019，12（5）：301-305.

［75］屠国伟，罗哲，王春生，等 . 复旦大学附属中山医院心源性休克 VA-ECMO 治疗规范（v1.2019）[J]. 中国临床医学，2019，26（4）：667-672.

［76］Cho Y J, Moon J Y, Shin E S，et al.Clinical practice guideline of acute respiratory distress syndrome[J]. Tuberc Respir Dis （Seoul），2017，80（1）：95.

［77］傅芳婷 . 血浆置换理论与实践（M）. 北京：人民军医出版社，2011.

［78］刘丁 . 新型冠状病毒肺炎疫情期间医院感染管理工作的思考 [J/OL]. 重庆医学，2020：1-7.（2020-02-20）[2020-03-16].http://kns.cnki.net/kcms/detail/50.1097.r.20200220.1117.005.html.

［79］王洪亮，王敏敏，赵静 . 血液净化疗法在脓毒症中的应用 [J]. 中国血液净化，2014，13（4）：329-331.

［80］刘翠琴 .ECMO 联合 CRRT 抢救 ICU 危重患者的护理效果分析 [J]. 中外医学研究，2018，16（21）：75-76.

更多参考文献请扫码查看